급속교정치료

Accelerated Orthodontics

급속교정치료

IOI (Institute of Orthodontics Care Improvement) 편

(책임 편집)
Takao Kubota
Rohit C. L. Sachdeva

최 제 원·윤 형 식 역

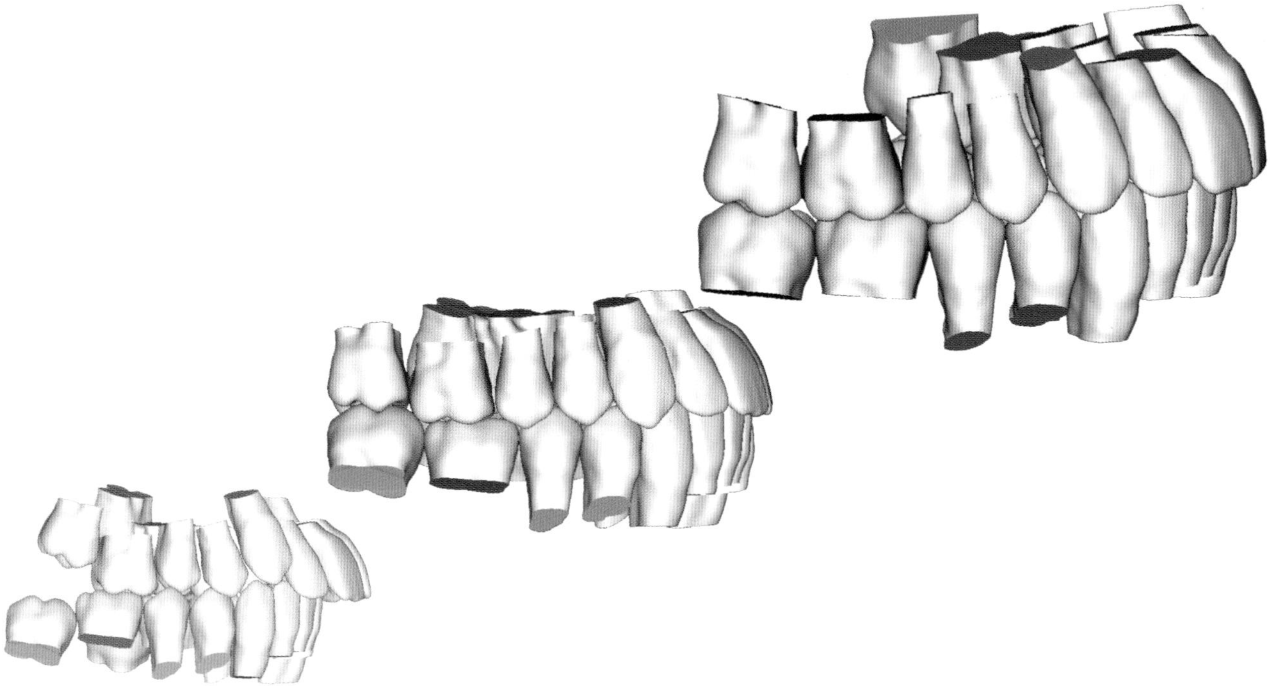

대한나래출판사

DaehanNarae Publishing, Inc.

#1507 SK V1 Tower
Younmujang 5 gagil 25, Sungdong-gu,
Seoul 04782, Korea
TEL: +82-2-922-7080
FAX: +82-2-922-0841
E-mail: nrpub@naver.com
Website: www.dhpub.com

Translation of Accelerated Orthodontics(加速矯正—理論と臨床)
by Takao Kubota, Rohit C. L. Sachdeva

Printed in Korea

급속교정치료

Accelerated Orthodontics

발행일 2019년 10월 3일
저자 IOI (Institute of Orthodontics Care Improvement)
역자 최제원 · 윤형식
발행인 최용원
편집디자인 김지현 · 유문형
표지디자인 김지현 · 유문형
교정 · 교열 김경미
발행처 **대한나래출판사** (등록 제2012-000051호/1994.6.10)
주소 서울시 성동구 연무장 5가길 25 (성수동 2가 315-61) SK V1 Tower 1507호
전화 (02) 922-7080
팩스 (02) 922-0841
이메일 nrpub@naver.com
홈페이지 www.dhpub.com

ISBN 978-89-5741-668-6

정가 70,000원

저자 약력

Jun Uechi (上地 潤)

1997년 홋카이도의료대학 치학부 졸업, 동 대학 교정학강좌 입국
2000년 동 대학 치학부부속병원 조수
2003년 동 대학 치학부 치과교정학강좌 조수
2007년 동 대학 치학부 구강구조·기능발육학계 교정학분야 조교(2008년 동 대학 치학박사)
2010년~ 동 대학 치학부 구강구조·기능발육학계 치과교정학분야 강사

Takao Kubota (久保田隆朗)

1981년 나라카와치과대학 졸업, 동 대학 교정학교실대학원 입학
1985년 대학원 수료, 치학박사, 교정학교실 조수
1988년 캐나다 토론토대학 유학
1998년 나라카와치과대학 교정학교실 강사
1999년 동 대학 교정학교실대학원 강사
2001년~ 동 대학 교정학교실 비상근강사
후쿠오카현 야메시에 뉴어즈교정치과 개원

Yuko Takagaki (高垣裕子)

1976년 도후쿠대학 이학박사, 하버드대학 의학부 의학과(MGH 연구원 겸임)
1985년 동 어시스턴트 Prof(1986년 정형외과·보스턴 소아병원)
1991년 나라카와치과대학 구강생화학교실 강사(2002년 동 조교수)
2009년 동 대학 분자세포생물학 교수(2010년 생화학·분자생물학분야 교수, 2013년 개조, 대학원 구강과학강좌 경조직분자세포생물학분야 교수)
2014년~ 동 대학 대학원 구강과학강좌 경조직분자세포생물학분야 특임교수

Kouji Naruse (成瀬康治)

1993년 키타사토대학 의학부 졸업
동 대학 의학부 정형외과 입국
2001년 동 대학 대학원 수료, 의학박사
2001년 동 대학 정형외과학 조교
2005년 동 대학 의학부 정형외과학교실 강사
2014년~ 동 대학 메디컬센터 정형외과 부장

Sinichi Fukasawa (深沢真一)

1989년 츠루미대학 치학부 졸업, 동 대학 교정과 근무
1994년 동 대학원 수료, 치학박사
1995년 1999년까지 츠루미대학 치학부, 도쿄여자의대, 게이오대학 의학부, 미쓰이기념병원 등 연구원, 연수의 역임
1998년 심미회 법인, 긴자교정치과 개설
2012년~ 뉴욕대학 CDEP 바이스디렉터 강사

Rohit C. L. Sachdeva

1978년 나이로비대학 치학부 치학과 졸업
1983년 런던대학 왕립치과병원 교정과 의국원
1983년 코네티컷대학 교정과 수료, 동 대학 조교수
1987년 마니토바대학 교정과 준교수
1988년 베일러치과대학 교정과 준교수
1997년 동 대학 교정과 교수
1999년 Cief Clinical Officer(Ora Metrix Inc.)
2012년~ Biodigital IOI co-founder(TX, USA) 대표

Kenji Ojima (尾島賢治)

1998년 쇼와대학 치학부 졸업, 동 대학 치과병원부속병원 교정과 입국, 동 교정과 퇴국 후 도내 치과병원 교정치료 담당
2007년 사쿠라교정치과 개설
2014년 이탈리아 교정치과학회(SIDO)에서 Best Oral Presentation Award 수상
2015년 도쿄도 신주쿠구에 스마일 이노베이션 교정치과 개설

Noriyoshi Shimizu (清水典佳)

1977년 일본대학 치학부 졸업
1982년 동 대학 대학원 마츠도치학연구과 수료, 치학박사
1982년 동 대학 치학부 조수
1985년 동 대학 치학부 강사
1999년 동 대학 치학부 조교수
2003년~ 동 대학 치학부 치과교정학강좌 교수
2007년~ 동 대학 치학부부속병원 원장

Ryohei Takeuchi (竹內良平)

1984년 야마가타대학 의학부 졸업
1986년 요코하마시립대학 의학부 정형외과 입국
2000년 동 대학 의학부 정형외과 강사
2002년 동 대학 의학부 정형외과 조교수
2011년~ 요코스카시립시민병원 관절외과인공관절 센터장

Kouki Hidaka (日高恒輝)

2011년 나라카와치과대학 졸업, 동 대학 부속병원 임상연수의
2012년 동 대학 부속병원 임상연수 수료
동 대학 대학원 치주질환조직재생학강좌 입학
2013년 동 대학 대학원 수료, 치학박사
동 대학 구강외과학강좌 치주질환학분야 특별연구원·특임교수
2016년~ 동 대학 대학원 구강기능수복학강좌 치주질환학분야 의원

Masaru Yamaguchi (山口 大)

1989년 일본대학 마츠도치학부 졸업
1994년 치학박사
2000년 동 대학 치학부 조수
2001년 일본대학 마츠도치학부 강사(전임)
2005년 시드니대학 치학부 교정학강좌 리서피 펠로우
2007년~ 일본대학 마츠도치학부 치과교정학강좌 조교수
4월, 동 대학 준교수

일러두기

- 저자 약력은 공동 집필자도 포함한다.
- 각 저자의 소속은 2016년 6월 말 소속에 따른다.

서문

'맛있다', '싸다', '빠르다'는 외식업계 광고에 자주 등장하는 문구이다. 그러나 '싸다'는 단순한 가격 경쟁을 유발하므로 지금은 '맛있다', '빠르다'에 주목하는 곳이 많은 것 같다.

그렇다면 교정치료에도 이런 광고 문구를 사용할 수 있을까? 교정의 질을 평가하는 '치료결과'는 우리가 지속적으로 추구해야 할 목표이다. 그러나 효율화 즉 '속도'에 관해서는 의문이 남는다. 현실적인 문제가 따르기 때문이다. 일반 의료에서 평균 치료기간이 2년이나 되는 분야는 드물다. 골절 치료도 2~3개월이면 끝난다. 따라서 오랜 치료기간을 불편 요인으로 꼽는 환자들이 많아, 결과적으로 교정치료를 멀리하는 환자까지도 생겨나고 있다. 그렇다고 치료기간을 단축해 치료의 질을 떨어뜨리는 발상은 상식적이지 않다. 교정에서 치료기간의 효율화를 위해 '속도'를 실현할 수 있다면 환자에게 큰 축복이 될 것이다.

지금까지는 교정치료의 속도를 높이고 치료기간을 단축하기 위해 NiTi 와이어나 자가결찰 브라켓(self-ligation bracket) 등 주로 재료와 장치의 개발에 주력해 왔다. 그러나 실제로 치아이동 속도가 빨라졌는지에 대해서는 불확실하다.

최근 들어 생물학적 방법을 이용해 치아이동 속도를 높이는 움직임이 세계적으로 확산되고 있다. 이 방법은 기존의 치료법에 추가해, 생체에 외과적 침습을 가하는 방법과 비침습적 방법으로 분류될 수 있다.

그러나 생물학적 방법을 적절하게 적용하기 위해서는 치아이동의 기본 사항과 생물학적 반응에 대한 보다 심도 깊은 이해가 필요하다.

이 책은 IOI(Institute of Orthodontics Care Improvement) 주최 '제4회 Digital Orthodontics 연구회'에 발표된 임상과 기초의학은 물론, 급속교정치료를 실천해온 연구자와 임상의의 강연 내용에 기반을 두었다. 또한 생물학적 방법을 이용한 급속교정치료의 최신 정보까지도 망라하였다.

이 책을 통해 치아이동의 역학과 급속교정치료를 보다 깊이 있게 이해할 수 있기를 희망한다.

마지막으로 급속교정치료의 가치를 인식하고 이 책의 필요성을 인정해 주신 도쿄임상출판에 감사의 마음을 전한다.

2016년 6월

Takao Kubota

영문 서문

We belong to a speed-immersed culture that demands "...fast ovens, quick playback, quick freezing, and fast credit," reflects James Gleick in his book Faster : The Acceleration of Just About Everything. In accordance, our patients demand "accelerated orthodontics." The orthodontic marketplace is currently inundated with devices and techniques that claim to provide faster care. In the race to provide faster care to patients, an understanding of the effectiveness of many these treatment modalities has been sidestepped. As a result, there is much confusion amongst the orthodontic professional community, resulting in more questions than answers regarding the utility and efficacy of accelerated orthodontic care. In order to accept accelerated orthodontics and its associated practices as standards of care, we must fill many a gap in our knowledge. For example, we need to understand which treatment modalities and practices work and why, when these practices are best used and on whom, and if there is a scientific or biological rationale for using therapeutic accelerants.

In an attempt to shed some light on this area, the Institute of Orthodontic Care Improvement (IOI, Japan) convened a two-day conference in May 2015 in Fukuoka, Japan. Invited speakers and attendees represented the clinical, scientific, and academic communities that are actively involved in both understanding and using practices to accelerate orthodontic care. The speakers were requested to share their research findings and clinical experiences with the conference attendees. The speakers included Dr. Fukasawa Shinichi, Prof. Mikuni-Takagaki Yuko, Dr. Ojima Kenji, Prof. Shimizu Noriyoshi, Dr. Uechi Jun and Dr. Yamaguchi Masaru.

The following discussion attempts to document the full range of conversations that transpired during the IOI conference. Given the wide range of topics covered during the conference, this discussion may address certain topics with less detail than our readership desires. Despite this shortcoming, we hope our readers will achieve a better understanding of accelerated orthodontics. We encourage you to take a moment of pause before you jump on the bandwagon of fast care.

Dallas TX, 2016

Rohit CL Sachdeva

Rohit C.L. Sachdeva

역자 약력

● **최 제 원**

일본 Tsurumi 대학교 치의학 박사
한림대학교 부속 강동성심병원 구강악안면외과 수련
일본 Tsurumi 대학교 치과교정과 수련
일본 급속교정연구회 인스트럭터
일레븐치과 원장

● **윤 형 식**

서울대학교 치과대학 졸업
동경의과치과대학 치과교정과 수련
한국레벨앵커리지교정연구회 컨설턴트
서울올바른치과 원장

역자 서문

일본 유학생활을 하면서 'Dyanmic Korea'라는 말에 큰 공감을 하게 되었다. 한국인들은 정말 다이내믹(dynamic)하다. 특히 한국의 교정 환자들은 그 어느 나라의 환자들보다 다이내믹한 듯하다. 교정치료의 시작 단계에서부터 이미, "선생님, 교정은 언제 끝나나요?"라는 말을 자주 듣게 된다. 약 5분 전에 교정치료의 전반적인 치료계획을 설명하면서, "2년 정도의 치료기간이 필요할 것으로 생각됩니다."라고 설명했는데도 말이다.

부정교합이라는 질병은 그 어떤 질병보다 동적인 치료기간이 길다. 부정교합을 치료하는 것이 바로 치아교정치료이니 그 기간이 긴 것이다. 치아교정치료를 꺼리는 가장 큰 이유가 긴 치료기간이라고 해도 과언은 아닐 것이다. 역자인 나 또한 레지던트 시절 치아교정치료를 받은 경험이 있다. 실제로 환자들의 입장이 되어 보고자 시작한 것이었으나, 2년이라는 치료기간은 나에게 정말로 끝이 보이지 않는 터널과도 같았다. 그 기간에는 정말로 터널 속에 갇힌 것처럼 치아교정장치로 인해 항상 입안이 불편했고, 심신이 피로한 날에는 당장 교정장치를 떼어 버리고 싶은 충동이 생길 만큼 힘들었던 기억이 있다. 당시에는 이처럼 끝이 보이지 않는 긴 터널과 같은 교정치료기간을 어떻게 하면 줄일 수 있을까를 고민하면서 그 방법을 찾기 위해 혼자 전공서적과 관련 저널을 찾아보기도 했지만, 너무나 바쁜 레지던트 시절이었기에 잠시 덮어 두기로 했다. 한국에서의 레지던트 과정을 끝낸 후 일본 유학길에 오르게 되었는데, 거기서 나의 오랜 과제를 해결해 줄 사람을 만나게 되었다. 그 사람이 바로 이 책에서 제6장을 집필한, 급속교정치료 분야의 세계1인자라고 감히 말할 수 있는 Dr. Fukasawa이다. 그와는 2012년부터 현재까지 지속적으로 학술교류 및 급속교정연구회의 발전을 위해 함께 힘쓰고 있다.

치아교정치료는 100년을 훌쩍 넘긴, 역사가 오래된 치료이다. 그만큼 안정성과 효과가 검증 되었다는 의미이기도 하다. 1970년대 말에는 기존 치료법과는 획기적으로 다른 '설측교정(lingual orthodontics)'이라는 치료법이 소개되어 현재까지 많은 환자들에게 적용되고 있다. 급속교정치료의 역사는 설측교정보다 훨씬 길다. 설측교정이 40년 남짓한 역사를 가진다면, 급속교정치료는 그것의 약 2배인 80년 남짓한 역사를 가진다.

이 책에는 현재까지 소개된 급속교정치료에 관한 모든 지식과 증례가 소개되어 있다고 해도 과언이 아닐 것이다. 설측교정이라는 치료법이 치과교정학계에 획기적인 변화를 준 것처럼, 급속교정이라는 치료법도 그에 못지않은 큰 변화를 일으키기를 바라는 마음 간절하다.

끝으로, 일본의 유명한 교수들과 훌륭한 개원의들의 노하우를 집약한 이 책을 번역할 수 있는 기회를 준 Dr. Fukasawa 및 Dr. Kubota에게 다시 한 번 감사의 말씀을 드린다.

2019년 6월

역자 대표

목차

제 1 장

치아이동의 역학

1

치아이동과 세포, 분자, 조직 레벨의 반응

Takao Kubota(久保田隆朗)* Rohit C.L. Sachdeva**
*뉴어즈교정치과(후쿠오카현 야메시) **Biodigital IOI co-founder(TX, USA)

교정치료에서 치아이동은 치아 이외의 치근막, 치수, 치조골, 치은의 개조 현상을 동반하며, 이 조직들은 다양한 하중이 작용하는 환경에 노출되어 있다. 그러나 교정적 치아이동은 생리학적 치아이동이나 맹출 현상과는 다르다.

교정적 치아이동은 치근막을 급격히 압축, 견인한다. 반면 생리학적 치아이동은 주로 해면골을 통해 협측 방향 또는 성장과 함께 피질골 내에서 서서히 일어난다. 한편 교정력은 작용하는 힘의 방향에 따라 치근막의 반응을 촉진하고, 치아는 치조골 내에서 이동한다[1].

이런 교정력을 통해 치근막의 생물학적 반응은 혈관계에 변화를 주고 다양한 주요 요인을 방출, 합성한다(사이토카인 등). 그리고 이 분자들은 치아를 둘러싼 세포에 다양한 변화를 주어 조직의 흡수, 첨가 등을 통해 국소에 적응해 간다[2].

제1장에서는 치아이동에 관한 기본 지식을 설명한다.

I. 치아를 이동시키는 힘과 역학

1. 교정력 대 악정형력

교정력은 '치아를 이동시키는 힘으로서 일반적으로 악정형력보다 약하다'고 한다. 한편 악정형력은 교정력보다 강하여 12~16시간 힘을 가하므로 악안면 복합체에 영향을 미치는 존재로 정의된다. 그러나 위의 정의에는 실제로 큰 구분이 없고 힘의 크기도 문헌마다 다르다[3].

교정치료에서 이용하는 물리적 힘은 치아이동이 목적이고 이에 따라 치주조직의 적응을 촉진한다. 결과적으로 치아당 20~150g의 약한 힘이 필요하다고 볼 수 있다. 그러나 악안면두개골을 변형시키려면 300g 이상의 힘이 필요하다. 악안면두개골을 변형시키기 위한 장치를 악정형적 장치라 부르고, 이것은 봉합부 세포에도 영향을 미친다.

2. 최적의 교정력

교정적 치아이동은 골의 흡수와 첨가를 동반하는 이동이다. 교정력은 혈류나 조직의 전자생물학적 변화를 유도하고, 치근막의 두께를 일정하게 유지하도록 작용한다. 또한 하중 초기에는 급격한 생물학적 세포의 변화와 함께 골을 변형시킨다. 이때 불쾌감이 없고 조직에 장애를 일으키지 않으면서 치아를 이동시키는 힘을 최적의 교합력이라 가정한다.

과거에는 교정력을 'light force', 'heavy force'로 분류하였다. 즉 light force는 약한 힘을, heavy force는 강한 힘을 표시한다. 그러나 Burstone[4]은 약한 힘을 이용했더라도 그 힘이 치근막에 항상 균등하게 작용하지는 않는다고 보고하였다. 또한 Storey[5]는 light force라 할지라도 어느 정도의 조직장애를 일으킨다고 하였다. 그리고 측정장치를 사용해도 치근에 가해지는 힘을 정확하게 측정하기가 곤란하다고 하였다.

따라서 light force는 골을 직접 흡수하는 힘이고, heavy force는 치근막에 초자양변성을 동반하며 침하성 흡수(간접골흡수)를 일으키는 힘이라고 정의하는 것이 적절할지도 모르겠다.

최적의 교정력은 시대마다 다르게 이해되어 왔다. 1932년 Schwarz[6]는 모세혈관압과 동등한 힘이고 교합력 등에 의해 치주조직이 압축되지 않는 힘이라고 정의하였다. Schwarz에 따르면, 최적의 교정력 이하에서 치아는 반응하지 않고 이동되지 않는다. 그러나 그 이상이 되면 초자양변성을 일으켜 골의 직접성 흡수를 방해한다. Oppenheim[7]과 Reitan은 light force의 사용을 권장하였다.

1952년 Storey와 Smith[8]도 같은 의견을 발표했는데, 견치의 원심이동에는 150~200g의 힘이 최적이며 치아가 가장 잘 이동된다고 하였다. 그 이하에서는 치아가 이동되지 않고, 그 이상이 되면 치아이동이 느려져 결국 이동되지 않게 된다.

현재 최적의 교정력을 정의한다면 외인성 자극을 가해 세포반응을 유발하여 치주조직의 개조를 촉진하는 힘이라고 말할 수 있다. 따라서 치아가 최대한 이동하고 치근에 대한 손상을 최소화하는 힘이다. 이 개념은 힘의 크기와 작용시간(지속적·단속적)에 상관없이 환자에게 불쾌감을 주지 않으면서 장애를 최소화하고 치아이동을 최대화하는 힘일 것이다[9,10].

이 개념에 따르면 최적의 교정력은 환자마다 그리고 치종마다 다르다.

3. 압박 측-견인 측 이론

오랜 조직학적 연구를 통해 치아이동은 치근막에 압박 측과 견인 측을 만든다고 가정하였다[11]. 이 가정에 따르면, 치근막섬유의 파괴, 섬유 형성의 감소와 혈관 협착에 의한 세포분열의 감소가 압박 측에 발생한다. 견인 측에서는 치근막섬유가 신전되어 섬유가 재생, 세포가 분열·증식되어 섬유의 재형성이 촉진된다.

압박 측-견인 측 이론은 조직학적 연구에서 도출된 개념이다. 치근막의 두께가 변화되면 세포 분포와 세포활성에 변화가 생긴다. 압박 측의 치근막세포와 조직에 장애(초자양변성)가 발생하면 콜라겐섬유의 생성이 저하되는 것은 분명하다.

초자양변성의 최초 변화는 이형핵을 가진 세포가 무세포 영역으로 침입하는 것으로 시작된다. 즉 마크로파지, 거대세포나 파골세포가 초자양변성 영역에 침입한다. 또한 이 세포들은 변성 영역에 근접해 있는 골의 내부에서도 발생하는데, 변성 영역의 제거와 함께 골조직도 제거한다. 이것을 침하성 흡수(간접골흡수)라고 부른다.

Reitan[12]의 조직학적 연구를 정리하면 아래와 같다.

① 초자양변성은 최소의 힘이나 경사이동에서도 발생한다.

② 치근이 짧은 치아에서 초자양변성이 빈발한다.

③ 치체이동에서는 소량의 초자양변성이 관찰되었다.

Reitan은 조직의 변화가 힘과 하중부담 영역의 비율에 의존한다고 결론을 내렸다.

그리고 미약하더라도 힘을 가했을 때 염증반응은 초기 세포분포나 조직 개조에 관여하고, 그 후 직접성 흡수와 침하성 흡수(간접골흡수) 과정을 거쳐, 마지막에는 상실된 골을 회복한다고 주장하였다.

Baumrind[13]는 압박 측–견인 측 이론에 유체역학을 도입하였다. 치근막을 일정한 유체로 볼 수 있고 힘은 그 속에서 일률적으로 분산, 전달된다고 지적하였다.

이는 파스칼의 원리를 기본으로 하며 기초물리학의 법칙에 준한다. 치근막섬유의 변화도 이 법칙을 따른다고 하였다. 유체는 일정한 크기를 유지하려는 성질이 있기 때문이다. 그는 1969년 bone-bending theory를 발표하였다. 즉 교정력은 골을 변형시키고, 치근막이 변화해 그 골의 변형을 제거한다고 생각하였다.

4. Bone-bending theory

1888년 Farrar[14]는 치조골의 변형이 교정적 치아이동에 중요한 역할을 한다고 보고하였다. 이 이론은 이후 쥐를 대상으로 한 Baumrind[13], 인간을 대상으로 한 Grimm[15]의 연구로 증명되었다. 교정력은 치아를 통해 주변 조직으로 전달된다. 그 힘은 골은 물론 치근막까지도 휘게 만든다고 생각하였다.

골은 다른 조직보다 탄성이 강하고 힘에 대해 쉽게 반응하는 조직이다. 따라서 골의 변형은 골의 턴오버, 세포나 무기질의 재구축을 촉진한다. 이 과정은 골이 휘면 더 촉진된다. 이러한 현상은 층판골에 머무르지 않고 표면의 해면골에도 영향을 미친다. 교정력은 치아를 통해 골에 전달되고, 나아가 힘의 적응 변화는 스트레스가 가해진 부위에 수직으로 발생한다는 이론이다.

이 이론은 Wolff의 법칙과 다음의 지지를 받는다.

① 다수치 이동에는 보다 큰 골의 변형이 필요하므로 enmasse 치아이동이 천천히 진행된다.

② 발치하면 치아를 더 쉽게 이동시킬 수 있다.

③ 어린이는 치아이동이 빠르다(골의 탄성이 높기 때문에).

즉 변형을 통해 골의 흡수와 첨가가 발생한다는 매력적인 이론이다.

Epker와 Frost[16]는 치근막섬유를 견인했을 때 치조골의 변형과 치근막섬유의 변화를 지적하였다. 섬유의 견인은 치조골의 커브를 축소시켜 휘게 만든다. 즉 견인 측 골의 변형은 골의 첨가를 촉진한다. 이 반응은 국소적 촉진 반응이며 힘의 크기에 대응한다.

개의 하악을 대상으로 연구를 진행한 Zengo[17], Basset, Becker[18], Pollack[19]은 견치의 경사가 치조골을 휘게 만들어 오목 형상과 볼록 형상을 만든다. 치근막의 견인 측은 오목형이고, 압박 측은 볼록형이다. 치조골의 압박 측과 견인 측의 현상은 이 이론으로 모순 없이 설명할 수 있다고 주장하였다.

II. 생역학적 전기 신호와 치아이동

1962년 Basset과 Becker[18]는, 물리적 힘의 반응으로 스트레스가 발생한 조직에는 전기적 변화(피에조)가 일어난다고 보고하였다. 전기적 자극은 먼저 세포막에 변화를 유발하고 막을 통해 세포 내부에도 영향을 미친다. Zengo[17]는 개의 치조골에 물리적 스트레스를 가한 후 전기적 변화를 측정하였다. 그 결과, concave site에는 음이온이 발생해 골아세포의 증식을 촉진하고, convex site에는 양이온이 발생해 파골세포의 활성을 높인다고 보고하였다. Davidovitch[20,21]도 물리적 자극이 물리적·전기적 자극으로 변환된다고 하였다.

외인성 전기적 자극은 치근막과 골의 세포활성을 높이고 치아이동 속도를 높인다고 하였다. 골의 변형에 따른 전기적 반응은 세포에 보내는 최초의 메시지라고 생각하였다.

피에조 전류 현상은 많은 결정체의 변형에서도 볼 수 있고, 무기·유기 결정에서도 같은 현상이 일어난다. Davidovitch는 치주조직의 변형과 변화가 피에조 전류를 변화시킨다고 시사하였다. 즉 콜라겐, 수산화인회석 혹은 골의 표면에서 피에조 전류를 변화시킨다. 또한 친수성 조직에서는 유체의 변화도 가세한다고 하였다.

그러나 피에조 전류에는 교정치료에 적합하지 않은 2가지가 있다.

① 전자는 힘을 받아 한 영역에서 다른 영역으로 파생되어 가는데 힘을 제거하면 반대의 현상이 발생한다. 교정치료를 종료해도 원래 상태로 완전히 되돌아가지 않는 것과 모순된다.

② 힘을 제거하면 같은 크기의 전류가 반대 방향에서 발생한다.

앞에서도 언급했듯이 물리적 외력을 가하면 세포와 치근막의 기질, 치조골이 변화되어 조직이 개조된다. 이동 초기에는 치근막의 유체가 이동하고 세포와 기질이 변형되어, 다양한 생리학적 물질의 활성을 촉진하고 골개조와 함께 치아가 이동된다고 정리할 수 있다.

그러나 위의 가설만 가지고는 치아이동을 충분히 설명할 수 없다. 가까운 미래에 조직학적·조직화학적·조직면역학적, 나아가 생리학적·생화학적 해명을 기대한다.

III. 치아이동 단계

1962년, Burstone[4]은 치아이동을 지속적으로 3가지 단계로 분류하였다. 즉 초기·휴지기·휴지기 이후 등이다.

1단계인 초기에는 힘을 받으면 치아는 급속도로 이동한다(그림 1, 2). 이 비율은 치근막 내 치아이동이다. 초기 반응이 종료되면 치아이동이 느려지거나 거의 이동하지 않는 2단계인 휴지기에 들어간다. 이것은 압박을 받은 치근막의 초자양변성으로 설명되어 왔다. 괴사조직을 제거하지 않으면 치아는 계속 이동하지 않는다. 그 후 치아가 서서히 다시 이동하는 3단계에 들어간다.

비글견에게 시행한 실험[22,23]에서 1단계는 24시간부터 2일 사이에 발현하며 골의 소켓 내 치아이동이다. 2단계는 20~30일에 치아이동이 멈춘 것처럼 보이기는 시기다. 그 후 괴사조직이 제거

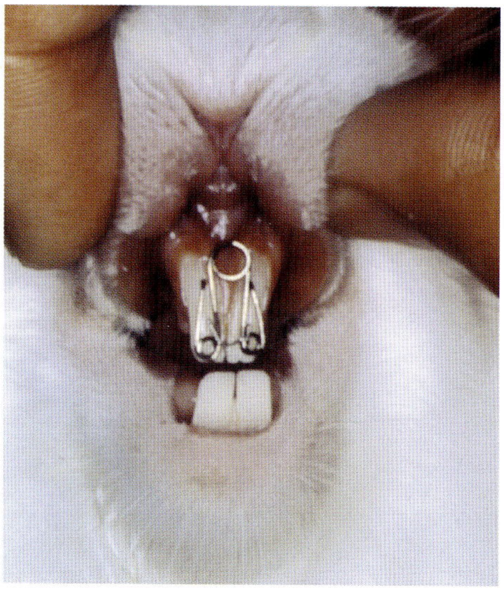

그림 1. 집토끼를 이용한 치아이동.

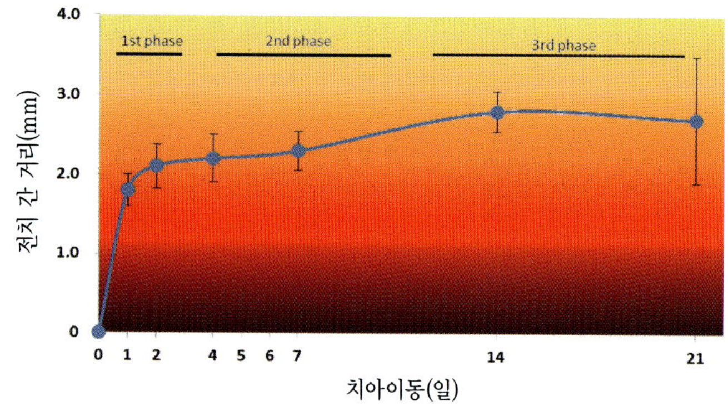

그림 2. 집토끼에 교정력을 가했을 때 치아이동의 변화. 집토끼의 치아이동을 3단계로 분류할 수 있다. 초기: 1~2일, 휴지기: 4~7일, 휴지 후기: 7~21일.

되면 치아가 다시 이동한다. 이것이 3단계이다. 3단계가 교정치료에서 말하는 치아이동에 해당한다. 이 현상은 인간의 치아이동에서도 발생한다고 많은 연구자들이 증명하였다.

세포조직적 반응을 보면[24,25] 초기에는 압박 측, 견인 측 각각의 파골세포, 전골아세포와 거기에 동반하는 염증성 세포의 집적이 관찰된다. 초자양변성도 이 단계에서 볼 수 있다.

2단계는 4~20일이고, 압박 측에서는 치근막섬유가 압축되어 초자양변성이 일어나며 치아이동이 정체된다. 이 주변 조직이 흡수되어 제거되면 치아가 이동한다. 즉 이 단계에는 식세포, 소위 마이크로파지나 거대세포, 파골세포가 필요하다.

이 세포들은 치근막의 압박 측에서 발생한다. 견인 측에서는 휴지 상태의 골아세포가 비대해지고 새로운 골(유골)을 생산한다. 새로운 전골아세포에는 치근막의 섬유아세포양세포도 필요하다. 그것들이 분열증식하고 치조골 표면으로 이동해 새로운 세포외기질을 구성한다.

3단계는 보통 40일 이후부터 치아가 다시 이동하는 시기다. 압박 측에서는 불규칙한 콜라겐섬유와 불규칙한 골의 표면이 관찰된다. 이 시기에도 초자양변성 영역이 관찰된다는 최근 연구가 있다. 따라서 치아가 이동하는 중에도 초자양변성이 계속 진행되어 흡수된다고 이해해야 할 것이다.

최근 Böhl[25]은 초자양변성이 강한 힘에서 잘 발생한다고 생각하지만 치아이동률과 깊은 관계는 없다고 발표하였다. 일단 치아가 이동하면 골은 지속적으로 개조된다고 주장하였다.

IV. 치아이동과 신호 물질

초기 치아이동은 항상 염증반응을 동반한다. 치근막의 혈관 확장이나 백혈구의 유주 등으로 개시된다. 유주세포는 다양한 사이토카인이나 국소 생화학적 분자를 생성하고, 직접 또는 간접적으로 치주조직세포에 영향을 미친다.

사이토카인은 다양한 물질의 합성과 분비를 촉진한다. 즉 프로스타글란딘(prostaglandin), 성장인자나 기타 사이토카인의 분비다. 최종적으로 치아가 이동하면 치주조직의 개조를 종료한다.

초기 치아이동의 염증 과정에는 혈장과 백혈구 삼출을 동반한다. 1~2일 후 급성 반응이 시작되고 섬유아세포, 상피세포, 골아세포의 증식을 동반하는 만성 염증기로 이행한다. 이 기간에 백혈구는 신전된 치주조직으로 이동하고 개조 현상을 지원한다.

만성 염증 상태는 다음 내원 시까지 계속되고 재내원할 때 활성화되면 만성 염증과 급성 염증이 중복된다. 급성 염증기는 통증을 동반하고 씹을 수가 없다. 임상에서는 치은열구액(GCF) 내 염증물질인 프로스타글란딘 등의 기염물질로 측정할 수 있다.

1. 아라키돈산 대사

아라키돈산은 세포막 인지질의 일부로서 포스폴리파아제(phospholipase)가 작용해 방출된다. 이 방출에는 사이클로옥시게나제(cyclooxygenase: 프로스타글란딘이나 트롬복산의 합성을 촉진함)와 리폭시게나제(lipoxygenase: 백혈구의 방출을 촉진함)가 관여한다. 이 물질들이 교정적 치아이동에 관여한다는 보고가 있다.

2. 치아이동과 프로스타글란딘

Von Euler[27]는 프로스타글란딘이 정소에서 만들어지는 것을 최초로 발견한 생리학자이다. 그러나 그 후 다른 세포에서도 프로스타글란딘이 합성된다고 밝혀졌다.

Harell[28]은 이 물질이 기계적 응력(mechanical stress)에 관여하는 매개체라고 추측하였다. Yamasaki[29]의 연구에 따르면, 쥐에게 프로스타글란딘을 투여했더니 파골세포가 유의하게 증가하였다. 또한 프로스타글란딘 억제제, 인도메타신을 투여하면 치아이동을 지연시킬 수 있다고 보고하였다.

임상과 동물실험에서도 프로스타글란딘(PGE_1과 PGE_2)이 골의 흡수를 자극한다고 하였다. Yamasaki의 연구에 따르면, 프로스타글란딘은 파골세포 수나 ruffled border를 활성화시켜 골의 흡수에 관여한다[30].

PGE_2는 커플링제로 골아세포의 분화와 증식에도 관여하는데, 혈소판의 성장인자나 호르몬(PTH), 인터류킨이나 기타 사이토카인에서도 유도된다고 알려져 있다.

3. 세포 내 2차 전달자

1958년, Sutherland와 Rall[31]은 호르몬이 2차 전달자를 매개로 작용하는 것을 발견하였다. 그들은 1차 전달자(호르몬, 기타 자극)가 세포막의 수용체와 결합해 세포 내 2차 전달자에 전달된다고 하였다. 이 2차 전달자가 세포 내 효소를 변화시켜 단백 합성과 당 합성이 일어난다.

대표적인 2차 전달자로 cAMP(cycle nucleotide), phosphatidylinositol(PI)이 있다. 2차 전달자는 세포 내 Ca의 동태, 단백질키나아제(protein kinase) C와 관련이 있다. 세포 내 Ca의 농도와 단백질키나아제를 활성화해 세포 내 다양한 인산화를 거쳐 세포의 증식, 단백의 합성, 분비에 관여한다.

In vivo, in vitro를 통해 골세포도 호르몬이나 물리적 스트레스를 받아 cAMP를 증대시킬 수 있다고 이미 증명되었다. 교정치료에서도 똑같이 치주조직세포의 2차 전달자가 증가한다고 보고 되었다[32].

V. 세포 골격과 기질의 상호작용

1. 세포접착물질 인테그린

세포는 조직의 개조 현상을 관장하는 모터이고, 동시에 물리적 외력에 대해서도 반응한다[16]. 치주조직세포도 물리적 외력이 가해지면 세포 내·외 구조를 변화시켜 생화학적 메신저를 방출한다. 세포외기질의 물리적 변형은 세포 표면의 단백을 통해 세포골격으로 전달된다.

세포외기질은 주로 콜라겐, 프로테오글리칸, 라미닌, 피프로넥틴 등 단백질로서 세포막의 접착 분자인 인테그린(integrin)을 통해 세포 내에 전달된다. 인테그린을 매개로 세포골격의 변화를 유도하여 세포를 변화시킨다.

세포골격은 주로 미세섬유(microfilaments), 미세소관(microtybules), 중간섬유(intermediate filaments) 등 3개의 요소로 이루어진다. 이 중에 미세섬유는 외력에 대해 주로 변화하는 요소로서 세포막이 있는 특정 장소에 위치하여 세포외기질과 접착한다[33].

최근 이 세포접착물질이 주목을 받고 있다. 세포외기질의 접착에는 Arg-Gly-Asp(RGD)의 3가지 아미노산 배열이 중요하다. RGD 배열을 인식하고 세포막에 존재하는 인테그린과 결합한다. 현재까지 인테그린에 관해 많은 연구들이 보고되었고, 파골세포나 파치세포에는 $\alpha v\beta_3$의 인테그린이 존재한다는 것이 증명되었다[34].

Malassez 상피세포에도 인테그린이 존재하다는 보고가 있다. 향후 접착 인자의 연구는 물리적 외력에 의한 세포 형태의 변화, 세포의 변이를 해명하는 데 중요한 역할을 하리라 전망한다.

2. 세포외기질의 역할

세포외기질은 주로 콜라겐, 다당체(GAGS)로 구성된다. 다당체 성분은 단백과 결합해 프로테오글리칸이 되어 콜라겐섬유와 함께 겔 상태의 기질을 구성한다. 이 기질은 생리학적으로 세포를 분열·증식시키는 환경을 제공한다. 또한 기질은 분해·신생이라는 개조 현상을 받는다.

Sodek[35]에 따르면, 치근막은 그중에서도 가장 대사 회전이 빨라 이틀이면 절반이 개조된다. 치은은 5일, 치조골은 6일, 피부는 15일이라고 한다.

교정적 치아이동도 세포외기질의 변화를 수반하며 치근막의 급속한 대사 회전을 응용한다고 알려져 있다.

Kubota[36]는 비콜라겐 단백질인 오스테오폰틴(osteopontin) 합성이 물리적 외력에 의해 변화된다고 하였다(그림 3). 오스테오폰틴은 RGD 배열로서 파골세포와의 관련이 주목을 받는 단백질이다. 또한 이 합성은 TGF-β의 영향을 강하게 받는다고 보고되었다.

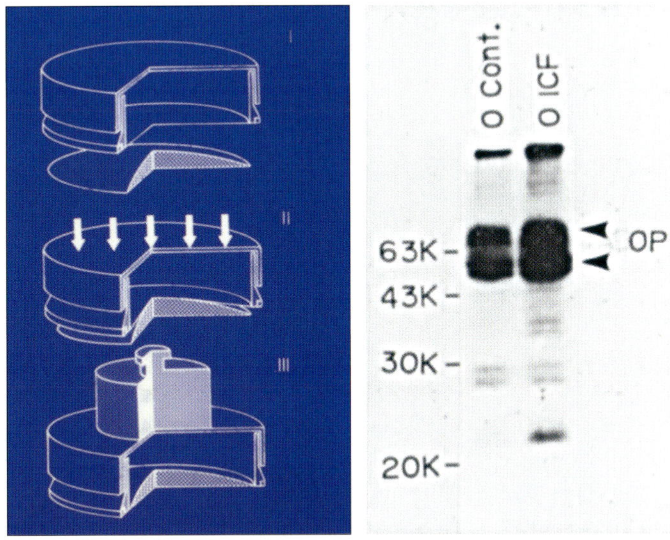

그림 3. 물리적 외력에 의한 세포외기질 단백의 변화. 좌측 그림에 있듯이 바닥이 유연한 배양접시(Flexcell)를 시계접시에 압박해 골세포(ROS 17/2.8)에 물리적 외력을 가하였다. 48시간 후 오스테오폰틴(osteopontin; OP)의 합성변화를 측정하였다(우측 그림). 실험군(ICF)에서는 OP의 합성이 대조군(cont.)의 1.4배로 증가하였다. TGF-β의 항체를 투여해 이 합성을 억제하였다.

3. 사이토카인과 치아이동

사이토카인은 세포외로 방출되는 신호 프로테인으로서 농도는 낮지만 세포 간의 전달에 작용하는 중요한 단백질이다. 골대사나 교정적 치아이동에 중요하다고 여겨지는 사이토카인에는 interleukin-1(IL-1), interleukin-2(IL-2), interleukin-3(IL-3), interleukin-6(IL-6), interleukin-8(IL-8), TNFα(Tumor necrosis factor), gamma interferon(IFN-r) 등이 있다.

그중에서도 IL-1은 직접 파골세포를 활성화한다. 물론 IL-1은 다양한 자극으로 방출되는데, 신경전달물질이나 세균성 자극, 기타 사이토카인이나 물리적 자극 등이 해당된다. IL-1은 유전자적으로 α와 β로 분류되지만, 생리학적으로는 같은 역할을 하며 차이가 없다. 이것들은 백혈구를 끌어당겨 섬유아세포, 상피세포, 파골세포, 골아세포를 자극하고, 골흡수를 촉진해 골형성을 억제한다[37].

골아세포도 IL-1의 표적세포인데, 파골세포에 골을 흡수하라는 명령을 내린다고 알려져 있다.

Tuncer[38]는 치근막의 견인 측에 IL-8이 증가한다고 보고하였다. 따라서 IL의 증가가 골개조 현상의 원인이 되는지도 모른다.

최근 RANKL/RANK/OPG와 사이토카인의 역할이 주목을 받고 있다[39]. TNF는 결합체(ligand)로 RANKL(receptor activator of nuclear factor-kappa ligand)와 RANK, OPG(osteoprotegrin)를 갖는다.

RANKL은 파골세포의 형성과 활성을 억제한다. 골조직에서 RANKL을 갖는 골아세포군이 RANK를 갖는 전파골세포군과 결합한다. 그럼으로써 전파골세포를 분화시켜 성숙한 파골세포를 형성한다.

한편 OPG는 골아세포에서 합성되어 RANK와 RANKL의 결합을 방해하고, OPG는 최종 파골세포의 분화를 억제한다.

이렇게 골의 대사는 RANK-RANKL의 결합과 OPG 합성의 밸런스를 통해 조정된다고 생각할 수도 있다. 따라서 치아이동에 관한 RANKL/RANK/OPG의 동태도 향후 주목하는 부분이다.

4. 성장인자

골에는 다양한 성장인자가 들어 있다[40]. 성장인자도 사이토카인의 일종으로 transforming growth factorβ(TGF-β), bone morphogenetic protein(BMP) 등이 알려져 있다. 이 작은 분자는 골아세포, 섬유아세포에서 합성되어 비활성화(잠재형) 상태로 조직에 들어 있다[41].

TGF-β는 혈소판이나 골에 많이 들어 있고 단구세포나 섬유아세포의 유주와 분열에 관여한다. 물론 골아세포의 성장, 분화, 골조직 개조 현상과도 관련이 있다. 또한 TGF-β는 RANKL을 자극해 촉진한다고 알려져 있고, 콜라겐이나 비콜라겐 단백질의 합성을 촉진한다는 보고가 있다. Davidovitch[42]는 교정적 치아이동에서도 치근막세포의 TGF-β가 증가한다는 것을 면역조직학적으로 증명하였다. 이 보고에 따르면, 힘을 가하고 1시간 후에 증가하며 힘을 가하지 않은 조직에서는 염색할 수 없었다.

다른 성장인자, fibroblast growth factor(FGF) Insulin-like growth factor[41]도 같은 역할을 하고 섬유아세포, 상피세포, 연골세포, 골아세포에 영향을 미친다.

VI. 치아이동의 메커니즘

지금까지 설명한 생물학적 기초 연구와 임상 관찰을 통해 치아이동에는 2가지 경로가 있다고 정리할 수 있다[43].

1. 제1의 경로

교정력으로 골이 변형되어 전기적 변화가 발생해 골이 개조되는 경로이다. 피에조 전류가 흘러 프로스타글란딘 합성이 증가하면, 이어 세포 내 2차 전달자의 변화와 함께 세포증식, 분화, 활성화가 일어난다. 실제로 치아가 이동하면 양극에서 파골세포의 활성이 높아지고, 음극에서 골아세포의 증식이 발생하는 경로이다.

2. 제2의 경로

교정력이 작용해 염증반응이 일어나 치아가 이동하는 경로이다. 교정력이 작용하면 주로 혈관계의 변화를 동반하며 백혈구, 단구, 마이크로파지가 조직에 침입한다. 이로 인해 프로스타글란딘의 합성이 높아져 골이 흡수되는 경로이다.

두 경로는 실제로 치아가 이동할 때 동시에 발생한다. 그러나 제1의 경로는 일반 생리학적 상태에서도 항상 발생하는 개조 현상이다. 제2의 경로는 교정적 힘이 작용해 출현하는 국소의 염증 반응이다.

VII. 다양한 힘에 의한 조직반응

1. 간헐적 힘 대 지속적 힘

임상에서는 지속적인 치아이동을 위해 고정식 장치를 사용한다. 그러나 지속적인 힘도 일정 기간에 급속히 시작되었다가 간헐적 힘이 된다. 토크나 설측전위된 측절치를 결찰선으로 순측이동하는 것 등이 그러한 예이다.

따라서 지속적 힘과 간헐적 힘을 명확하게 구분하기는 불가능하다[44]. 이러한 힘은 처음에는 지속적이다가 간헐적으로 변화한다. 즉 초반에는 치근막에서 초자양변성이 발생한 후, 즉시 제거되어 치아가 이동하고 힘이 감쇠한다. 결국 와이어로 수동적인 상태를 유지함으로써 새로운 유골조직이 완성된다. 따라서 이 휴지기는 바람직한 세포증식과 조직변화를 유도하는 시기다. 휴지 상태는 장치가 재활성할 때까지 계속된다.

전형적인 간헐적 힘은 단기간에만 작용하는 힘이다. 이 힘은 주로 가철식 장치가 발휘하는 힘이며, 스프링이 나타내는 힘이 그 예이다.

간헐적 힘은 치근막을 압박하고 짧은 기간에 초자양변성을 일으킨다. 이후 장기간 힘을 제거해 치아가 원래 상태로 돌아가고 정상기능을 발휘할 수 있게 된다. 치아의 주변 환경이 개선되어 치아가 기능하면 섬유는 정상을 유지한다.

Reitan은 간헐적 힘을 semi-hyalinization이라 정의하였다. 모든 섬유는 압축이 아니라 소량의 세포가 괴사될 뿐이다. 파골세포는 골표면과 초자양변성 조직 주변에 출현하지만, 분산·감소해 치아의 원활한 이동을 방해하는지도 모른다.

2. 약한 힘 대 강한 힘

일반적으로 환자에게 불쾌감과 동통이 적은 light force를 많이 사용한다.

Kohno[45]는 약한 힘은 마찰이 적고 치아를 경사이동시킬 수 있으며, 치아이동의 3가지 단계도 없어 지속적으로 치아를 이동시킬 수 있다고 하였다. 그러나 많은 증례가 경사이동(uncontrolled tipping)이고, 약한 힘을 이용했더라도 치근흡수 등의 문제가 발생한다. 또한 임상에서는 치체이동을 기대하는 경우도 있다.

교정적 치아이동은 어느 정도까지, 다시 말해 일정 수준까지는 힘의 크기에 대응해 조직이 변화한다. 그러나 역치를 넘기면 힘을 높여도 치아가 이동하지 않는다. 이 역치까지는 힘의 크기에 대응해 변화한다.

Pilon[46]은 개에게 50N과 100N의 힘을 가하였다. 그러나 두 그룹 간에 치아이동률의 명확한 차이는 나타나지 않았다.

현시점에서는 어떤 힘이 더 효과적인지 단언하기 어렵지만, 생화학적 자료의 축적과 개인의 골밀도, 치근막의 대사 등을 고려할 필요가 있다.

3. 물리적 외력의 작용시간

임상 경험에서 보면 적어도 하루에 6시간 이상 힘을 가하지 않으면 치아는 이동하지 않는다[47].

고양이의 상악 견치 이동실험에서 적어도 3시간 동안 힘을 가하지 않으면 치근막의 cAMP가 상승하지 않았다고 보고하였다. NO를 측정한 실험에서도 1~6시간 힘을 가하지 않으면 NO level의 상승이 없었다고 보고하였다[48,49].

VIII. 결론

생리학이 진보하면서 치아이동의 역학이 서서히 밝혀지고 있다. 다양한 치아이동 단계에서는 세포와 세포, 세포와 기질의 다양한 조합을 통해 개조가 일어난다.

최근 분자생물학이 크게 발전해 유전자와 분자 레벨에서 골과 치근막의 개조를 이해할 수 있었고, 앞으로 치아이동을 해명하는 실마리가 되어 임상 술식을 크게 발전시킬 것이다. 또한 성장기 세포 레벨의 해명은 위험한 치아이동에서 벗어나 환자에게 보다 안전한 적은 치료 수단을 제안하는 데 도움이 되리라 생각한다.

지금까지 교정 임상은 장치, 재료의 개발에만 관심을 가지고 생물학적 지식에 소홀했는지도 모른다. 그러나 미래의 교정치료는 이런 불균형을 해소하고, 생물학의 발전을 통해 다른 조직에 위해를 가하지 않는 최적의 교정력, 효과적인 치아이동을 실현할 것이다.

기초 연구에 기반을 둔 치아이동의 가속화가 골개조 현상에 큰 힘을 발휘하기를 기대한다.

참고문헌

1) Reitan K : Tissue behavior during orthodontic tooth movement, Am J Orthod 46 : 881-890, 1960.
2) Rygh P, Brudvik P : The histological responses of the periodontal ligament to horizontal orthodontic loads, In, Berkovitz BB, Moxham BJ, Newman HN, editors : The periodontal ligament in health and disease, St Louis, Mosby, 1995.
3) Daskalogiannakis J : Glossary of orthodontic terms, Berlin, Quintessence, 2000.
4) Burstone CJ : The biomechanics of tooth movement, In, Kraus BS, Riedel RA, editors : Vistas in orthodontics, Philadelphia, Lea & Febiger, 1962.
5) Storey E : The nature of tooth movement, Am J Orthod 63 : 292-314, 1973.
6) Schwarz AM : Tissue changes incident to orthodontic tooth movement, Int J Orthod 18 : 331-352, 1932.
7) Oppenheim A : Human tissue response to orthodontic intervention of short and long duration, Am J Orthod Oral Surg 28 : 263-301, 1942.
8) Storey E, Smith R : Force in orthodontics and its relation to tooth movement, Aust Dent J 56 : 11-18, 1952.
9) Proffit WR : Biologic basis of orthodontic therapy, In, Proffit WR, Fields HW, editors : Contemporary orthodontics, 3rd ed, St Louis, Mosby, 2000.
10) Ren Y, Maltha JC, Kuijpers-Jagtman AM : Optimum force magnitude to orthodontic tooth movement-a systematic review, Angle Orthod 73 : 86-92, 2003.
11) Sandstedt C : Einige beiträge zur theorie der zahnregulierung, Nord Tandlaeg Tidskr 5 : 236-256, 1904.
12) Reitan K : Some factors determining the evaluation of force is orthodontics, Am J Orthod 43 : 32-45, 1957.

13) Baumrind S : A reconsideration of the property of the pressure tension hypothesis, Am J Orthod 55 : 12-22, 1969.
14) Farrar JN : Irregularities of the teeth and their correction, Vol 1, New York, DeVinne Press p.658, 1888.
15) Grimm FM : Bone bending, a feature of orthodontic tooth movement, Am J Orthod 62 : 384-393, 1972.
16) Epker BN, Frost HM : Correlation of bone resorption and formation with the physical behavior of loaded bone, J Dent Res 44 : 33-41, 1965.
17) Zengo AN, Bassett CA, Pawluk RJ, Prountzos G : In vivo bioelectric potentials in the dentoalveolar complex, Am J Orthod 66 : 130-139, 1974.
18) Basset CAL, Becker RO : Generation of electric potentials by bone in response to mechanical stress, Science 137 : 1063-1065, 1962.
19) Pollack SR, Salzstein R, Pienkowski D : The electric double layer in bone and its influence on stress generated potentials, Calcif Tissue Int 36 (Suppl) : S77-81, 1984.
20) Davidovitch Z, Finkelson MD, Steigman S, Shanfeld JL, Montgomery PC, Korostaff E : Electric currents, bone remodeling and orthodontic tooth movement, I-the effect of electric currents on periodontal nucleotides, Am J Orthod 77 : 14-32, 1980.
21) Davidovitch Z, Finkelson MD, Steigman S, Shanfeld JL, Montgomery PC, Korostaff E : Electric currents, bone remodeling and orthodontic tooth movement, II-increase in rate of tooth movement and periodontal cyclic nucleotide levels by combined force and electric current, Am J Orthod 77 : 33-47, 1980.
22) Borgens RB : Endogenous ionic currents traverse intact and damaged bone, Science 225 : 478-482, 1984.
23) Vas Leeuwen EJ, Maltha JC, Kuijpers-Jagtsman AM : Tooth movement with light continuous and discontinuous forces in beagle dogs, Eur J Oral Sci 107 : 468-474, 1999.
24) von Böhl M, Maltha JC, Von Den Hoff JW, Kuijpers-Jagtman AM : Focal hyalinization during experimental tooth movement in beagle dogs, Am J Orthod Dentofac Orthop 125 : 615-623, 2004.
25) von Böhl M, Maltha JC, Von den Hoff H, Kuijpers-Jagtman AM : Changes in the periodontal ligament after experimental tooth movement using high and low continous forces in beagle dogs, Angle Orthod 74 : 16-25, 2004.
26) Sandy JR, Meikle MC : Recent advances in understanding mechanically induced bone remodeling and their relevance to orthodontic therapy and practice. Am J Orthod Dentofac Orthop 103 : 212-222, 1993.
27) Von Euler US : Contributions to the understanding of the pharmacologic effect of secretions and extracts from secondary male sex glands, Naunym-Schmeideberg's Archiv fur Experimental Pathologie und Pharmakologie 175 : 78-84, 1934.
28) Harell A, Dekel S, Bindermen I : Biochemical effect of mechanical stress on cultured bone cells, Calcif Tissue Res 22 (Suppl): 202-207, 1977.
29) Yamasaki K, Shibata Y, Imai S, Tani Y, Shibasaki Y, Fukuhara T : Clinical application of prostaglandin E1 (PGE1) upon orthodontic tooth movement, Am J Orthod 85 : 508-510, 1984.
30) Leiker BJ, Nanda RS, Currier GF, Howes RI, Sinha PK : The effects of exogenous prostaglandins on orthodontic tooth movement in rats, Am J Orthod Dentofac Orthop 108 : 380-388, 1995.
31) Sutherland EW, Rall TW : Fractionation and characterization of a cyclic adenine ribonucleotide formed by tissue particles, J Biol Chem 232 : 1077-1091, 1958.
32) Reitan K, Rygh P : Biomechanical principles and reactions, In, Graber RM, Vanarsdall RL, editors, Orthodontics-current principles and techniques, 2nd ed, St Louis : Mosby, 1994.
33) Kerrigan JJ, Mansell JP, Sandy JR : Matrix turnover. J Orthod 27 : 227-233, 2000.
34) Talic N, Evans CA, Daniel JC, George A, Zaki AM : Immunohistochemical localization of $\alpha_v\beta_3$ integrin receptor during experimental tooth movement, Am J Orthod Dentofac Orthop 125 : 178-184, 2004.
35) Sodek J : A comparison of the rates of synthesis and turnover of collagen and non-collagen proteins in adult rat periodonta tissues and skin using a microassay. Arch Oral Biol 22 : 655-665, 1977.
36) Kubota T, Yamauchi M, Onozaki J, Sato S, Suzuki Y, Sodek J : Influence of an intermittent compressive force on matrix protein expression by ROS 17/2.8 cells, with selective stimlation of osteopontin, Archs Oral Biol, Vol 38 (1): 23-30, 1993.
37) Sabatini M, Boyce B, Aufdemorte T, Bonewald L, Mundy GR : Infusion of recombinant human interleukin 1α and 1β cause hypercalcemia in normal mice, Proc Natl Acad Sci USA 85 : 5235-5239, 1988.
38) Tuncer BB, Ozmeric N, Tuncer C, Teoman I, Cakilci B, Yuce A, et al : Levels of interleukin-8 during tooth movement, Angle Orthod 75 : 539-544, 2005.
39) Drugarin D, Drugarin M, Negru S, Cioace R : RANK-RANKL/OPG molecular complex, control factors in bone remodeling, TMJ 53 : 296-302, 2003.

40) Katagiri T, Takahashi N : Regulatory mechanisms of osteoblast and osteoclast differentiation, Oral Dis 8 : 147-59, 2002.
41) Merwin JR, Anderson JM, Kocher O, Van Itallic CM, Madri JA : Transforming growth factor beta 1 modulates extracellular matrix organization and cell-cell junctional complex during in vitro angiogenesis, J Cell Physiol 142 : 117-128, 1990.
42) Davidovitch Z. Cell biology associated with orthodontic tooth movement. In, Berkovitz BB, Moxham BJ, Newman HN, editors : The periodontal ligament in health and disease. St Louis : Mosby, 1995.
43) Mostafa YA, Weaks-Dybrig M, Osdoby P : Orchestration of tooth movement, Am J Orthod 83 : 245-250, 1983.
44) Thilander B, Reitan K, et al : Tissue reactions in orthodontics. In, Graber TM, Vanarsdall RL, editors : Orthodontics : current principles and techniques, 3rd ed, St Louis, Mosby, 2000.
45) Kohno T, Matsumoto Y, Kanno Z, Warita H, Soma K : Experimental tooth movement under light orthodontic forces, rates of tooth movement and changes of the periodontium, J Orthod 29 : 129-135, 2002.
46) Pilon JJAM, Kuijpers-Jagtman AM, Maltha JC : Magnitude of orthodontic forces and rate of bodily tooth movement, an experimental study in beagle dogs, Am J Orthod Dentofac Orthop 110 : 16-23, 1996.
47) Begg PR, Kesling PC. Differential force in orthodontic tooth movement, Am J Orthod 42 : 481-510, 1956.
48) Yoo SK, Wartia H, Soma K : Duration of orthodontic force affecting critical response of nitric oxide synthase in rat periodontal ligament, J Med Dent Sci 51 : 83-88, 2004.
49) Akin E, Gurton AU, Olmez H : Effects of nitric oxide in orthodontic tooth movement in rats, Am J Orthod Dentofac Orthop 126 : 608-614, 2004.

2

교정학적 치아이동의 분자 역학

Masaru Yamaguchi(山口 大)
일본대학 마츠도치학부 치과교정학강좌 준교수

I. 교정학적 치아이동의 생물학적 배경

교정치료의 목적은 심미적 치열과 기능적 저작의 획득인데, 대개는 치료기간이 2~3년으로 상당히 길어 환자에게 큰 부담이 되자, 치료기간의 단축을 요구하는 목소리가 높아졌다.

교정치료에서 치아이동은 치근막과 치조골의 리모델링 결과이다. 치근막과 치조골은 치관에 가해진 교정력에 의해 저항의 중심을 축으로 회전운동이 일어나고, 압박 측과 견인 측이 존재한다. 치근막은 압박·신전되면서도 그 두께를 유지하고, 교정치료를 진행하는 동안 치주조직의 항상성을 유지하는 중요한 역할을 한다. 압박 측에서는 치근막이 충혈되고 치조벽 표면에 파골세포가 출현해 직접성 골흡수(direct resorption)가 일어난다. 한편 견인 측에서는 치근막이 신전되고 골아세포에 의해 골첨가가 발생한다.

특히 골아세포가 발현하는 파골세포의 분화유도인자인 receptor activator of NF-κB ligand(RANKL)는 파골세포를 분화한다. RANKL은 TNF ligand family에 속하는 막결합형 사이토카인으로 골아세포를 비롯해 파골세포형성 지지세포에 발현하고, 전파골세포의 분화·융합을 촉진하고, 세포의 신전·유주·흡수 기능의 항진에 기여한다.

RANKL의 수용체 RANK는 파골세포전구세포에 존재하는데, 골아세포와 파골세포전구세포가 cell-cell contact해 RANKL-RANK 결합이 일어나고, 파골세포의 분화와 골흡수 활성에 필요한 정보전달경로가 활성화한다[1].

한편 파골세포의 분화억제인자인 osteoprotegerin(OPG)은 파골세포의 분화를 억제할 뿐 아니라 파골세포의 기능제어와 아포토시스(apoptosis)를 유도한다[2].

M-CSF(macrophage-colony stimulating factor)는 파골세포전구세포의 생존과 분화에 필요한 사이토카인이고, M-CSF 수용체는 c-fms proto-oncogene의 산물이다. c-fms는 세포외 리간드 결합영역, 하나의 막 관통 부분과 세포 간 티로신키나아제 영역으로 이루어진 단쇄 분자이다. M-CSF 수용체도 파골세포전구세포에 존재하고, M-CSF와 M-CSF 수용체가 결합해 파골세포의 분화와 골흡수 활성에 필요한 정보전달경로가 활성화한다[3].

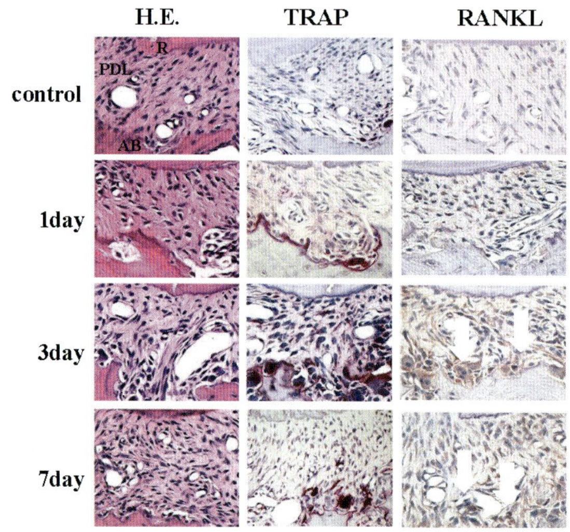

그림 1. 실험적 치아이동 시 압박 측 치근막에 RANKL 출현.

이상을 통해 성숙한 골아세포를 포함하는 골아세포양 스트로마 세포는 M-CSF/c-fms signal과 RANKL/RANK signal을 매개로 파골세포 분화를 지지한다.

교정치료의 치아이동이 가져오는 스트레스는 치근막세포에서 interleukin(IL)-1α와 IL-1β의 증가를 유발한다고 보고되었다[4]. 또한 실험적 치아이동에서는 치근막조직에서 종양괴사인자(tumor necrosis factor-α; TNF-α), prostaglandin E_2(PGE_2), cyclooxygenase2(COX2), interferon-γ(IFN-γ) 등 염증성 사이토카인의 발현이 관찰되었다[5,6]. 최근 실험적 치아이동에서는 압박 측 치근막에 M-CSF/c-fms signal과 RANKL/RANK signal이 활성화한다고 보고되었다(그림 1).

II. 교정학적 치아이동에서 세포와 분자생물학

1. 아포토시스(Apoptosis)

아포토시스는 예정된 세포의 죽음이며, 주요 경로는 외부 경로와 내부 경로가 알려져 있다. 내부 경로는 Bcl-2 단백질, cytochrome C와 caspase 9가 관여하고, 외부 경로는 Fas-Fas ligand, Fas-associating protein with death domain(FADD)과 caspase 8이 관여한다.

Rat의 치아이동을 실험하는 중에 치근막조직에 인접한 치조골 내 골세포가 아포토시스를 유발해 세포가 죽음에 이르렀다는 보고와, 견인력을 가한 치근막세포는 형태에 영향을 미치는 것은 물론 초기 아포토시스도 유발한다는 보고가 있다. 이 두 보고는 아포토시스가 치아이동에 관여한다는 것을 시사한다[7].

Funakoshi[8]는, In vivo에서 압박 측 치근막조직에 염증성 사이토카인인 TNF-α 양성 세포가 출현하고, caspase 8 양성 세포와 TUNEL 양성 세포가 증가했다고 보고하였다(그림 2, 3). In vitro에서는 compression force군의 치근막세포 내에서 ROS가 발현하고, flow cytometry

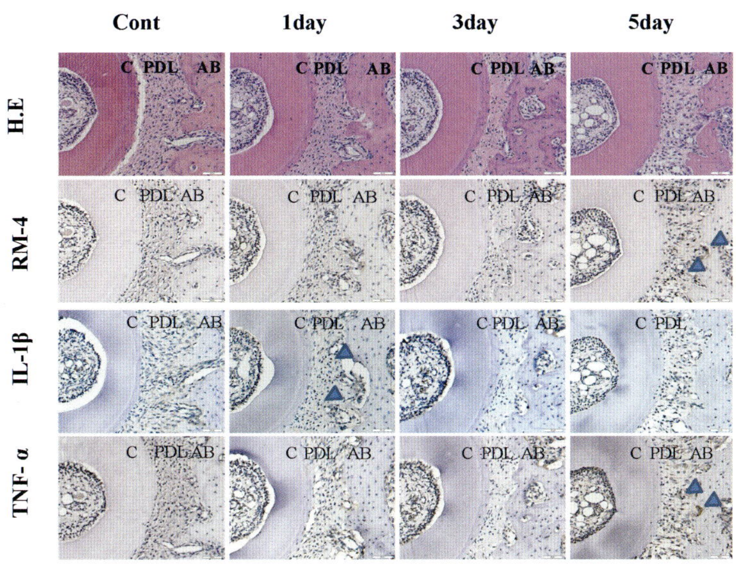

그림 2. 실험적 치아이동 시 압박 측 치근막에 TNF-α 출현.

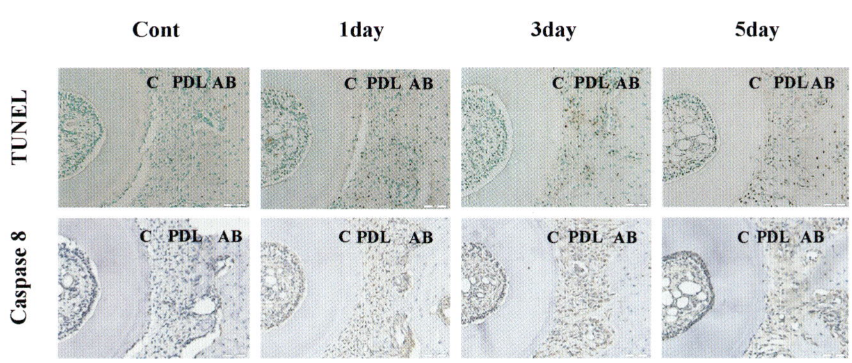

그림 3. 실험적 치아이동 시 압박 측 치근막에 TUNEL과 Caspase 출현.

에서 세포주기의 G1 arrest, 아포토시스 세포의 증가가 확인되었다. Hoechst 33258 염색에서는 핵의 단편화 등 형태변화가 있었다고 보고하였다.

이상의 결과에서, 최적의 교정력이 가해질 때에 치근막조직에서 TNF-α, caspase 8이 출현하고, ROS 생성과 세포주기의 G1 arrest를 통해 아포토시스 세포의 발현이 관찰된다. 따라서 교정학적 치아이동 시 치근막조직이 항상성 유지에 관여한다고 추측할 수 있다.

2. Heat Shock Protein(HSP)

스트레스단백질인 heat shock protein(HSP)은 모든 세포에 존재하고 염증반응에서 중요한 역할을 한다.

Grünenfelder[9]는 스트레스 반응성 단백질인 HSP70이 염증성 사이토카인(IL-1β, TNF-α)의 감소에 관여한다고 보고하였다. 또한 Luo[10]는 만성 류머티즘성 관절염 환자의 활막섬유아세포양 세포(fibroblast-like synoviocytes; FLSs)에서 extracellular HSP70이 염증성 사이토카인을 억제한다고 보고하였다.

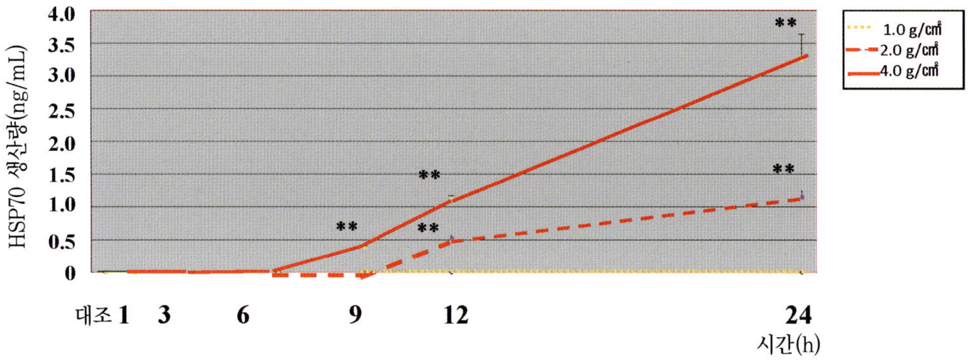

그림 4. 인간 치근막세포에 지속적 압박에 대한 HSP70의 생산량.

Mitsuhashi[11]는, in vitro에서 1.0, 2.0, 4.0g/cm^{2}의 compression force(CF)에 대해 hPDL cells 중 HSP70이 경시적·가중의존적으로 증가하는 반면, TNF-α와 RANKL은 감소하는 것을 발견하였다. HSP70이 존재하는 중에 CF를 가했더니 TNF-α와 RANKL의 mRNA 발현을 억제하였다(그림 4).

HSP70은 세포의 항상성에 기여하고 염증성 사이토카인을 조절해 세포를 보호한다는 보고가 있다[12]. TNF-α는 골흡수를 촉진하는 사이토카인의 하나로 알려져 있고, 간질세포나 T세포, B세포, 내피세포에 작용해 RANKL 생성을 촉진한다. RANKL은 TNF-α family에 속하는 세포 표면에 발현하는 분자이고, RANKL에 대한 수용체로 작용해 RANK와 결합(RANKL/RANK계)하면 골수세포에서 파골세포로의 분화 유도에 관여하고, 치아이동 시 골대사에 관여한다.

HSP가 RAFLSs(rtheumatoid arthritis fibroblast-like synoviocytes)에서 NF-κB의 핵 이행을 방해해 TNF-α를 조정한다고 한다. 따라서 HSP70에 의해 TNF-α가 억제되고, 이에 따라 TNF-α가 생성을 촉진하는 RANKL의 발현도 감소하지 않을까 생각한다. 또한 RAFLSs에서 Extracellular HSP70이 TNF-α를 억제한다는 보고도 있어[13], 이 연구보고는 Mitsuhashi[11]의 실험결과를 지지한다.

위의 결과에서 HSP70이 TNF-α와 RANKL의 발현을 억제하고, HSP70이 교정학적 치아이동 시 골의 리모델링을 조절한다고 정리할 수 있다.

III. 치아이동과 연조직 반응에 관한 병리학적 고찰

교정치료 시 치아이동의 주역은 모두가 잘 알고 있듯이 치근막인데, 치수도 치아이동에 반응한다. Substance P(SP)는 신경성 염증에 관여하는 neuropeptides이고, 교정력을 가한 rat의 치수신경에도 출현한다. 또한 치근흡수 발현 부위의 구치 치수에 SP 양성 섬유가 발견되었다는 보고도 있다.

한편 염증의 화학전달물질인 IL-1β, IL-6, TNF-α, PGE$_2$는 human monocytes에서 SP에 의해 생성된다. 이들 전달물질이 자극해 파골세포 활성인자인 RANKL을 생성한다. Kojima[14]는 인간 치수조직유래세포(HDP cells)에서 SP 자극이 염증과 골흡수에 깊이 관여하는 IL-1β, IL-

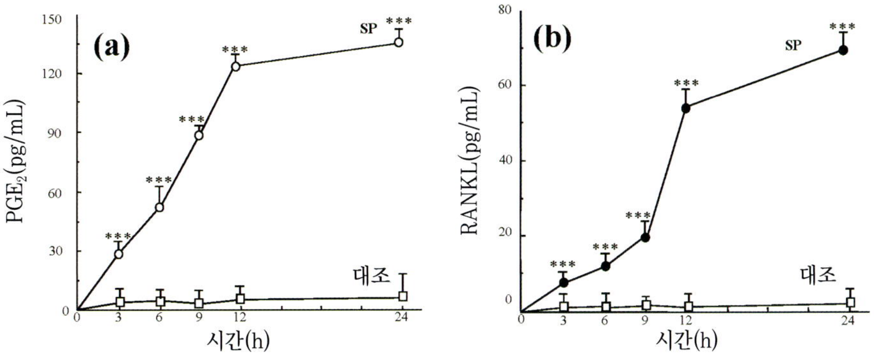

그림 5. 치근막세포에서 Substance P(SP) 자극이 RANKL 생성에 미치는 영향.

6, TNF-α, PGE, RANKL의 생성에 미치는 영향과 파골세포 형성지지능에 대한 영향을 검토한 결과, 24시간 SP(10^{-6}M) 자극을 받은 HDP cells의 IL-1β, IL-6, TNF-α, PGE$_2$, soluble RANKL(sRANKL)은 생성량이 경시적으로 증가하였다(그림 5). 또한 12시간 SP(0~10^{-12}M) 자극을 받은 HDP cells의 IL-1β, IL-6, TNF-α, PGE$_2$, sRANKL은 생성량이 농도의존적으로 증가했다고 보고하였다. 12시간 SP(10^{-6}M) 자극을 받은 HDP cells에서 RNA를 추출해 RT-PCR로 유전자 발현을 검토한 결과, COX-2, RANKL의 mRNA의 발현이 대조군에 비해 크게 증가하였다. COX-2 선택적 저해제인 NS-398(10μM)을 첨가해 PGE$_2$의 억제실험을 한 결과, RANKL의 생성량은 control level까지 억제되었다고 하였다.

이상의 결과에서 SP는 HDP cells에서 IL-1β, IL-6, TNF-α, PGE$_2$, sRANKL의 생성량을 증대시키고 골흡수를 촉진하므로 치아이동 시 치주조직의 염증과 치근흡수의 발생과 관련이 있다고 생각할 수 있다.

최근 Shimizu[15]는 helper T cell에서 생성되는 IL-17도 치아이동 시 발현하고, in vitro에서 HDP cell은 SP을 받아 IL-17의 발현을 높인다고 보고하였다(그림 6).

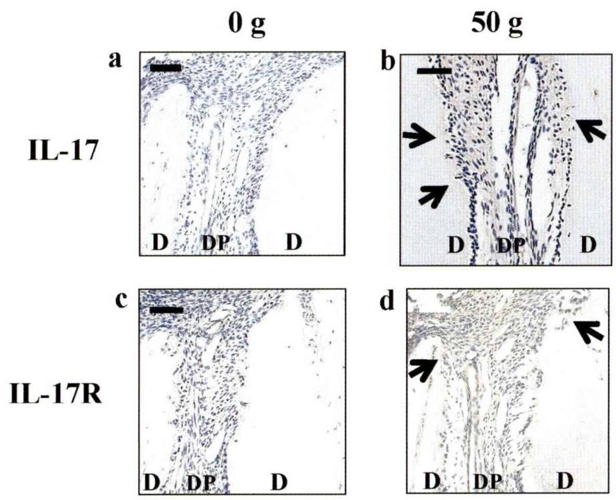

그림 6. 실험적 치아이동 시 치수에서 IL-17과 IL-17R 발현.

IV. 치은열구액에 들어 있는 골개조 마커

치은열구액(gingival crevicular fluid; GCF)에 들어 있는 다양한 성분을 정량하는 방법은 치주염의 염증 정도와 질환활동도를 파악하고 병태를 객관적으로 평가하는 데 중요하다.

GCF에는 혈청 성분뿐 아니라 각종 사이토카인, 효소, 항체, 세균 등 많은 물질이 들어 있다. 이중에 PGE_2, β-glucuronidase, IL-1β, aspartate aminotransferase, calprotectin은 치주염의 진행을 예지하는 효과적인 진단 지표가 될 수 있다고 시사한다.

치과교정학 분야에서도 치아이동 시 치주조직의 리모델링·염증 마커로 GCF 중 alkaline phosphatase, metalloproteinases, prostaglandins(PGs), interleukins(ILs) 등의 동태 변화를 연구해 왔다. 본 강좌에서도 교정이동 시 압박 측에 cathepsin B, IL-1β, RANKL, substance P가 증가한다고 보고하여 기계적 응력(mechanical stress)에 대한 치주조직의 반응이 GCF에 반영된다는 것을 시사하고 있다(그림 7, 8)[16-19].

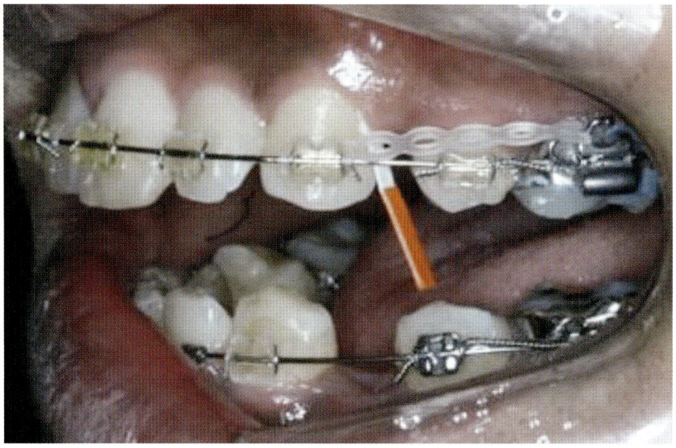

그림 7. Gingival crevicular fluid(GCF)의 채취.

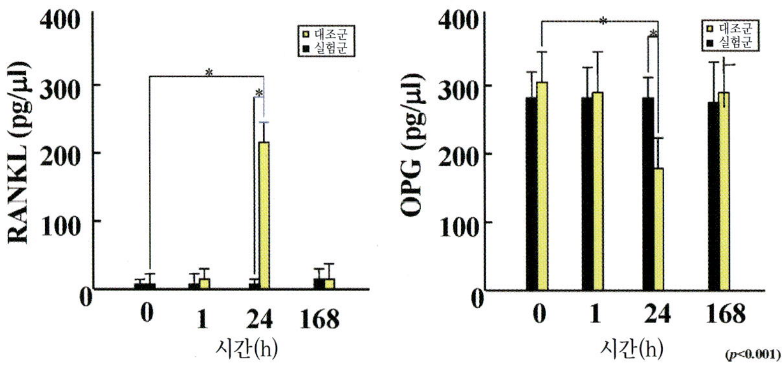

그림 8. 인간 치근막세포에서 지속적 압박에 대한 RANKL과 OPG의 생성량.

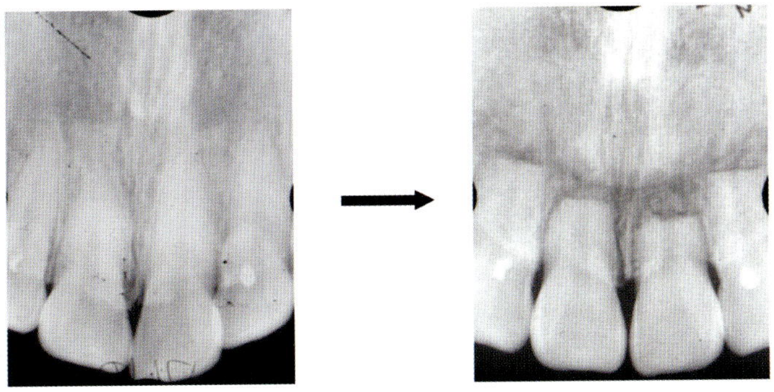

그림 9. 중증 치근흡수.

V. 치근흡수와 재발

1. 치근흡수

교정적 치아이동은 적든 많든 치근흡수를 동반한다고 알려져 있다. 예측이 어렵고 일단 진행되면 불가역적이며 수복이 불가능하다(그림 9).

무균적 염증 과정을 거치는 외부성 근첨성 치근흡수의 발생 원인은 매우 복잡하며 물리적 외력, 치근 길이나 형태, 치조골, 매트릭스, 세포, 생물학적 전달자 등 다양한 요인이 관여한다.

Brezniak, Killiany[20,21]에 따르면, 교정치료를 받은 환자 중 30%에서 3mm 이상, 5%에서 5mm 이상의 치근흡수가 관찰되었다고 보고하였다. 교정치료 중 치근흡수의 발생 메커니즘에 대해서는 아직까지 해명하지 못하고 있다. 그러나 최근 10년의 연구에서 치근흡수의 위험 인자로 환자 개인의 감수성[22,23], 유전적 요인[24-27], 전신적 요인[28] 등을 거론한다.

Yamaguchi[29]는, 교정치료에 의한 중증 치근흡수 환자의 치근막조직 유래 세포배양계를 사용해 지속적 압박에 의한 RANKL과 OPG의 생성능 그리고 파골세포 형성지지능을 검토한 결과, 중증 치근흡수군의 파골세포 형성은 지속적인 압박력과 자극을 받아 다량의 RANKL이 발현해 조절을 받는다고 보고하였다.

따라서 근첨성 치근흡수는 교정치료 중 치근에 가해지는 물리적 외력은 물론, 치근흡수에 대한 환자 측 감수성에도 의존한다는 것이 밝혀졌다. 파골세포의 분화에서 막결합형 RANKL은 가용성 RANKL(sRANKL)보다 효과적으로 작용한다[30,31]. 이 보고와 본 실험 결과는 중증 치근흡수군의 파골세포 형성이 지속적인 압박력과 자극에 의한 다량의 RANKL이 발현함으로써 조절된다는 것을 시사하였다(그림 10).

Grimaud[32]는, 중증 골연화증 환자의 RANKL/OPG 비는 정상인에 비해 유의하게 증가하고, RANKL/OPG 비의 증가는 골흡수 메커니즘과 관련이 있다고 보고하였다.

Kanzaki[33]는, 인간의 치근막섬유아세포가 RANKL에 의한 골흡수를 활성화하고 OPG가 그것을 억제하는 상반된 메커니즘이 작용해 파골세포 형성지지를 조절한다고 보고하였다. Kanzaki[31]는, 지속적 압박력의 가중 자극으로 인간 치근막섬유아세포의 RANKL mRNA 발현이 2.0g/cm^2

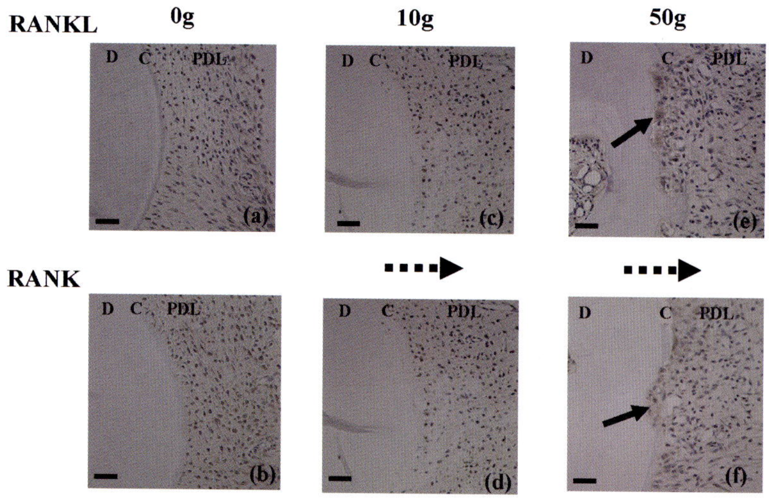

그림 10. 실험적 치아이동 시 압박 측 치근막에서 RANKL과 RANK 출현.

까지 가중의존적으로, 또한 48시간까지 경시적으로 증가했다고 보고하였다. 본 강좌의 연구에서도 지속적인 압박력의 가중 자극으로 인간 치근막세포의 RANKL 생성량이 증가하고 OPG 생성량이 감소하였다[34]. Lossdorfer[35]는 치근흡수 중인 인간의 유치에서 상아아세포와 치근막섬유아세포에 RANKL 단백질이 발현하는 것을 관찰하였다. Fukushima[36]도, 치근흡수 중인 인간의 유치에서 얻은 치근막세포는 RANKL level이 증가하고 OPG level이 감소하지만, 흡수하지 않은 유치와 영구치에서 얻은 치근막세포에서는 OPG level이 증가됨을 확인하였다.

이상의 결과를 통해, 중증 치근흡수 환자의 치근막섬유아세포는 지속적 압박력의 가중 자극을 받아 다량의 RANKL이 생성되고 OPG가 감소해 외부성 근첨성 치근흡수를 촉진한다고 추측할 수 있다.

최근 비장세포와 골수세포의 공배양에서 PGE_2가 RANKL 자극 유래의 파골세포 형성을 촉진한다는 보고가 있고[37,38], Kanazaki[31]는 지속적 압박력의 가중 자극에 의한 RANKL mRNA의 증대는 PGE_2 의존성이라고 보고하였다. 따라서 PGE_2가 파골세포 형성지지능을 조절하는지도 모른다. IL-1β, IL-6, TNF-α 등의 염증성 사이토카인은 골흡수를 촉진하고[39-42], 그것은 RANKL을 매개로 파골세포를 활성화하는 것 같다[43]. 최근 케모카인(chemokine)의 IL-8 및 MCP-1은 과한 교정력을 가했을 때 치근막섬유아세포에서 다량으로 생성된다는 보고가 있다[44].

향후 치근막세포에서 RANKL, PGE_2, 염증성 사이토카인, 케모카인과의 연관성에 대해서는 상세한 연구가 필요하다.

또한 Yamaguchi[45]는 치근막처럼 치수세포에서도 중증 치근막흡수 유래의 치수섬유아세포를 사용하여, 그 세포에 neuropeptide(SP)를 10^{-4}~10^{-12}mol/L 농도로 24시간 작용시켜 IL-1β, IL-6, TNF-α의 생성량을 검토하였다. SP 자극을 받아 치근흡수군의 IL-1β, IL-6, TNF-α는 대조군보다 생성량이 경시적·농도의존적으로 증가하고, 치근흡수군의 카텝신 K, TRAP 양성 다핵세포수 및 흡수와도 대조군(비흡수군)에 비해 유의하게 증가했다고 보고하였다.

이 보고는 중증 치근흡수 유래의 치수섬유아세포가 SP 자극을 받아 다량의 PGE_2, IL−1β, IL−6, TNF−α를 생성하고, 그것으로 유도되어 강한 파골세포 형성능이 치주조직의 염증진행 및 치근흡수 발생에 깊이 관여한다는 것을 시사하였다.

중증 치근흡수군 유래의 치근막섬유아세포와 치수섬유아세포는 비흡수군보다 다량의 PGE_2, IL−1β, IL−6, TNF−α를 생성하고 강한 파골세포 형성지지를 보이므로, 교정치료에 의한 중증 치근흡수는 기계적 응력(mechanical stress)에 대한 과잉 반응으로 발생할 수 있다는 것을 시사하였다.

최근 Ⅲ형 알레르기인 류머티즘성 관절염(rheumatoid arthritis; RA)의 골파괴 연구가 진행되면서, 파골세포의 분화제어에 중심 역할을 하는 파골세포 분화인자 RANKL과 IL−17을 분비하는 T helper(Th)17 세포에 의한 골대사제어의 중요성에 주목하게 되었다. IL−17은 활막세포의 RANKL 발현을 증대시켜 IL−6, IL−8, TNF−α 등 다양한 염증성 사이토카인을 유도하고, 파골세포의 분화·활성을 촉진해 경조직 파괴에 관여한다.

또한 Th17 세포는 Ⅰ형 알레르기인 아토피성 피부염(atopic dermatitis; AD) 환자의 말초에서 증가하여 증상을 악화시킨다는 보고가 있다[46].

본 강좌에서는 중증 치근흡수 환자의 치은열구액에 IL−17이 다량 존재하고, rat에 과도한 교정력을 가했을 때 흡수한 치근 주위조직에 IL−17이 발현하는 것을 확인하였다. 골파괴처럼 교정 시에 진행되는 치근흡수에도 IL−17이 관여한다고 볼 수 있다. 실제로 과도한 교정력에 의해 분비된 IL−17이 IL−6의 생성을 유도함으로써 파치세포분화를 촉진하고 치근흡수를 악화시키는 것으로 확인되었다[47,48].

2. 재발

임상에서 교정장치를 제거한 후 재발하는 경우가 있다. 특히 회전치아는 교정치료 후 장기보정해도 쉽게 재발한다. 최근 콜라겐, 엘라스틴 등의 섬유가 교정력에 저항하기 위해 증가하면 기존의 위치를 '기억'해 재발한다는 보고가 있는데, 거기에는 치근막섬유의 리모델링이 관여한다고 한다.

Relaxin은 구조적으로 insulin/relaxin family의 펩티드호르몬군에 속하고, leucine−rich의 반복구조를 갖는 2종류의 G protein−coupled receptor(LGR7, LGR8)에 결합한다고 알려져 있다. 콜라게나아제를 방출해 콜라겐을 파괴하는 호르몬이고, 주로 임신 중 포유류에게서 관찰되며 분만 시 자궁경관을 느슨하게 만든다. Relaxin은 남성·여성 모두에게 존재하고, 콜라겐 대사, 항섬유화, 신맥관형성(신장이나 폐의 말초혈관을 확장시켜 혈류량을 높임) 등 생리학적 작용을 한다고 알려져 있다.

치근막은 주로 Ⅰ형 콜라겐(Col−Ⅰ)과 Ⅲ형 콜라겐(Col−Ⅲ)으로 구성된다. 치근막의 항상성 유지는 콜라겐과 matrix metalloproteinase(MMP)의 상호작용에 의존한다. MMP는 세포외기질의 많은 구성 성분을 분해한다. 또한 조직수복이나 항상성 유지에는 콜라겐의 유전자 발현과 MMP의 유전자 발현이 중요하다. 이들 유전자의 상호작용이 항상성을 유지하지 못하면 교정치료 후 재발 가능성이 있고, relaxin이 치근막을 매개로 교정치료적 치아이동에 영향을 미친다[49].

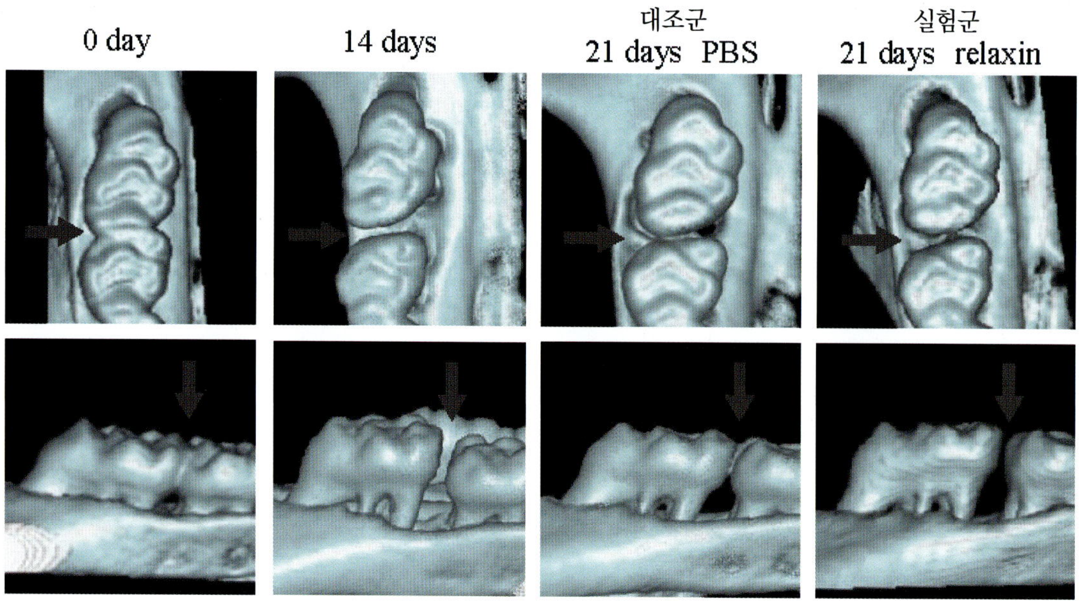

그림 11. 실험적 치아이동 후 relaxin의 재발억제효과.

교정치료를 진행한 회전치아의 재발을 방지하는 데 relaxin이 유효한지 검토한 결과, 인간 치근막섬유아세포에 relaxin 자극(1ng/mL–100ng/mL, 48시간)을 주면 Col–I 단백질 생성량과 mRNA 발현량은 relaxin 농도의존적으로 감소하고, MMP–I의 단백질 생성량과 mRNA 발현량은 relaxin 농도의존적으로 증가하였다. 세포신전자극을 받아 증가한 Col–I과 MMP–I 단백질 생성량 및 mRNA 발현량은 relaxin 자극으로 Col–I 단백질 생성량 및 mRNA 발현량이 relaxin 농도의존적으로 감소하고, MMP–I 단백질 생성량 및 mRNA 발현량은 relaxin 농도의존적으로 증가하였다. 또한 rat의 구치를 이동한 후 relaxin을 투여했더니 재발량이 감소하였다(그림 11)[50].

이상의 결과에서 relaxin은 인간 치근막섬유아세포에서 Col–I과 MMP–1의 발현에 영향을 미치고 교정치료 후 재발을 방지하는 효과가 있다고 정리할 수 있다.

VI. 치아이동 속도 촉진

1. 저출력 레이저

치의학 분야에서는 저출력 레이저의 창상치유작용[51], 섬유아세포[52,53]와 연골세포의 증식 촉진작용[54,55], 콜라겐합성 촉진작용[56–58], 신경재생[59] 등이 보고되었다. 치과교정학 분야에서 저출력 레이저는 치료 중 동통경감[60], 교정기구로 생긴 외상성 궤양 치료[61]에 사용한다.

Saito[62]는 rat의 정중구개봉합을 급속 확대할 때 저출력 레이저를 조사하여 봉합부의 골증식 촉진효과를 연구하였다. 또한 Ozawa[63]는 레이저에 의한 골아전구세포의 증식·분화와 골형성을 보고하였다. 또한 저출력 레이저가 교정치료 시 치아이동 속도를 높이고, in vivo에서는 실험적

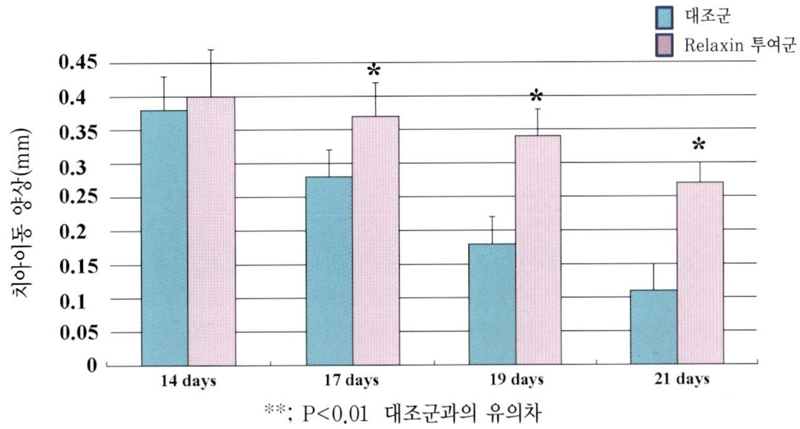

그림 12. 실험적 치아이동 후 Relaxin의 재발억제효과.

치아이동 시 저출력 레이저가 압박 측에서 파골세포의 형성과 치아이동량을 높인다고 보고하였다[64,65]. 이 보고에서는 저출력 레이저가 골형성뿐 아니라 골흡수를 촉진하는 효과가 있음을 확인하였다.

한편 Kawasaki와 Shimizu[65]는 rat의 치아이동 실험에서 저출력 레이저를 조사한 후 비조사군보다 압박 측의 파골세포 수가 증가하고, 견인 측의 골형성이 증가하며, 치아이동량이 30% 빨라졌다고 보고하였다. Cruz[66]와 Youssef[67]는 저출력 레이저가 치아이동 속도를 높인다고 하였다. Fujita[68]는 저출력 레이저와 치아이동량의 증가 메커니즘을 해명하기 위해 압박 측 RANK, RANKL, OPG, c-fms, M-CSF의 발현을 검토하였다. 그 결과, 비조사군과 LED 조사군에 비해 레이저 조사군의 RANK와 RANKL 양성 세포가 2일군(RANK: 1.42배, RANKL: 1.38배)과 3일군(RANK: 1.42배, RANKL: 1.41배)에서 증가하였다. 그러나 OPG 양성 세포는 각 군의 차이가 없었다.

레이저 조사군의 c-fms 양성 세포와 M-CSF 양성 세포도 RANK/RANKL처럼 비조사군에 비해 2일군(M-CSF: 1.3배, c-fms: 1.5배)과 3일군(M-CSF: 1.2배, c-fms: 1.7배)에서 증가하였다(그림 12~14).

Ogasawara[2]는 실험적 치아이동 시 압박 측 치근막과 파골세포에 RANK와 RANKL이 발현했다고 보고하였다. 또한 Nakajima[69]는 in vitro에서 인간 치근막섬유아세포에 지속적인 압축력을 가한 결과, RANKL의 생성량과 mRNA 양이 증가했다고 보고하였다.

이상의 보고로부터 치아가 이동할 때 압박 측 치근막 및 파골세포에는 RANK와 RANKL의 발현이 증가하고, 레이저를 조사하면 발현이 더 증가해 골흡수가 촉진된다고 생각할 수 있다.

또한 M-CSF는 in vivo에서 파골세포전구세포의 증가에 관여하고, in vitro에서 파골세포의 분화에 관여한다고 보고하였다. Yang[70]은 M-CSF receptor(c-fms)는 파골세포전구세포에 존재하고 파골세포가 성숙하면 골흡수에 기능적으로 관여한다고 보고하여, RANK/RANKL처럼 레이저를 조사하면 발현이 증가해 골흡수를 촉진한다고 시사하였다.

교정적 치아이동 시 견인 측에서는 COL-I, OPG, osteocalcin(OCN) 등이 생성되어 골아세포

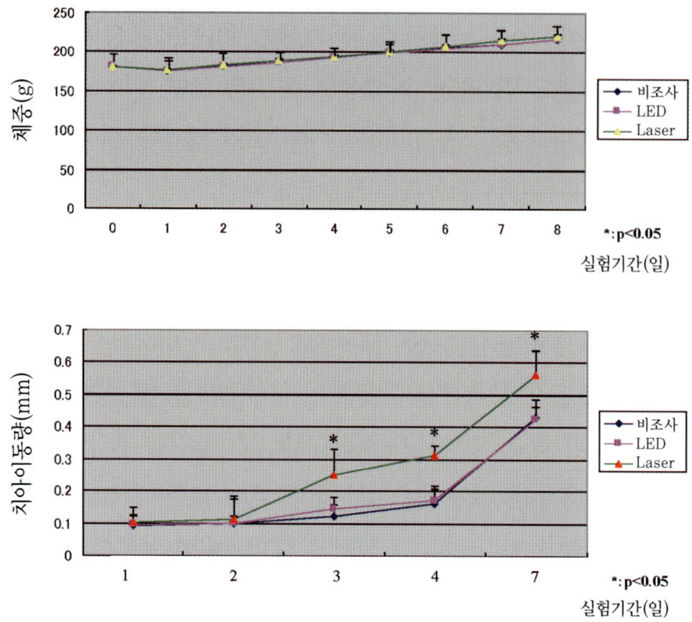

그림 13. 저출력 레이저의 실험적 치아이동 속도 촉진효과.

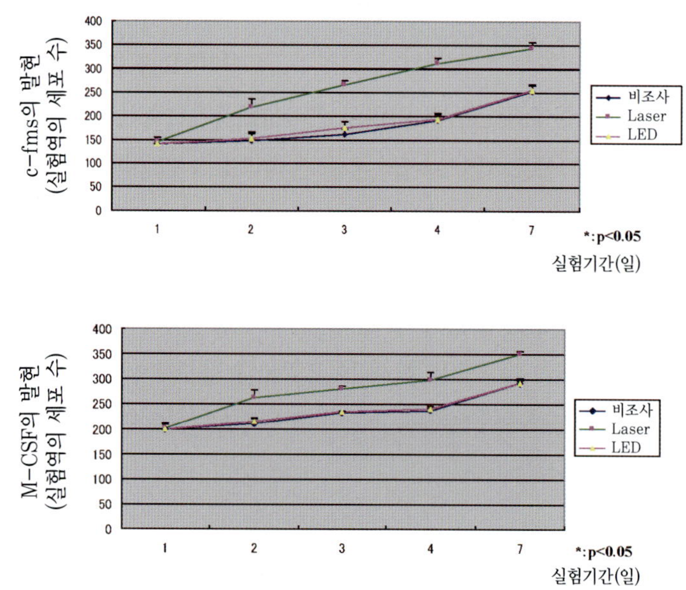

그림 14. 저출력 레이저의 실험적 치아이동 시 M-CSF와 c-fms 발현.

가 골을 형성한다[71,72]. In vitro 실험계에서 Hamajima[73]는 MC3T3-E1 세포에 저출력 레이저를 조사하자 2시간 이내에 골유도인자라고 불리는 osteoglycin의 유전자 발현이 약 2배 증가하고, Yamamoto[74]는 MC3T3-E1 세포에 레이저를 조사하면 DNA 복제 초기과정에서 중요한 역할을 담당하는 MCM3이 상승해 세포증식을 자극하고 골형성을 촉진한다고 보고하였다.

Ozawa[63]는 rat의 태아 두개골에서 분리한 전구골아세포에 레이저를 조사하고 세포증식과 ALP 활성 증가, 오스테오칼신 유전자발현 증가, 골결절 형성 촉진을 보고하였다. Yoshida[75]는 치아를 이동할 때 견인 측 치근막에서도 골형성이 촉진된다고 보고하였다. 향후 in vivo 실험계에서 골형성 관련인자에 관한 검토가 필요하다.

저출력 레이저는 RANK/RANKL과 c-fms/MCSF 시스템을 자극하고 치아이동 속도를 높였다. 파골세포전구세포인 RANK와 c-fms의 유전자 발현은 레이저 조사 후 증가하였다.

위의 결과는 저출력 레이저가 압박 측의 골흡수를 촉진하고 치아이동 속도를 높여 교정치료기간을 단축할 가능성이 있음을 시사하였다.

2. 피질골절단술(Corticotomy)

치과교정학이 진보하면서 치열이나 턱의 부정을 교정하려는 성인 환자가 증가하였다. 그러나 성인 환자는 성장·발육 조절에 적절한 시기가 종료되어 교정치료가 치아치조부에 국한되므로 치료가 복잡해지는 경향이 있다. 조직학적으로 성인의 치조골은 어린이나 청소년보다 두껍고 해면골이 적으며 혈액공급이 빈약하다. 따라서 치아이동 속도가 완만하고 치료기간이 연장되는 문제가 있다.

최근 피질골절단술이 교정치료 시 치아이동 속도를 촉진한다는 보고가 있고, 동물실험에서 피질골절단술의 촉진효과를 보고한 논문도 있다[76]. 그러나 촉진 메커니즘에 대해서는 세균생물학적·병리조직학적으로 충분히 검토되지 않았다. 이 메커니즘을 해명한다면 성인 교정치료에도 안전성과 치료기간의 단축을 기대할 수 있을 것이다.

VII. 결론

급속 치아이동을 효율적으로 안전하게 진행하려면 치아이동의 메커니즘을 생물학적으로 해명하고 정확히 이해하는 것이 중요하다.

최근 교정임상에서 치아를 보다 효율적으로 이동하려는 시도가 검토되고 있다. 이 장에 소개한 피질골절단술, 레이저 요법 외에 vibration(low-intensity pulsed ultrasound), local injection of biomodulators, gene therapy 등도 주목을 받고 있다[77].

이 중 일부는 메커니즘이 해명되었지만 여전히 불분명한 부분이 많아 더 많은 연구가 필요하다.

참고문헌

1) Suda T, Takahashi N, Udagawa N, Jimi E, Gillespie MT, Martin TJ : Modulation of osteoclast differentiation and function by the new members of the tumor necrosis factor receptor and ligand families, Endocr Rev 20 : 345-357, 1999.
2) Ogasawara T, Yoshimine Y, Kiyoshima T, Kobayashi I, Matsuo K, Akamine A, Sakai H : In situ expression of RANKL, RANK, osteoprotegerin and cytokines in osteoclasts of rat periodontal tissue, J Periodontal Res 39 : 42-49, 2004.
3) Ninomiya K, Miyamoto T, Imai J, Fujita N, Suzuki T, Iwasaki R, Yagi M, Watanabe S, Toyama Y, Suda T : Osteoclastic activity induces osteomodulin expression in osteoblasts, Biochem Biophys Res Commun 362(2): 460-466, 2007.
4) Boas Nogueira AV, Chaves de Souza JA, Kim YJ, Damião de Sousa-Neto M, Chan Cirelli C, Cirelli JA : Orthodontic force increases interleukin-1β and tumor necrosis factor-α expression and alveolar bone loss in periodontitis, J Periodontol 84 (9): 1319-1326, 2013.
5) Davidovitch Z, Nicolay OF, Ngan PW, Shanfeld : Neurotransmitters, cytokines, and the control of alveolar bone remodeling in orthodontics, Dent Clin North Am 32 (3): 411-435, 1988.
6) Nakano Y, Yamaguchi M, Fujita S, Asano M, Saito K, Kasai K : Expressions of RANKL/RANK and M-CSF/c-fms in root resorption by excessive orthodontic force, Eur J Orthod 33 (4): 335-343, 2011.
7) Hamaya M, Mizoguchi I, Sakakura Y, Yajima T, Abiko Y : Cell death of osteocytes occurs in rat alveolar bone during experimental tooth movement, Calcif Tissue Int 70 (2): 117-126, 2002.
8) Funakoshi M, Yamaguchi M, Asano M, Fujita S, Kasai K : Effect of Compression Force on Apoptosis in Human Periodontal Ligament Cells, J Hard Tissue Biol 22(1): 41-50, 2013.
9) Grünenfelder J, Zünd G, Stucki V, Hoerstrup SP, Kadner A, Schoeberlein A, Turina M : Heat shock protein upregulation lowers cytokine levels after ischemia and reperfusion, Eur Surg Res 33 (5-6): 383-387, 2001.
10) Luo X, Zuo X, Zhou Y, Zhang B, Shi Y, Liu M, Wang K, McMillian DR, Xiao X : Extracellular heat shock protein 70 inhibits tumour necrosis factor-alpha induced proinflammatory mediator production in fibroblast-like synoviocytes, Arthritis Res Ther 10 : R41, 2008.
11) Mitsuhashi M, Yamaguchi M, Kojima T, Nakajima R, Kasai K : Effects of HSP70 on the compression force-induced TNF-α and RANKL expression in human periodontal ligament cells, Inflamm Res 60(2): 187-194, 2011.
12) Latchman DS : Heat shock proteins, protective effect and potential therapeutic use (review), Int J Mol Med 2 : 375-381, 1998.
13) Markovic M, Stuhlmeier KM : Short-term hyperthermia prevents activation of proinflammatory genes in fibroblast-like synoviocytes by blocking the activation of the transcription factor NF-kappaB, J Mol Med (Berl) 84 (10): 821-832, 2006.
14) Kojima T, Yamaguchi M, Kasai K : Substance P stimulates release of RANKL via COX-2 expression in human dental pulp cells, Inflammation Research 55 (2) : 78-84, 2006.
15) Shimizu M, Yamaguchi M, Fujita S, Utsunomiya T, Yamamoto H, Kasai K : Interleukin-17/T-helper 17 cells in an atopic dermatitis mouse model aggravate orthodontic root resorption in dental pulp, Eur J Oral Sci 121 (2): 101-110, 2013.
16) Sugiyama Y, Yamaguchi M, Kanekawa M, Yoshii M, Nozoe T, Nogimura A, Kasai K : The level of cathepsin B in gingival cervicular fluid during human orthodontic tooth movemen, Eur J Orthod 25 (1): 71-76, 2003.
17) Yamaguchi M, Yoshii M, Kasai K : Relationship between substance P and interleukin 1-β in gingival crevicular fluid during human orthodontic tooth movement in adults, Eur J Orthod 28 (2): 241-246, 2006.
18) Kawasaki K, Takahashi T, Yamaguchi M, Kasai K : Effects of aging on RANKL and OPG levels in gingival crevicular fluid during orthodontic tooth movement, Orthod Craniofac Res 9 (3): 137-142, 2006.
19) Yamaguchi M, Takizawa T, Nakajima R, Imamura R, Kasai K : The Damon System and release of substance P in gingival crevicular fluid during orthodontic tooth movement in adults. World J Orthod 10 (2): 141-146, 2009.
20) Brezniak N, Wasserstein A : Orthodontically induced inflammatory root resorption, Part II, The clinical aspects, Angle Orthod 72 : 180-184, 2002.
21) Killiany DM : Root resorption caused by orthodontic treatment, an evidence-based review of literature. Semin Orthod 5 : 128-133 1999.
22) Owman-Moll P, Kurol J, Lundgren D. : Continuous versus interrupted continuous orthodontic force related to early tooth movement and root resorption, Angle Orthod 65 : 395-401, 1995.
23) Kurol J, Owman-Moll P, Lundgren D : Time-related root resorption after application of a controlled contin-

uous orthodontic force, Am J Orthod Dentofac Orthop 110 : 303-310, 1996.

24) Harris EF, Kineret SE, Tolley EA : A heritable component for external apical root resorption in patients treated orthodontically, Am J Orthod Dentofac Orthop 111 : 301-309, 1997.

25) Harris EF, Boggan BW, Wheeler DA : Apical root resorption in patients treated with comprehensive orthodontics, J Tenn Dent Assoc 81 : 30-33, 2001.

26) Al-Qawasmi RA, Hartsfield JK Jr, Everett ET, Flury L, Liu L, Foroud TM, Macri JV, Roberts WE : Genetic predisposition to external apical root resorption in orthodontic patients, linkage of chromosome-18 marker, J Dent Res 82 : 356-360, 2003.

27) Ngan DC, Kharbanda OP, Byloff FK, Darendeliler MA : The genetic contribution to orthodontic root resorption, a retrospective twin study, Aust Orthod J 20 : 1-9, 2004.

28) McNab S, Battistutta D, Taverne A, Symons AL : External apical root resorption of posterior teeth in asthmatics after orthodontic treatment, Am J Orthod Dento-fac Orthop 116 : 545-551, 1999.

29) Yamaguchi M, Aihara N, Kojima T, Kasai K : RANKL Increased in Compressed PDL Cells from Root Resorption, J Dent Res 85 (8): 751-756, 2006.

30) Nakashima T, Kobayashi Y, Yamasaki S, Kawakami A, Eguchi K, Sasaki H, Sakai H : Protein expression and functional difference of membrane-bound and soluble receptor activator of NF-kappaB ligand, modulation of the expression by osteotropic factors and cytokines, Biochem Biophys Res Commun 275 : 768-775, 2000.

31) Kanzaki H, Chiba M, Shimizu Y, Mitani H : PDL cells under mechanical stress induce osteoclastogenesis by receptor activator of nuclear factor kB ligand up-regulation via prostaglandin E2 synthesis, J Bone Miner Res 17 : 210-220, 2002.

32) Grimaud E, Soubigou L, Couillaud S, Coipeau P, Moreau A, Passuti N, Gouin F, Redini F, Heymann D : Receptor activator of nuclear factor kappaB ligand(RANKL)/osteoprotegerin(OPG)ratio is increased in severe osteolysis, Am J Pathol 163 (5): 2021-2031, 2003.

33) Kanzaki H, Chiba M, Shimizu Y, Mitani H : Dual regulation of osteoclast differentiation by PDL cells through RANKL stimulation and OPG inhibition, J Dent Res 80 : 887-891, 2001.

34) Nishijima Y, Yamaguchi M, Kojima T, Aihara N, Nakajima R, Kasai K : Levels of RANKL and OPG in gingival crevicular fluid during orthodontic tooth movement and effect of compression force on releases from periodontal ligament cells in vitro, Orthodontics and Craniofacial Research 9 (2) : 63-70, 2006.

35) Lossdorfer S, Gotz W, Jager A : Immunohistochemical localization of receptor activator of nuclear factor kappaB (RANK) and its ligand (RANKL) in human deciduous teeth, Calcif Tissue Int 71 : 45-52, 2002.

36) Fukushima H, Kajiya H, Takada K, Okamoto F, Okabe K : Expression and role of RANKL in PDL cells during physiological root-resorption in human deciduous teeth, Eur J Oral Sci 111 : 346-352, 2003.

37) Wani MR, Fuller K, Kim NS, Choi Y, Chambers T : Prostaglandin E2 cooperates with TRANCE in osteoclast induction from hemopoietic precursors, synergistic activation of differentiation, cell spreading, and fusion, Endocrinology 140 (4): 1927-1935, 1999.

38) Kanematsu M, Sato T, Takai H, Watanabe K, Ikeda K, Yamada Y : Prostaglandin E2 induces expression of receptor activator of nuclear factor-kappa B ligand/osteoprotegrin ligand on pre-B cells: implications, J Bone Miner Res 15 : 1321-1329, 2000.

39) Feldmann M, Brennan FM, Maini RN : Role of cytokines in rheumatoid arthritis, Annu Rev Immunol 14 : 397-440, 1996.

40) Kobayashi K, Takahashi N, Jimi E, Udagawa N, Takami M, Kotake S, Nakagawa N, Kinosaki M, Yamaguchi K, Shima N, Yasuda H, Morinaga T, Higashio K, Martin TJ, Suda T : Tumor necrosis factor alpha stimulates osteoclast differentiation by a mechanism independent of the ODF/RANKL-RANK interaction, J Exp Med 191 : 275-286, 2000.

41) Chenoufi HL, Diamant M, Rieneck K, Lund B, Stein GS, Lian JB : Increased mRNA expression and protein secretion of interleukin-6 in primary human osteoblasts differentiated in vitro from rheumatoid and osteoarthritic bone, J Cell Biochem 81 : 666-678, 2001.

42) Palmblad K, Erlandsson-Harris H, Tracey KJ, Andersson U : Dynamics of early synovial cytokine expression in rodent collagen-induced arthritis : a therapeutic study using a macrophage-deactivating compound, Am J Pathol 158 : 491-500, 2001.

43) Palmqvist P, Persson E, Conaway HH, Lerner UH : IL-6, leukemia inhibitory factor, and oncostatin M stimulate bone resorption and regulate the expression of receptor activator of NF-kappa B ligand, osteoprotegerin, and receptor activator of NF-kappa B in mouse calvariae, J Immunol 16 : 3353-3362, 2002.

44) Asano M, Yamaguchi M, Nakajima R, Fujita S, Utsunomiya T, Yamamoto H, Kasai K : IL-8 and MCP-1 induced by excessive orthodontic force mediates odon-

toclastogenesis in periodontal tissues, Oral Dis 17(5): 489-498, 2011.
45) Yamaguchi M, Ozawa Y, Mishima H, Aihara N, Kojima T, Kasai K : Substance P increases production of proinflammatory cytokines and osteoclast formation in dental pulp fibroblasts from patients with severe orthodontically root resorption, Am J Orthod Dentofac Orthop 133 (5): 690-698, 2008.
46) Yamada K, Yamaguchi M, Asano M, Fujita S, Kobayashi R, Kasai K : Th17 cells induced by heavy force stimulates root resorption in a mouse model of atopic dermatitis, Oral Dis 19 (7): 683-693, 2013.
47) Aihara N, Yamaguchi M, Yamada K, Yoshino T, Goseki T, Kasai K : Levels of IL-17, RANKL and OPG in gingival crevicular fluid obtained from patients with severe orthodontic root resorption, Int J Oral-Med Sci 12(1): 54-60, 2013.
48) Hayashi N, Yamaguchi M, Nakajima R, Utsunomiya T, Yamamoto H, Kasai K : T-helper 17 cells mediate the osteo/odontoclastogenesis induced by excessive orthodontic forces, Oral Dis 18 (4): 375-388, 2012.
49) Takano M, Yamaguchi M, Nakajima R, Fujita S, Kojima T, Kasai K : Effects of relaxin on collagen type I released by stretched human periodontal ligament cells, Orthod Craniofacial Res 12 (4): 282-288, 2009.
50) Hirate Y, Yamaguchi M, Kasai K : Effects of relaxin on relapse and periodontal tissue remodeling after experimental tooth movement in rats, Connect Tissue Res 53 (3): 207-219, 2012.
51) Kana JS, Hutschenreiter G, Haina D, Waidelich W : Effect of low-power density laser radiation on healing of open skin wounds in rats, Arch Surg 116 : 293-296, 1981.
52) Mester E, Mester AF, Mester A : The biomedical effects of laser application, Lasers Surg Med 5 : 31-39, 1985.
53) Mester E, Nagylucskay S, Tisza S, Mester A : Stimulation of wound healing by means of laser rays, Part III-investigation of the effect on immune competent cells, Acta Chir Acad Sci Hung 19 : 163-170, 1978.
54) Oudry M, Franquin JC, Pourreau-Schreider N, Martin PM : Effect of a helium-neon laser on cellular growth : an in vitro study of human gingival fibroblasts, J Biol Buccale 16 : 129-135, 1988.
55) van Breugel HH, Bar PR : Power density and exposure time of He-Ne laser irradiation are more important than total energy dose in photo-biomodulation of human fibroblasts in vitro, Lasers Surg Med 12 : 528-537, 1992.
56) Schultz RJ, Krishnamurthy S, Thelmo W, Rodriguez JE, on articular cartilage, a preliminary study, Lasers Surg Med 5 : 577-588, 1985.
57) Abergel RP, Meeker CA, Lam TS, Dwyer RM, Lesavoy MA, Uitto J : Control of connective tissue metabolism by lasers, recent developments and future prospects, J Am Acad Dermatol 11 : 1142-1150, 1984.
58) Balboni GC, Brandi ML, Zonefrati R, Repice F : Effects of He-Ne/I.R. laser irradiation on two lines of normal human fibroblasts in vitro, Arch Ital Anat Embriol 91 : 179-188, 1986.
59) Anders JJ, Borke RC, Woolery SK, Van de Merwe WP : Low power laser irradiation alters the rate of regeneration of the rat facial nerve, Lasers Surg Med 13 : 72-82, 1993.
60) He WL, Li CJ, Liu ZP, Sun JF, Hu ZA, Yin X, Zou SJ : Efficacy of low-level laser therapy in the management of orthodontic pain, a systematic review and meta-analysis, Lasers Med Sci 28 (6): 1581-1589, 2013.
61) Trelles MA, Mayayo E : Bone fracture consolidates faster with low-power laser, Lasers Surg Med 7 : 36-45, 1987.
62) Saito S, Shimizu N : Stimulatory effects of low-power laser irradiation on bone regeneration in midpalatal suture during expansion in the rat, Am J Orthod Dentofacial Orthop 111 : 525-532, 1997.
63) Ozawa Y, Shimizu N, Kariya G, Abiko Y : Low-energy laser irradiation stimulates bone nodule formation at early stages of cell culture in rat calvarial cells, Bone 22 : 347-354, 1998.
64) Yamaguchi M, Fujita S, Yoshida T, Okikawa K, Utsunomiya T, Yamamoto H, Kasai K : Low-energy laser irradiation stimulates the tooth movement velocity via expression of M-CSF and c-fms, Orthod Waves 66 : 139-148, 2007.
65) Kawasaki K, Shimizu N : Effects of low-energy laser irradiation on bone remodeling during experimental tooth movement in rats, Lasers Surg Med 26 : 282-291, 2000.
66) Cruz DR, Kohara EK, Ribeiro MS, Wetter NU : Effects of low-intensity laser therapy on the orthodontic movement velocity of human teeth, a preliminary study, Lasers Surg Med 35 : 117-120, 2004.
67) Youssef M, Ashkar S, Hamade E, Gutknecht N, Lampert F, Mir M : The effect of low-level laser therapy during orthodontic movement, a preliminary study, Lasers Med Sci 23 : 27-33, 2008.
68) Fujita S, Yamaguchi M, Utsunomiya T, Yamamoto H, Kasai K : Low-energy laser stimulates tooth movement velocity via expression of RANK and RANKL, Orthod Craniofacial Res 11 (3): 143-155, 2008.

69) Nakajima R, Yamaguchi M, Takano M, Kasai K : Effects of compression force on fibroblast growth factor-2 and reseptor activator of nuclear factor kappa B ligand production by periodontal ligament cells in vitro, J periodontal Res 43 (2) : 168-173, 2008.
70) Yang S, Zhang Y, Rodriguiz RM, Ries WL, Key LL Jr : Functions of the M-CSF receptor on osteoclasts, Bone 18 (4) : 355-360, 1996.
71) Garlet TP, Coelho U, Silva JS, Garlet GP : Cytokine ex pression pattern in compression and tension sides of the periodontal ligament during orthodontic tooth movement in humans, Eur J Oral Sci 115(5) : 355-362, 2007.
72) Jäger A, Kunert D, Friesen T, Zhang D, Lossdörfer S, Götz W : Cellular and extracellular factors in early root resorption repair in the rat, Eur J Orthod 30 (5) : 336-345, 2008.
73) Hamajima S, Hiratsuka K, Kiyama-Kishikawa M, Tagawa M, Kawahara M, Ohta H, Sasahara H, Abiko Y : Expression of low-level laser irradiation on osteoglycin gene expression in osteoblasts, Lasers Med Sci 18 : 78-82, 2003.
74) Yamamoto M, Tamura K, Hiratsuka K, Abiko Y : Stimulation of MCM3 gene expression in osteoblast by low level laser irradiation, Lasers Med Sci 16(3) : 213-217, 2001.
75) Yoshida T, Yamaguchi M, Utsunomiya T, Kato M, Arai Y, Kaneda T, Yamamoto H, Kasai K : Low-energy laser irradiation accelerates the velocity of tooth movement via stimulation of the alveolar bone remodeling, Orthod Craniofacial Res 12 (4) : 289-298, 2009.
76) Hassan AH, Al-Saeed SH, Al-Maghlouth BA, Bahammam MA, Linjawi AI, El-Bialy TH : Corticotomy-assisted orthodontic treatment, A systematic review of the biological basis and clinical effectiveness, Saudi Med J 36 (7) : 794-801, 2015.
77) Andrade I Jr, Sousa AB, da Silva GG : New therapeutic modalities to modulate orthodontic tooth movement, Dental Press J Orthod 19 (6) : 123-133, 2014.

제 2 장

수복기전을 이용한 급속교정치료

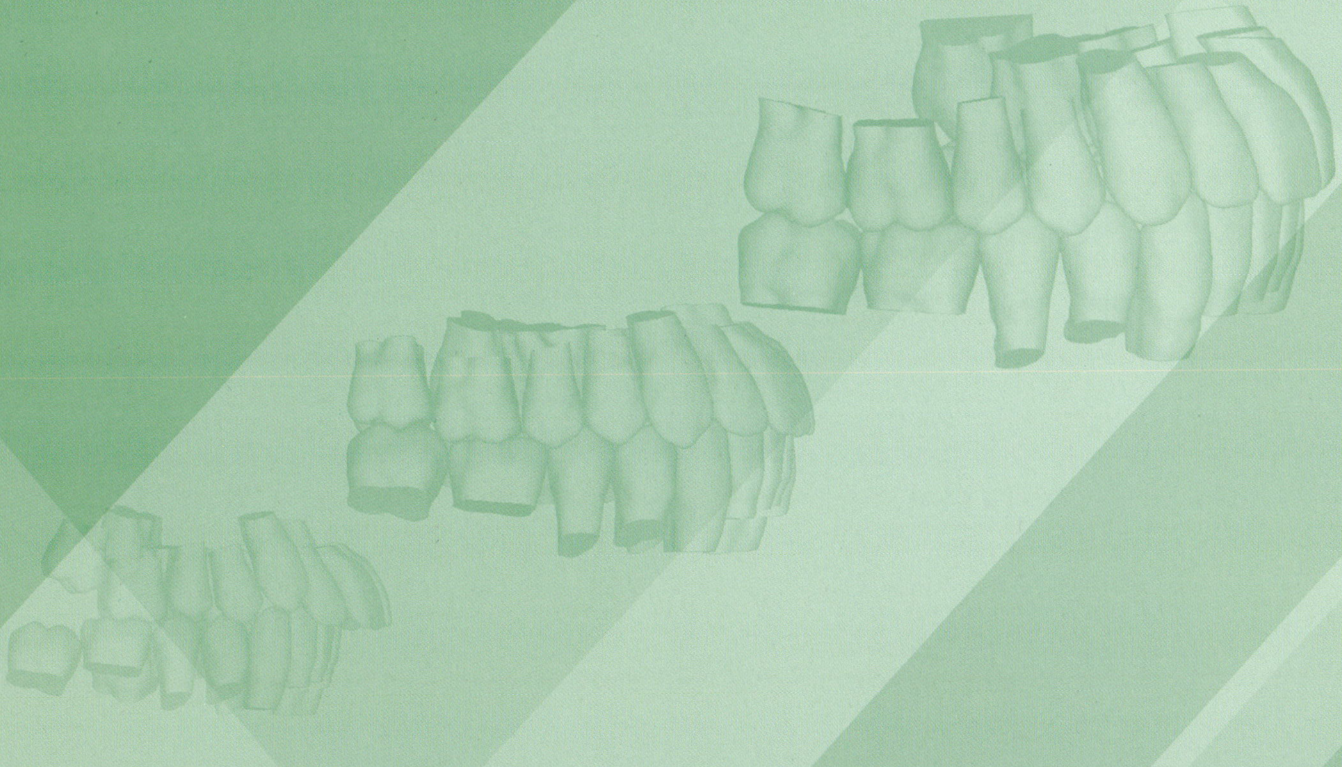

1

골절치유의 메커니즘

Kouji Naruse(成瀬康治)* Ryohei Takeuchi(竹内良平)** Yuko Takagaki(高垣裕子)***

*키타사토대학 메디컬센터 정형외과 부장 **요코스카시립시민병원 관절외과인공관절 센터장

***나라카와치과대학 대학원 구강과학강좌 경조직분자세포생물학분야 특임교수

I. 골절치유 과정

골절치유는 골의 창상치유이고 골절이 발생한 직후부터 시작된다. 생체수복 반응은 시간적·공간적으로 중복되며 때로는 연속해서 발생한다(그림 1). 이 골절치유 과정은 조직학적으로 다른 특징을 갖는 단계로 구성되고, 그림 2에 소개하듯이 각각을 지지하는 세포성 현상과 인자로 분류할 수 있다.

조직학적으로 골절 직후부터 혈종 형성과 염증성 세포침윤이 시작되고, 막성 골화, 계류가골(anchoring callus) 형성, 섬유아세포에 의한 연성 가골의 형성, 연골 형성, 내연골성 골화, 경성

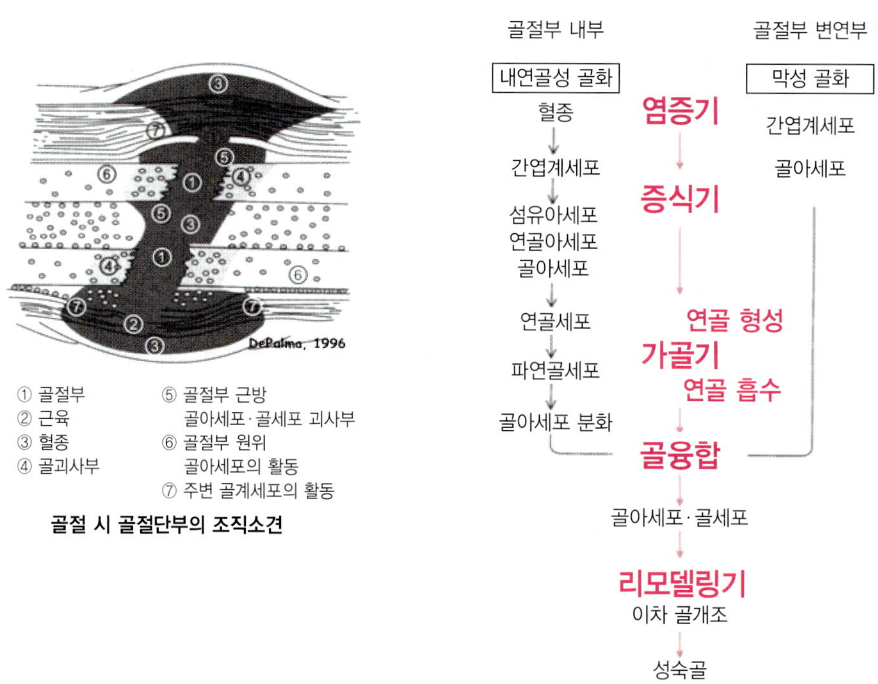

그림 1. 골절치유 과정(DePlma에서 수정).

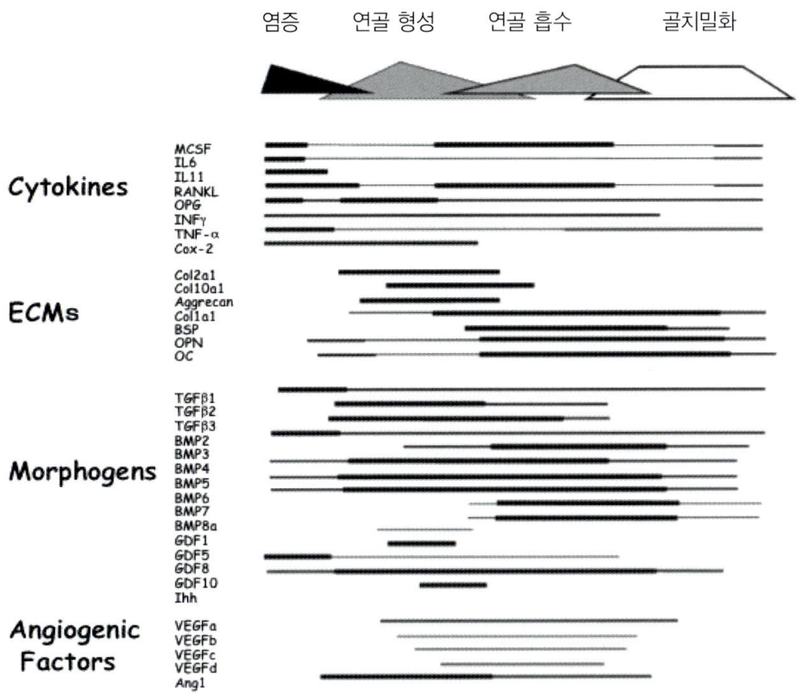

그림 2. 골절치유에 관여하는 다양한 인자의 성장(Gerstenfeld에서 수정).

가골가교, 골개조(remodeling)의 단계를 거쳐 골절이 치유된다. 특히 내연골성 골화 단계에서는 골막조직의 골아세포층에 들어 있는 미분화간엽계세포의 증식과 연골세포로의 분화, 미분화연골세포에서 비대연골세포 그리고 최종 분화인 석회화 연골세포로의 연골세포분화, 혈관내피세포의 침윤에 의한 혈관신생, 파연골세포에 의한 연골세포외기질의 흡수와 골아세포에 의한 신생골 형성·치환 등 특징적인 세포성 현상이 단기간에 일어난다.

II. 골절치유 과정에서 연골 형성과 내연골성 골화

골절부와 막성 골화를 일으켜 발생한 계류가골 사이에 끼인 영역에서는 골막조직의 골아세포층 유래의 섬유아세포가 증식하고 연성 가골의 형성이 진행된다. 섬유아세포의 증식에 동반해 연성 가골이 서서히 증가하면 골절단 부근의 피질골 표면에 접촉해 있던 세포군에 연골세포가 출현한다(그림 3의 5days 참고)[1].

연골세포의 출현은 연성 가골에 들어 있는 미분화간엽계세포가 연골세포로 분화해 발생한다고 알려져 있다. 그 분화의 제어에는 fibroblast growth factors(FGFs)[2,3], hypoxia-inducible factor 1α(HIF-1α), heme oxygenase-1(HO-1), vascular endothelial growth factor(VEGF)[4-6] 등이 관여한다.

섬유아세포에 의해 형성된 연성 가골은 서서히 연골세포로 치환되고 연골조직에 의한 가교가 형성된다. 연골세포의 분화와 증식은 점진적으로 진행되어 연성 가골 중에 연골조직이 차지하는

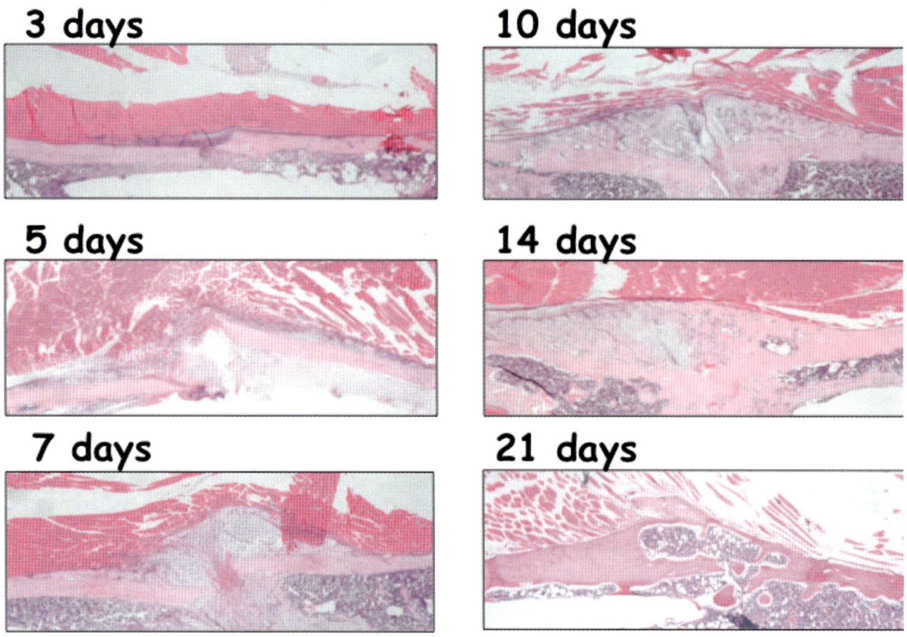

그림 3. 8주령 C57BL/6J 생쥐 대퇴골의 골절치유과정(HE 염색)(Katano에서 수정).

비율이 증가한다. 이 과정을 연골 형성이라 부르는데, 계류가골에서 발생한 신생 1차 해면골인 경성 가골의 경계면과 접촉하는 연골조직 영역에서는 비대연골세포, 나아가 석회화 연골세포로 최종 분화한다(그림 3의 10days 참고).

파연골세포가 경성가골의 1차 해면골류동정맥이나 연골조직의 경계면에 존재하는 미소혈관에서 공급되어, 최종 분화한 석회화 연골세포 주위의 연골세포외기질을 탐식해 흡수한다(그림 3의 14days 참고).

파연골세포가 작용한 결과, 연골조직 내에 혈관내피세포가 유주해 신생혈관이 생성되고 골조직으로 치환된다. 경성 가골 측에서는 골아세포의 증식과 분화, 신생골형성, 유동정맥형성을 볼 수 있다(그림 3의 21days 참고).

연골조직이 신생골조직으로 치환되는 과정을 내연골성 골화라고 부른다. 내연골성 골화는 연골조직과 경성 가골의 경계부에서 부채를 접듯이 진행되고 경성 가골가교를 형성한다. 경성 가골에 남아 있던 연골조직도 흡수되고 신생골로 치환되어 내연골성 골화를 종료한다.

참고문헌

1) Katano M, Naruse K, Uchida K, Mikuni-Takagaki Y, Takaso M, Itoman M, Urabe K : Low intensity pulsed ultorasound accelerates delayed healing process by reducing the time required for the completion of endochondral ossification in the aged mouse femur fracture model, Exp Anim 60 : 385-395, 2011.
2) Schmid GJ, Kobayashi C, Sandell LJ, Ornitz DM : Fibroblast growth factor expression during skeletal fracture healing in mice, Dev Dyn 238 : 766-774, 2009.
3) Zakrzewska M, Marcinkowska E, Wiedlocha A : FGF-1, from biology through engineering to potential medical applications, Crit Rev Clin Lab Sci 45 : 91-135, 2008.
4) Towler DA : Vascular biology and bone formation, hints from HIF, J Clin Invest 117 : 1477-1480, 2007.
5) Komatsu DE, Hadjiargyrou M : Activation of the transcription factor HIF-1 and its target genes, VEGF, HO-1, iNOS, during fracture repair, Bone 34 : 680-688, 2004.
6) Mori S, Akagi M, Kikuyama A, Yasuda Y, Hamanishi C : Axial shortening during distraction osteogenesis leads to enhanced bone formation in a rabbit model through the HIF-1alpha /vascular endothelial growth factor system, J Orthop Res 24 : 653-663, 2006.

2

급속교정치료

Sinichi Fukasawa(深沢真一)
긴자교정치과(도쿄도 주오구)

I. 서론

환자가 희망하는 교정치료기간에 맞추기 위해 치료기간을 단축하는 방법을 조사하던 중 1995년에 Suya의 피질골절단술(Suya-type corticotomy)을 접하게 되었다.

Suya의 임상 자료와 필자의 임상 경험을 통해 교정치료기간은 조절이 가능하다는 확신을 얻어 급속교정치료라는 개념을 제안하게 되었다(그림 1).

증례 1은 본원에 내원하는 환자 중 전형적인 증례의 하나이다. 입 주변의 돌출과 총생을 단기간에 개선해야 하는 환자였고, 심미치과에서 상·하악 전치부를 세라믹으로 치료하였다.

그러나 치관의 축만 변경해서 입 주변의 돌출을 개선할 수는 없었고, 다른 의원의 소개로 본원을 내원하였다(그림 2). 이런 난감한 증례는 되도록 피하고 싶다.

치료기간에 영향을 미치는 요인은 다음의 4가지이다.

① 술자의 기량

② 치료계획(예: High canine의 발치, IPR의 사용 등)

③ 환자의 협조

④ 치아이동 속도

급속교정치료란?

The Definition of 'Speed Orthodontics'

'Speed Orthodontics' refers to a method of orthodontic treatment that accomplishes treatment goals in a shortened treatment time in order to meet individual patients needs, by orthodontic tooth movement in conjunction with various adjunct techniques, without involving tooth preparation or significant restorative dentistry.

급속교정치료는 치아를 삭제하지 않고 이동시켜 환자가 희망하는 기간 내에 치료를 진행하는 것이다.
기존의 교정법과 다양한 치료법을 병행하는 교정법이다.

Since 1996

그림 1. 급속교정치료의 정의.

[증례 1]

다른 의원에서 상하전돌을 보철로 개선한 증례.

• 주소: 총생 및 입 주변의 돌출감
  직업상 단기 치료를 희망함

• 치료내용: #12~22 / #42~32 보철치료

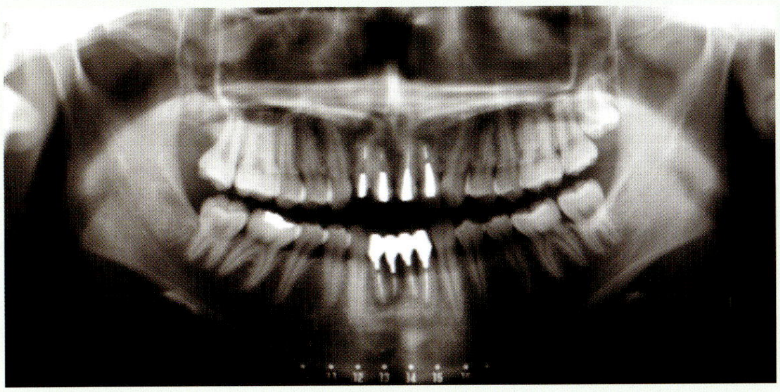

파노라마 방사선사진

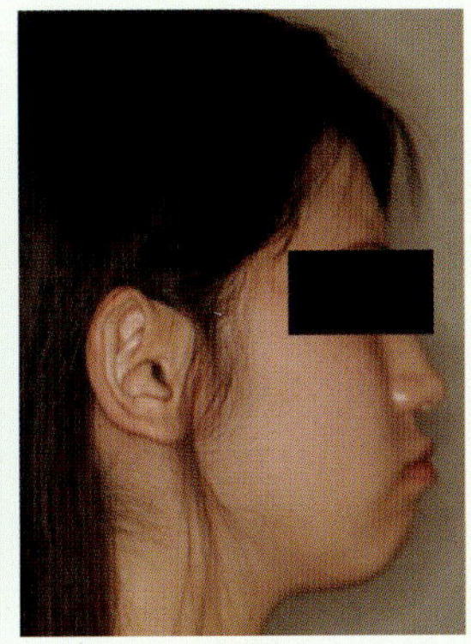

안모

초진 시 구강 내

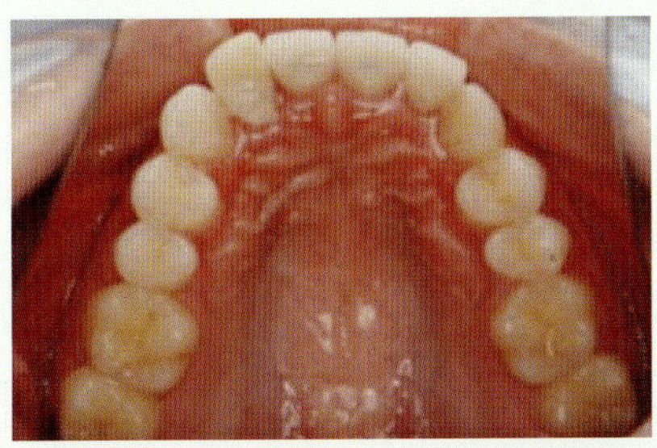

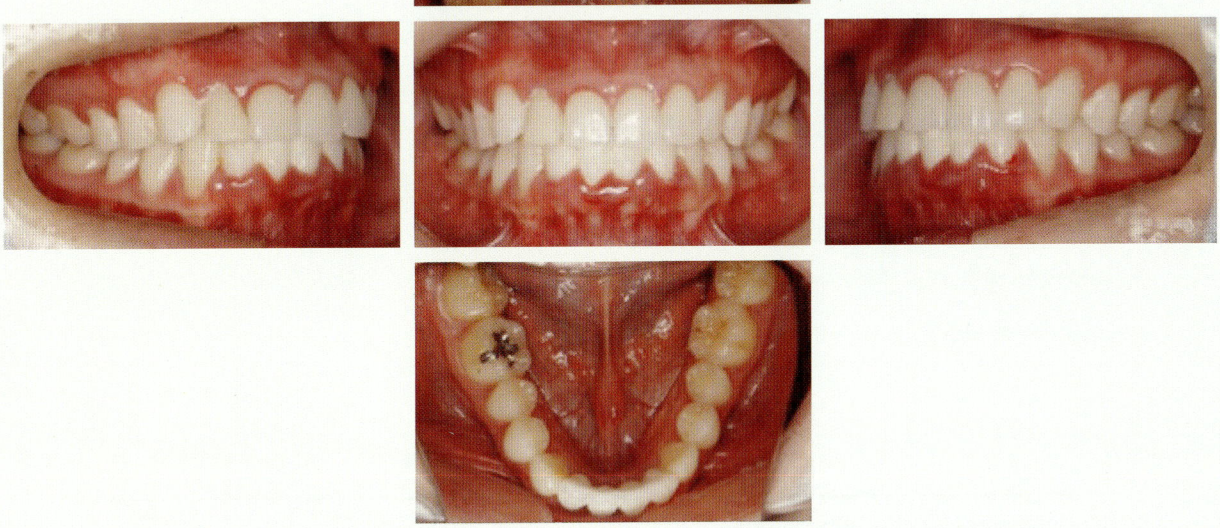

그림 2. 증례 1: 다른 의원의 치료결과에 만족하지 못해 내원하는 전형적인 예(초진 상태).

그리고 네 번째의 치아이동 속도를 촉진하려면 다음의 3가지 자극이 필요하다.

① 물리적 자극을 가한다.

② 과학적 자극을 가한다.

③ 외과적 자극을 가한다.

외과적 자극

- Corticotomy
- Osteotomy
- Ostectomy
- Corticision
- Piezocision
- Piezopuncture 등

⬇

대사활성을 올리고 염증이 증가한다.

그림 3. 다양한 외과적 방법.

위의 내용 중에 'corticotomy'는 세 번째 '외과적 자극을 가한다'에 해당한다. 외과적 자극을 가하는 외과술에는 다양한 방법이 있는데 내용을 오해하는 분들이 많아 먼저 용어를 정리하였다(그림 3).

II. 외과술 관련 용어

Corticotomy

치조골의 피질만 절제하거나 천공한다. 골수강까지 천공하기도 하지만 피질골에만 외상을 가하는 것이 이 시술의 목적이고, 골편이 생기는 것을 의도하지는 않는다.

Osteotomy와 혼동하는 경우도 있다.

Osteotomy

피질골 및 해면골의 절제, 때로는 절편이 만들어지는 것을 목적으로 사용하기도 한다. 이 용어가 가장 혼란스럽다. 왜냐하면 치조골은 피질골-해면골-피질골로 이루어지는데, 피질골-해면골을 절제한 경우도 피질골-해면골-피질골을 절제한 경우와 똑같은 용어를 사용한다. 따라서 필자는 피질골-해면골을 절제한 경우는 hemi-osteotomy라고 부른다.

Suya-type corticotomy(STC)

STC 테크닉은 corticotomy는 물론, fracturization + 발치와에 osteotomy도 병행한다. 필자는 1995년에 접했는데 500여 명의 치료 예와 20년 이상의 경과 증례를 보유한다.

STC에 bone graft를 시행하는 것이 Wilckodontics라고 볼 수 있다. Wilckodontics는 미국 학회마다 명칭이 다른데 교정학회는 AOO(accelerated osteogenic orthodontics), 치주학회는 PAOO(periodontally accelerated osteogenic orthodontics)라고 부른다.

Flapless

치은을 치조골에서 박리하지 않는다.

Corticision

특수 메스로 치은·피지골·해면골에 상처를 준다. 한국 경희대학교의 박 교수가 정의하였다[1].

동의어로 flapless osteotomy, flapless hemi-osteotomy(FHO), cancellous bone osteotomy 등이 있다.

Piezopuncture

Piezotome의 insertchip으로 치은·피질골을 찌른다. 한국 경희대학교의 박 교수가 정의하였다[2].

Piezocision

치은을 반전하지 않고 piezosurgery의 piezoelectric knife로 corticotomy 시술을 하고, 필요하면 연조직과 경조직을 이식한다. 보스턴대학의 Dibart가 정의하였다[3]. Piezosurgery(Mectron사)는 Tomaso Vercellotti가 고안한 수술기구인데, 3차원 초음파진동으로 신경과 혈관 등 연조직을 훼손하지 않고 골만 절제할 수 있다. 최대 단점은 발열이고, 주수가 미치지 않는 부위를 절제하면 단백 변성이 일어난다(그림 4).

Fracturization(균열골절술)

치즐(chisel)로 골에 균열을 만든다. 동의어로 osteotomy, hemi-osteotomy 등이 있다.

Ostectomy

골을 제거하거나 절제한다.

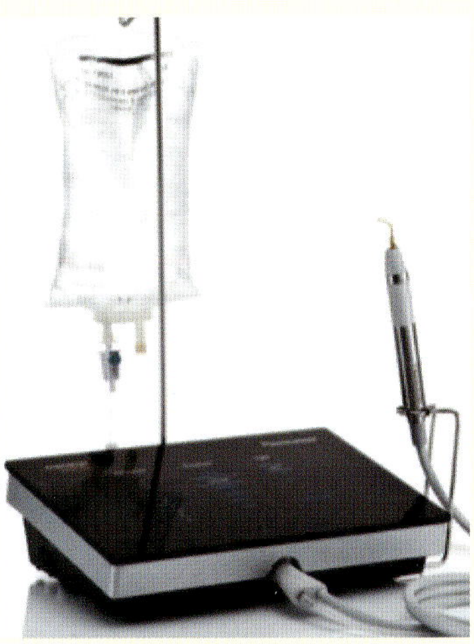

Piezosurgery(조직용 초음파 메스)

[장점]

- 기존의 기구보다 수술 침습이 적다.
- 술후 종창이 적다.
- 치근 손상이 적다.
- 맥관·신경 손상이 적다.
- 출혈이 적다.

[단점]

- 고가(bur류와 비교했을 때)
- 골절개에 시간이 걸린다(bur류와 비교했을 때).
- 칩이 미치지 않는 부위가 있다.
- 발열

그림 4. 3차원 초음파진동을 이용한 piezosurgery.

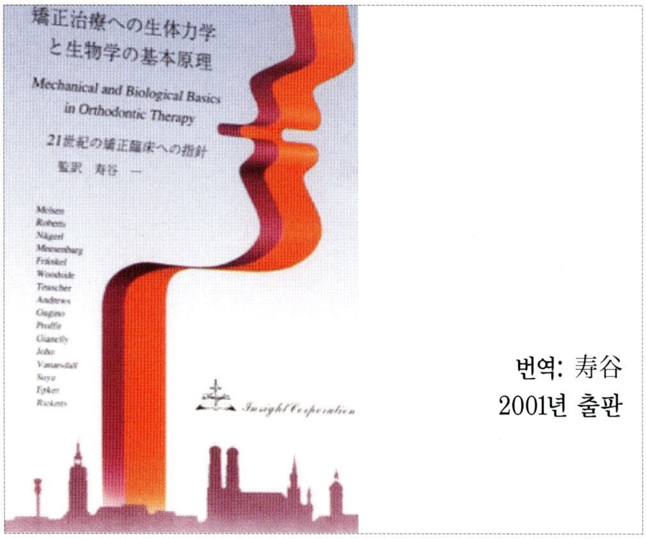

그림 5. "교정치료의 생체역학과 생물학의 기본원리"(Suya 번역).

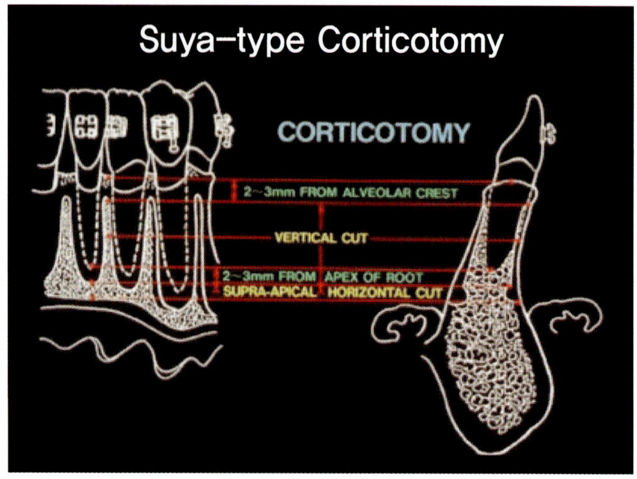

그림 6. STC의 수술 디자인.

III. STC의 순서와 장점

Suya의 번역서 "교정치료의 생체역학과 생물학의 기본원리"[4]는 필자에게 성서와도 같다(그림 2-8). 1989년 독일 뮌헨에 개최된 제7회 국제치과교정학회에서 Suya는 'Corticotomy in Orthodontics'라는 연제로 강연을 했는데, 학회에 소개된 내용을 정리해 1991년 독일어판을 출간했고, 이듬해 1992년에 영어판을, 그리고 10년이 흐른 2001년에 일본어판을 출간하였다.

그림 6은 STC의 수술 디자인이다. Suya는 근첨에서 3mm 떨어진 곳에 피질골절단술의 수평구를 형성하였다. 현재 필자는 5mm에 형성한다.

아래에 STC의 수술 순서를 소개한다.

1. 순서

① 표면마취, 침윤마취를 한다(그림 7A).

② 순측만 치은구 절개한다(그림 7A).

③ 골에서 순측 점막골막판을 봉투 형태로 박리한다(그림 7B).

④ 충분한 주수와 함께 해면골에 도달할 때까지 피질골을 절제한다(그림 7B).

⑤ 피질골절단술의 수직구 형성과 수평구 형성을 근첨에서 5mm 이상 떨어진 곳에서 연결한다(그림 7C).

⑥ Fracturization한다(그림 7C).

⑦ 순측만 corticotomy를 시행하므로 sling suture법으로 봉합한다(그림 7D).

⑧ 비유지놀계 치주팩을 점막과 치은에 밀착시킨다(그림 7D).

Suya의 번역서에 소개된 corticotomy 병용교정의 장점을 아래에 정리하였다.

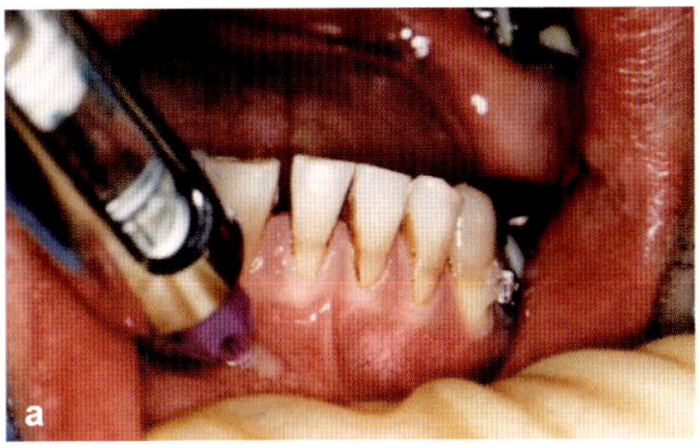

표면마취, 침윤마취

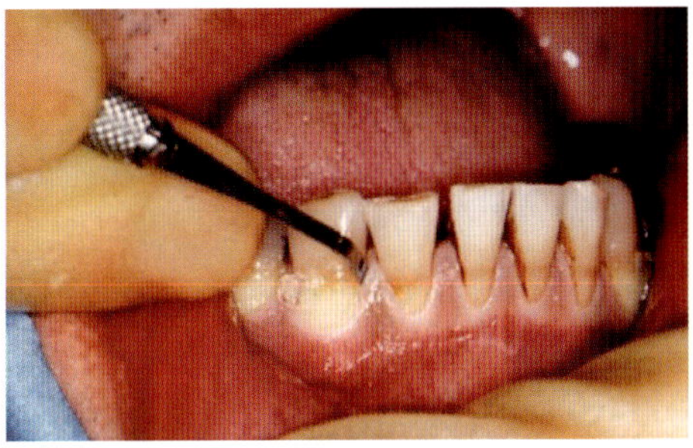

치은구 절개

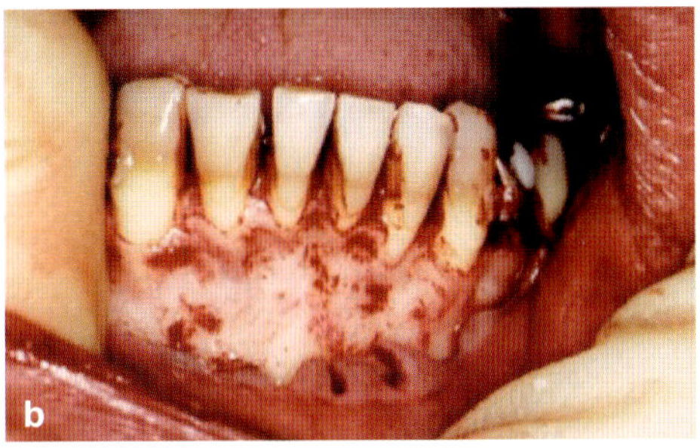

점막골막판 박리

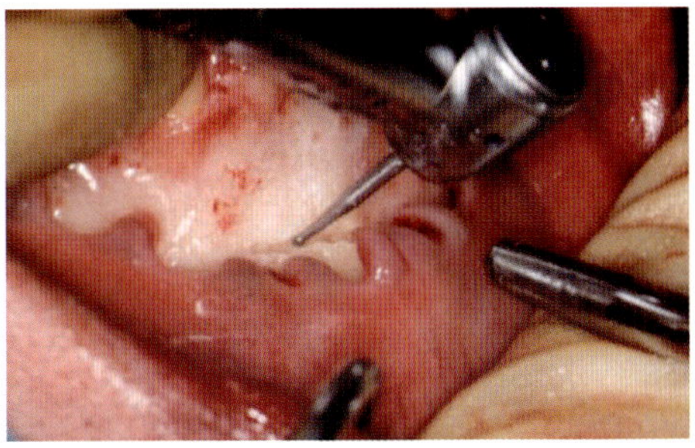

피질골 절단

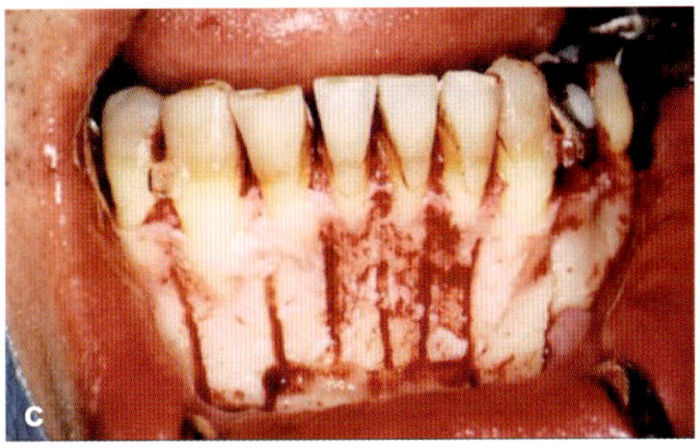

피질골 절단 후

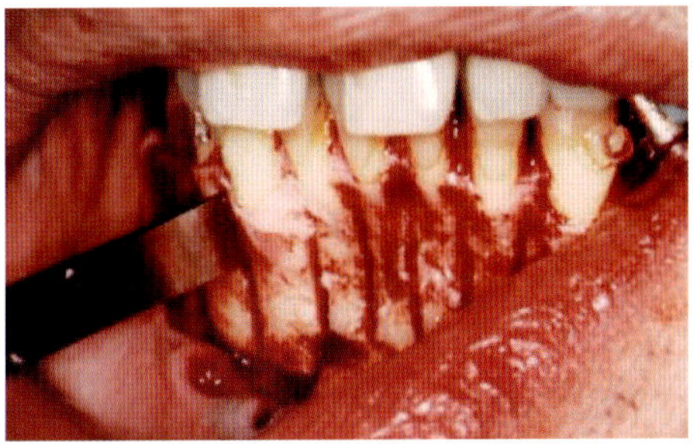

Fracturization

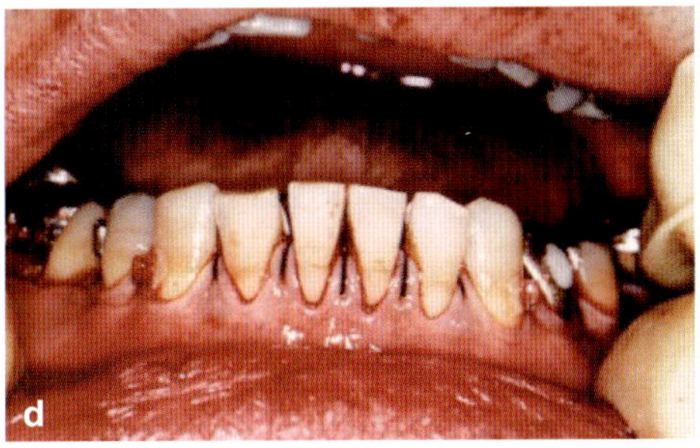

Sling suture법으로 봉합

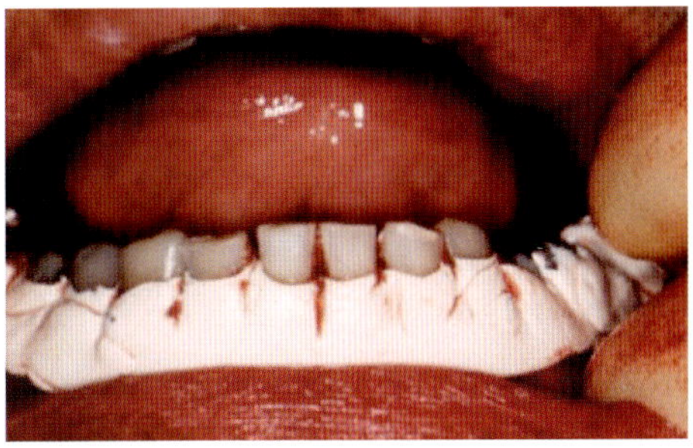

치주팩 압접

그림 7. STC의 순서.

2. 장점

① 골수를 완전하게 유지하고 충분한 혈액공급을 확보한다.

② 자가골 증식이므로 골이식이 필요 없다.

③ 치조기저부의 수평적·수직적 이동범위를 확대한다.

④ 교정력에 의한 동통, 치근흡수, 재발, 치경부 치은퇴축 등을 경감한다.

⑤ 침윤마취하에 시행되는 처치로 특별한 기자재가 필요 없다.
⑥ 빠른 치아이동이 가능하다.

IV. Corticotomy 병용교정의 검증

다음은 corticotomy 병용교정의 장점을 검증한 결과이다.

1. 골수를 완전하게 유지하고 충분한 혈액공급을 확보한다

1989년 당시 STC는 협설측 치은을 절개했는데, 1995년에는 협측만 절개하였다. 설측치은에서 충분한 혈액공급을 확보할 수 있다.

2. 자가골 증식이므로 골이식이 필요 없다

Wilcko는 반드시 골이식이 필요하다고 주장하였다[5,6]. 왜냐하면 치은을 절개해 상실된 칼슘을 공급하기 위해서, 그리고 치은치조골의 상태를 Maynard의 분류 Type 1, Type 2에 가깝게 하기 위해서이다.

그러나 Alikhani는 치아가 이동하는 동안 파골세포와 골아세포를 유도해 치조골이 유지된다고 하였다. 또한 Shoreibah의 보고에 따르면, corticotomy 병용교정을 진행하는 동안 골밀도가 떨어진다고 한다[7]. 그러나 골이식의 유·무에 상관없이 6개월이면 원래 상태로 돌아간다. 골이식 후 골밀도가 26% 증가했다고 보고하였다.

필자의 경험에서도 corticotomy 병용교정을 진행한 후 골흡수가 없었다. 필자는 corticotomy에 의한 골의 반응이 일과성 osteopenia이고, 체적의 변화가 없으며, 시간 경과와 함께 미네랄이 회복된다고 생각한다.

3. 치조기저부의 수평적·수직적 이동범위를 확대한다

증례 2는 하악의 중증 총생을 확대해 개선한 예이다.

하악 총생이 −8mm였다. 멀티링구얼 브라켓 장치를 장착하고, corticision과 piezosurgery로 osteotomy를 시행한 후 와이어로 확대해 총생을 개선하였다(그림 8).

교정장치 장착기간은 5개월이고, 제1소구치 사이에서 약 4.6mm 측방으로 확대하였다. 치은퇴축은 나타나지 않았다.

4. 교정력에 의한 동통, 치근흡수, 재발, 치경부 치은퇴축 등을 경감한다

교정력에 의한 동통의 경감을 보고한 논문은 없다. 필자의 임상에서도 검증이 불가능하다. 치근흡수의 경감에 대해서는 많은 논문에서 언급하고 있다[6-9]. 필자도 심각한 치근흡수를 경험한 적이 없다. Kokich[11]는 Lino[10]의 논문을 인용해 치근흡수의 경감은 hyalinization의 감소에 기인한다고 설명하였다.

[증례 2]

초진 시 구강 내

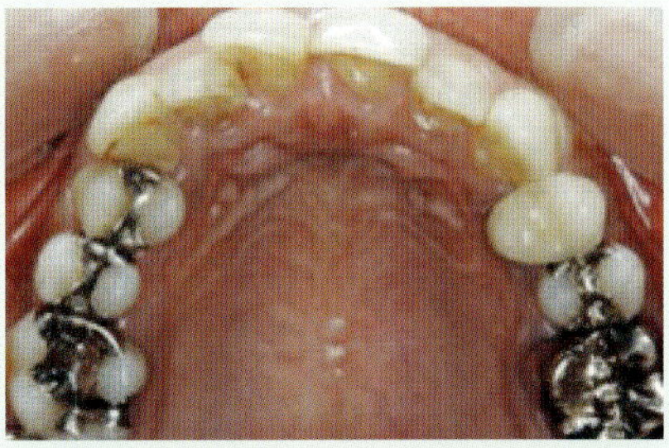

Angle Class II
Deviation of dental midline

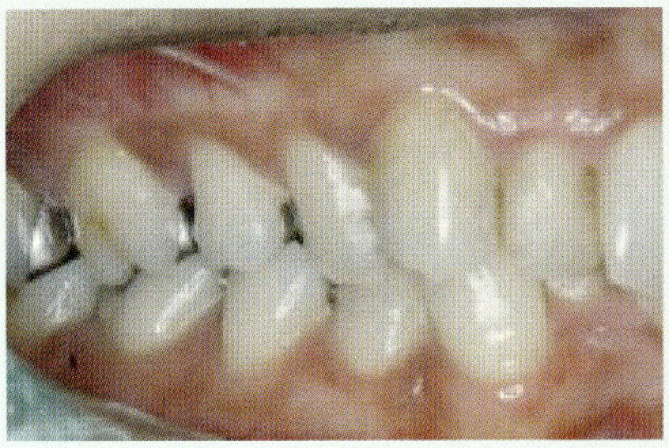

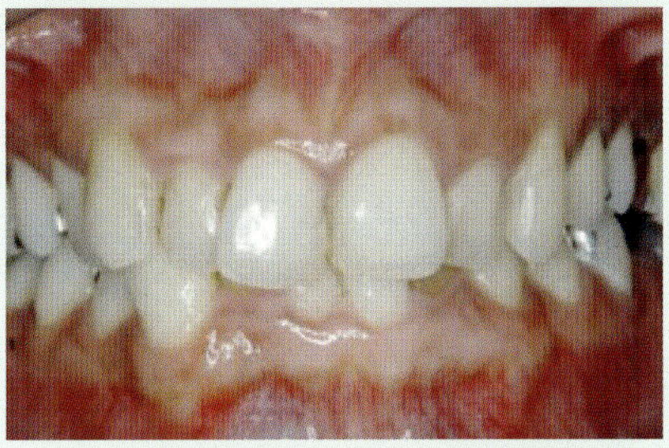

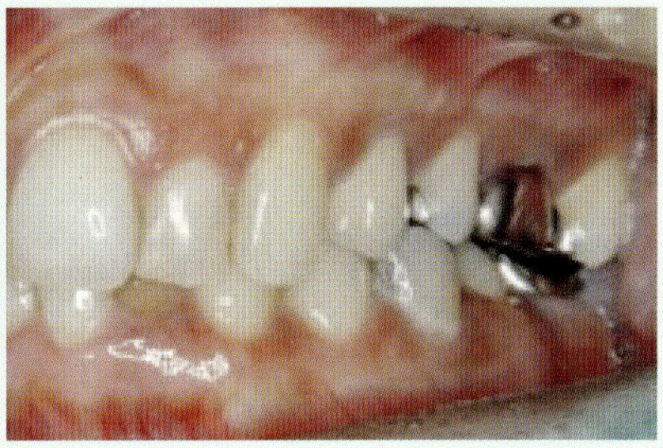

OB=5.9mm
OJ=5.9mm

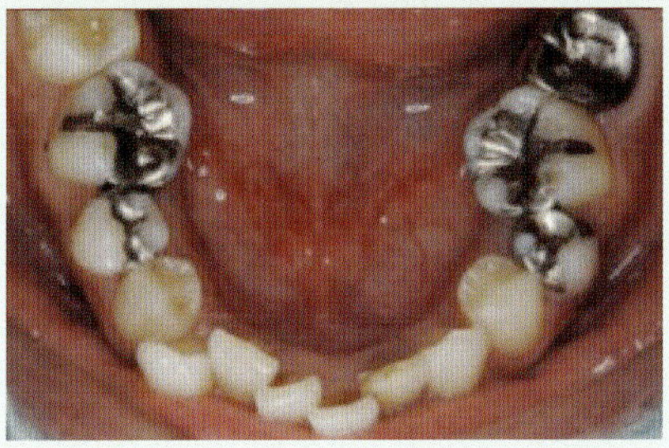

ALD
U: −3.0mm
L: −8.0mm

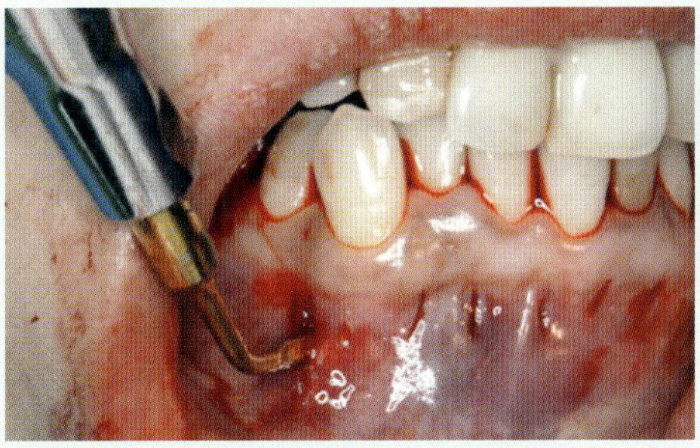

Corticision과 Piezosurgery를 이용한 osteotomy

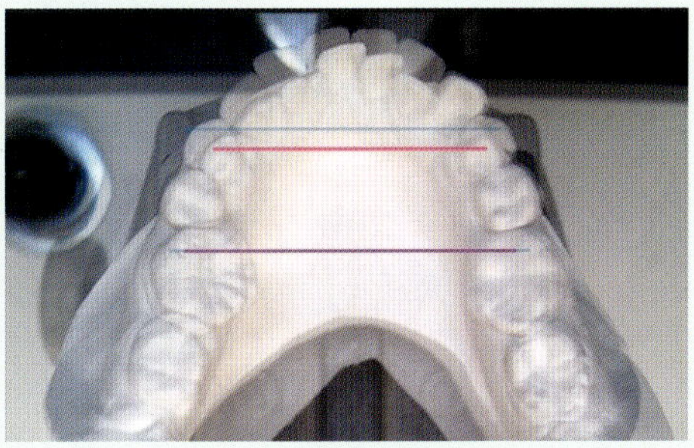

교정치료 전후 모형의 비교
하악 4–4 30.8mm(붉은 선)→35.4mm(파란 선)
하악 6–6 39.7mm(붉은 선)→42.2mm(파란 선)

그림 8. 증례 2: 하악 중증 총생 증례. *(계속)*

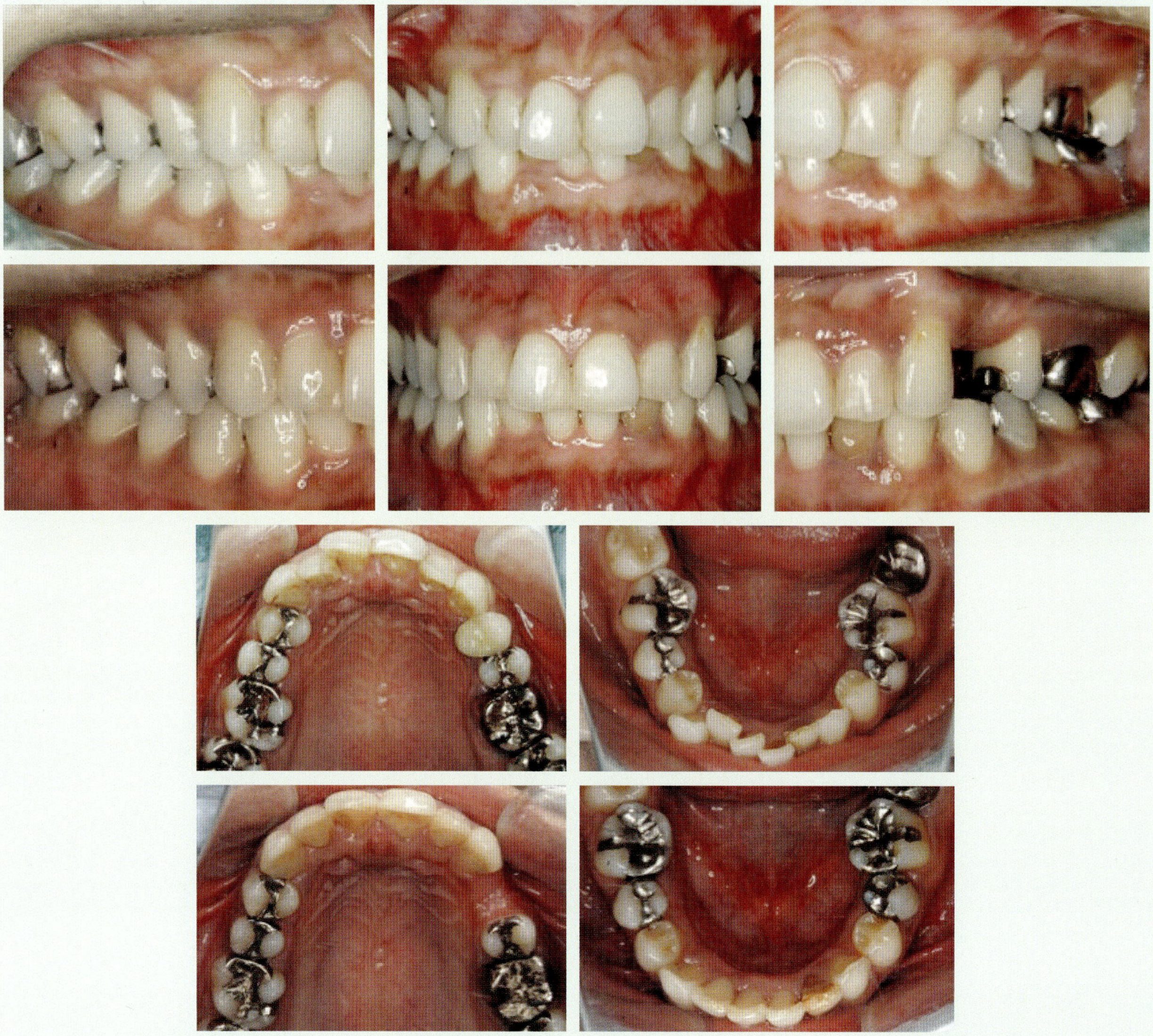

좌우 정면과 교합면(위: 술전 아래: 술후)

그림 8. *(계속)* 증례 2: 하악 중증 총생 증례.

치경부 치은퇴축의 경감에 대해서도 논문과 임상 검증이 불가능하다. 그러나 필자는 corticotomy 병용교정을 시행한 후 치은퇴축을 경험한 적이 없다. 게다가 많은 논문에서 corticotomy 후 연조직의 상태가 악화되는 일은 없다고 하였다[12-15].

재발의 경감에 대해서는 장기적으로 검증한 논문이 없다. 그러나 필자가 경험한 바로는 1년간 확실하게 보정한 경우에 안정되는 증례가 많았다. 다만 치열, 교합의 안정은 기능에 따른 요인도 크기 때문에 모두 안정되지는 않았다.

Corticotomy 병용교정 후 경과가 좋았던 두 증례를 소개한다. 증례 3은 상악전돌 증례, 증례 4는 개교 증례이고, 모두 멀티브라켓 치료 후 6년이 경과했지만 치열과 교합 모두 양호하다(그림 9, 10).

[증례 3]

초진 시 구강 내

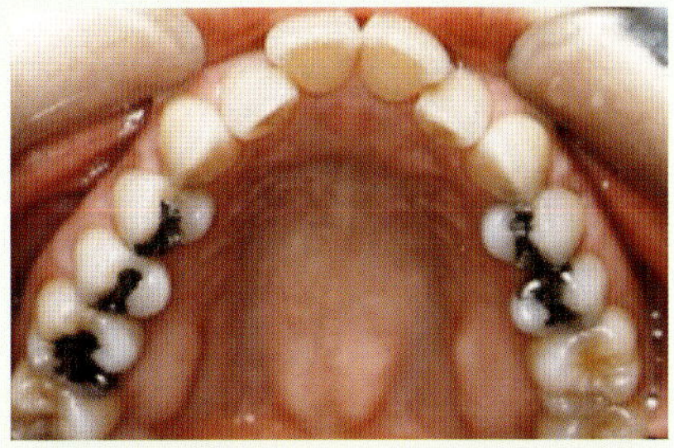

Angle Class II div.1
상악 절치의 순측경사

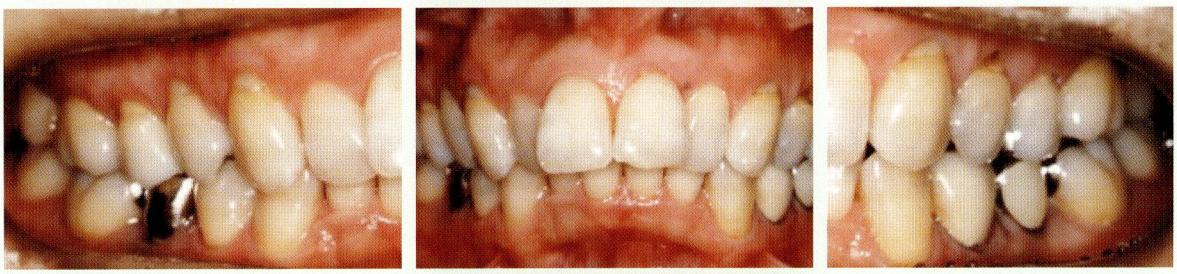

OB=4.5mm
OJ=10.7mm

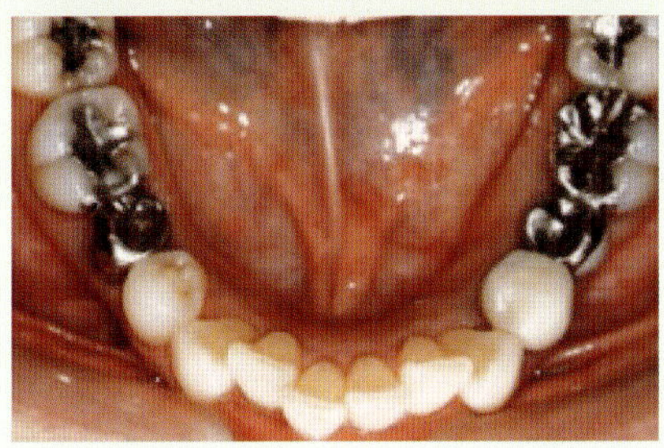

ALD
U: −4.0mm
L: −4.0mm

장치 철거 시(치료 개시 7개월 후)

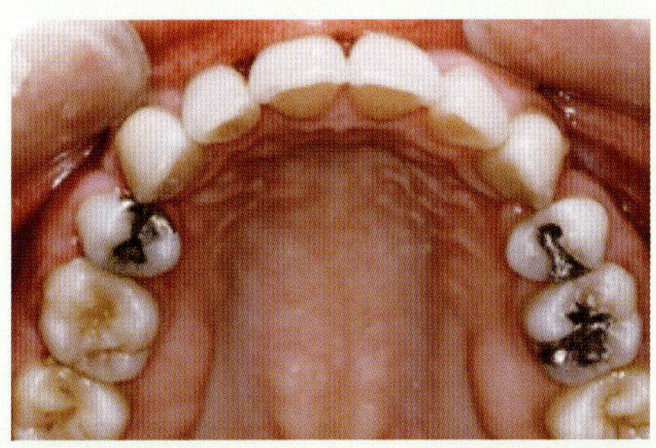

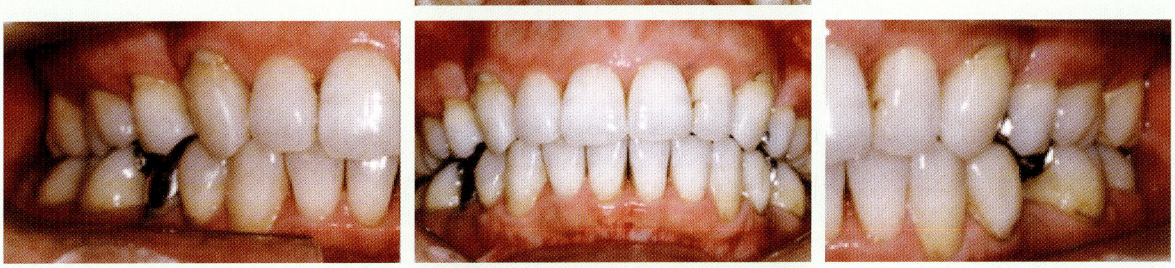

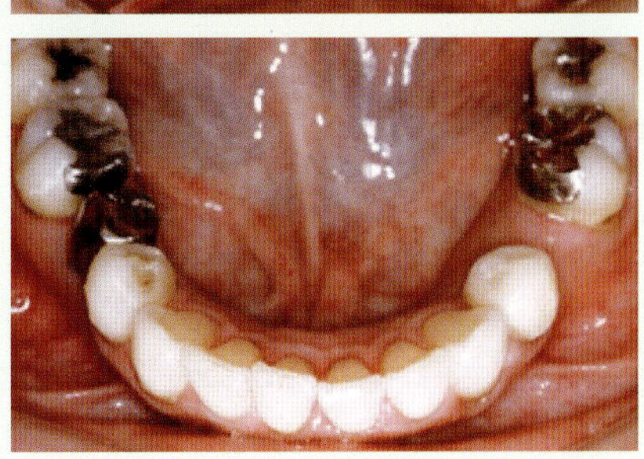

그림 9. 증례 3: 상악전돌 증례. *(계속)*

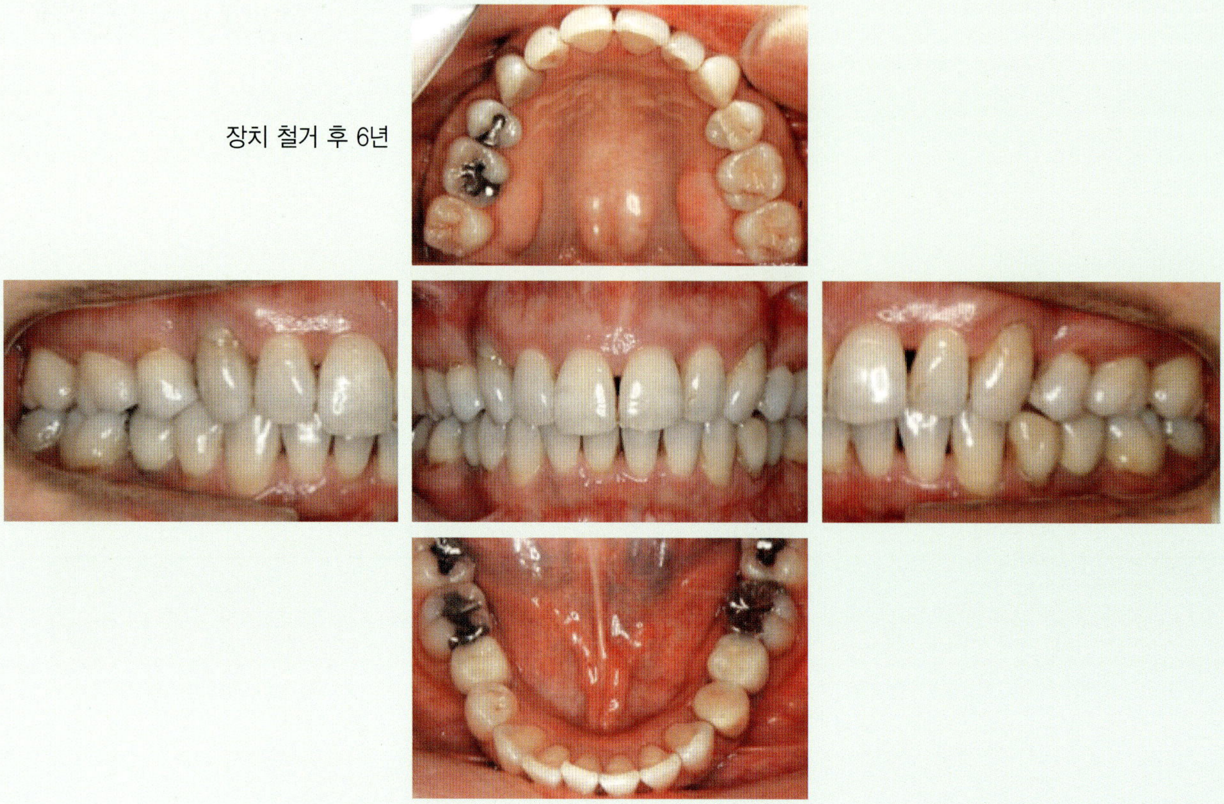

그림 9. *(계속)* 증례 3: 상악전돌 증례.

[증례 4]

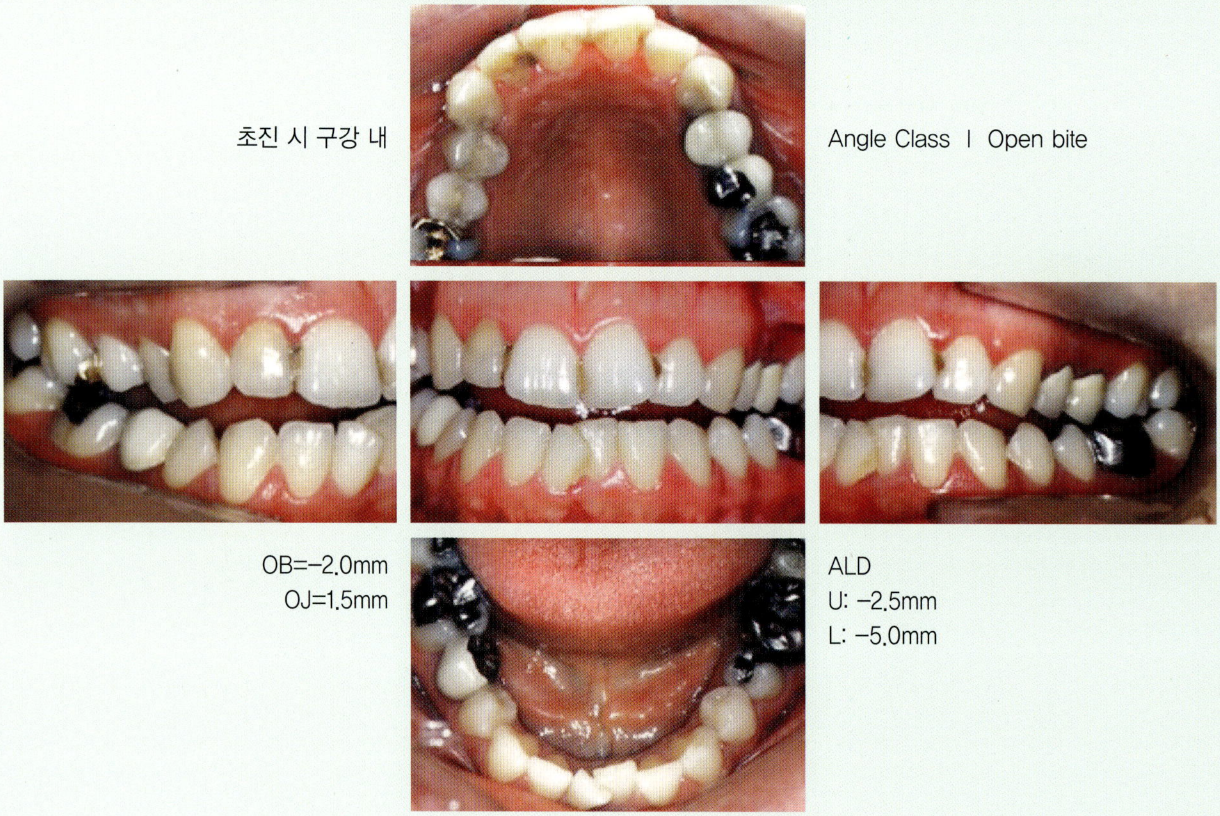

그림 10. 증례 4: 개방교합 증례. *(계속)*

장치 철거 시(치료 개시 5개월 후)

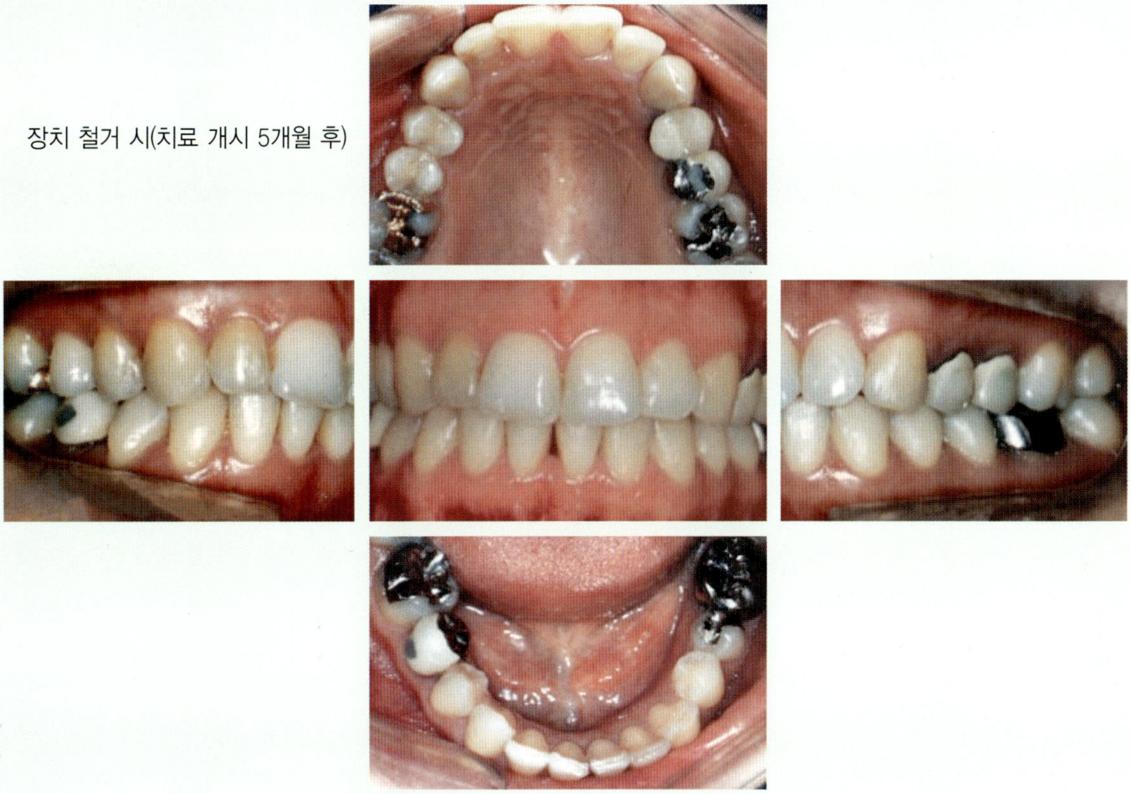

장치 철거 후 6년

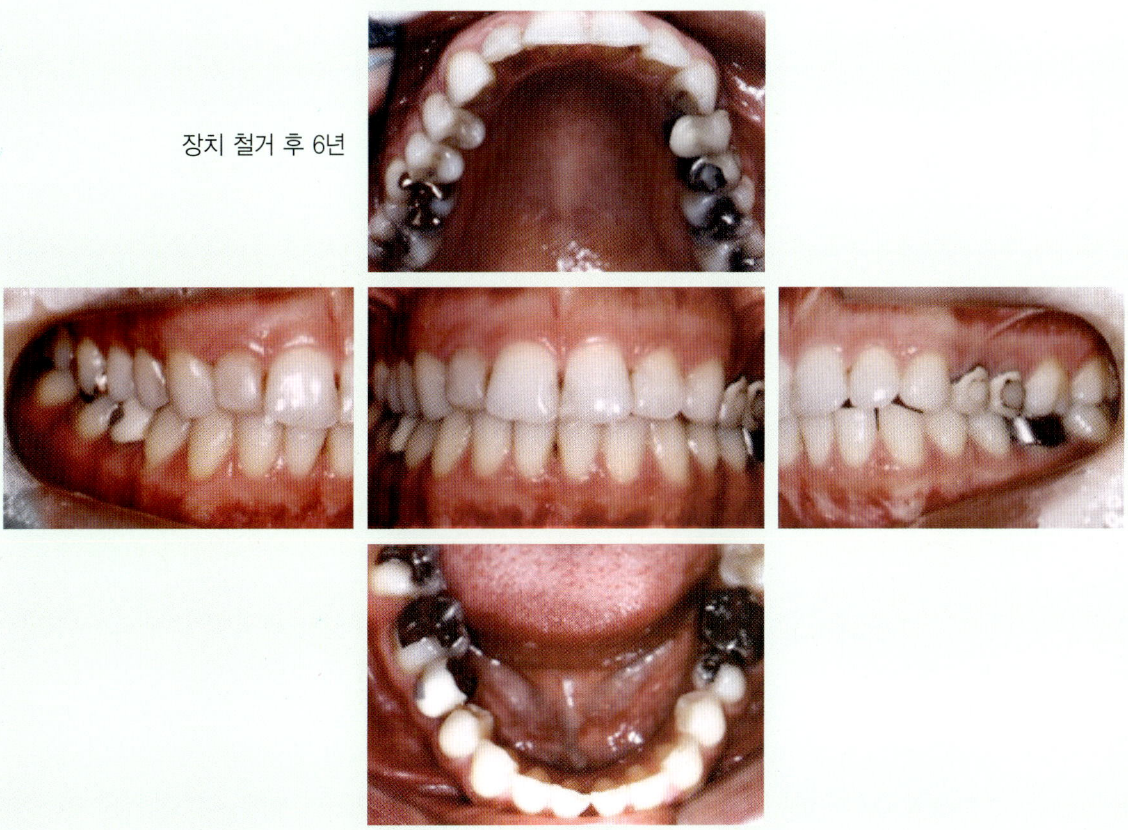

그림 10. *(계속)* 증례 4: 개방교합 증례.

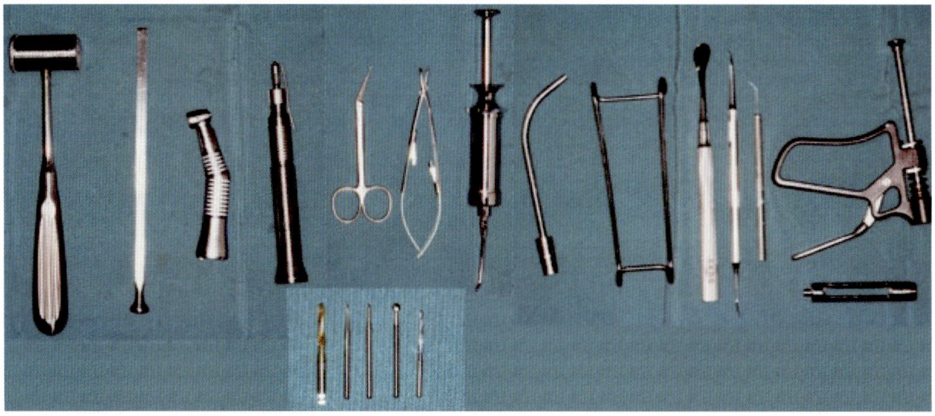

그림 11. 침윤마취하에 진행하고 특별한 기자재는 필요 없다.

5. 특별한 기자재가 필요 없다

침윤마취하에서 시행되는 처치로 특별한 기자재가 필요 없다. 그림 11과 같다.

6. 빠른 치아이동이 가능하다

Aboul-Ela 논문에서 corticotomy를 시행한 측은 시행하지 않은 측보다 치아이동이 두 배는 빨랐다고 하였다. 또한 corticotomy 후 빠른 치아이동은 2개월을 정점으로 그 후부터 감소하고 약 4개월간 계속되었다고 보고하였다[14].

필자의 경험에서도 corticotomy 후 3~4개월간 치아는 빠르게 이동하였다. 그 후 완만하게 감속하거나 급감속하는 예가 있다.

V. 치아이동을 촉진하는 4가지 가설

그렇다면 왜 치아가 빠르게 이동하는 것일까? 기존의 논문은 다음 4가지 가설을 제시하였다.

① 골 블록의 이동

② Regional acceleratory phenomenon(RAP)

③ 사이토카인 이론

④ Systemic acceleratory phenomenon(SAP)

1. 골 블록의 이동

Kōle[16]는 논문에 '블록 이동'이라는 개념을 제안했는데, 이는 Suya도 지지하는 개념이다. Wilcko[6,19]는 임상 데이터를 제시하며 이 가설을 부정한다.

그러나 Chung이 발표한 압박골단축법[17]은 corticotomy 후 골 블록을 이동하는 방법으로, Nakajima의 임상 보고도 있다[18]. 따라서 corticotomy 후 골 블록 이동이 가능하다고 생각한다.

2. RAP

Wilcko[5]는 자신의 논문에 치아가 빠르게 이동하는 이유를 열거하며 처음으로 이 개념을 이용하였다. 이 이론은 1983년 Frost가 제창했는데[20], 골절 후 치유과정에서 대사활성이 높아져 골밀도가 저하한다는 것이다.

3. 사이토카인 이론

새로운 가설은 아니다. 치아를 이동시키기 위해 힘을 가하면 치주조직에 염증이 발생해 사이토카인이 분비된다. 그리고 사이토카인이 파골세포, 골아세포를 차례로 유도해 치아가 이동한다. Alikhani[21]는 골에 외상이 생겨 보다 많은 사이토카인이 분비되면, 이에 비례해 파골세포, 골아세포가 유도되어 치아가 빠르게 이동한다는 내용을 논문에 인용하였다.

그러나 Alikhani의 논문에서는 외과적 외상을 가한 측이 가하지 않은 측보다 이동속도가 2.3배밖에 빠르지 않았다. 따라서 순측에만 corticotomy를 시행한 후 견치가 3~5주 만에 약 7mm 이동하는 Periodontal ligament distraction 같은 방법은 설명할 수 없다[22–24].

4. SAP

1991년에 Schilling[25]이 보고한 개념이다. 골절치유부에서 떨어진 곳에 RAP에 의한 골아세포의 증가를 볼 수 있었다. 악안면외과수술 후 치아이동이 빨라지므로 이 현상도 이유가 될 수 있다.

VI. 증례

마지막으로 급속교정치료의 두 가지 증례를 보고한다(그림 12, 13).

증례 5(그림 12)는 1년 일정으로 일본에 출장을 와서 1년 후에 이탈리아로 돌아가는 31세 여성 환자이다.

되도록 단기치료를 원해 STC를 선택하였다. 상악의 총생을 해소하기 위해 좌우측 제2소구치를 발치했고 멀티브라켓 치료기간은 5개월이었다.

증례 6은 이유가 확실하지 않지만 1년 내에 교정치료(멀티브라켓 장치)를 마치기를 희망해 STC가 아닌, 침습이 적은 corticision과 flapless-osteotomy를 piezosurgery로 진행하였다. 상악의 high canine을 개선하기 위해 좌우측 제1소구치를 발치했고, 멀티브라켓 치료기간은 10개월이었다(그림 13).

VII. 결론

① 부정교합의 상태(전치의 돌출량이나 extraction space의 양, 구치의 교합관계)를 고려한 간단한 몇 가지 외과처치로 치료기간을 조절할 수 있다.

② 생체에 가하는 침습이 클수록 치아는 빨리 이동하고 가속이동이 가능한 기간은 길어지는데,

환자가 희망하는 치료기간에 맞춰 되도록 침습이 적은 외과수술을 선택해야 한다.

③ 외과처치를 병용하면 치아이동이 촉진되는데, 치료기간의 조절에는 술자의 교정학적 기량이 반드시 필요하다.

④ 교정의는 치아이동에 필요한 외과술식의 특징을 파악하고, 그 특징에 적합한 교정 메커니즘을 활용할 수 있어야 한다.

Vincent G. Kokich도 필자와 같은 생각이다. 그는 논문에서, "corticotomy는 치아이동 속도를 높이는 데 효과적이다. 그러나 그것이 반드시 치료기간을 단축한다고 단언할 수는 없다"고 하였다[11].

[증례 5]

- 환자명 : U.K.
- 초진 시 연령 : 31세 1개월
- 성별 : 여성
- 주소 : 총생
- 동적 치료기간 : 5개월
- 장치의 종류 : Kurz, Roth
- 희망 치료기간 : 가능한 단기
- 이유 : 이탈리아 귀국
- 직업 : 회계사

진단 Angle Class Ⅲ, Skeletal Class Ⅰ

치료계획

1. 예방 프로그램
2. 밴딩, 본딩(브라켓, 스플린트)
3. 하악: Corticotomy 시술
4. 상악: Corticotomy 시술
   #15, 25 발치 등
5. 레벨링, 얼라이닝, 공극폐쇄
6. 마무리
7. 장치 철거, 보정

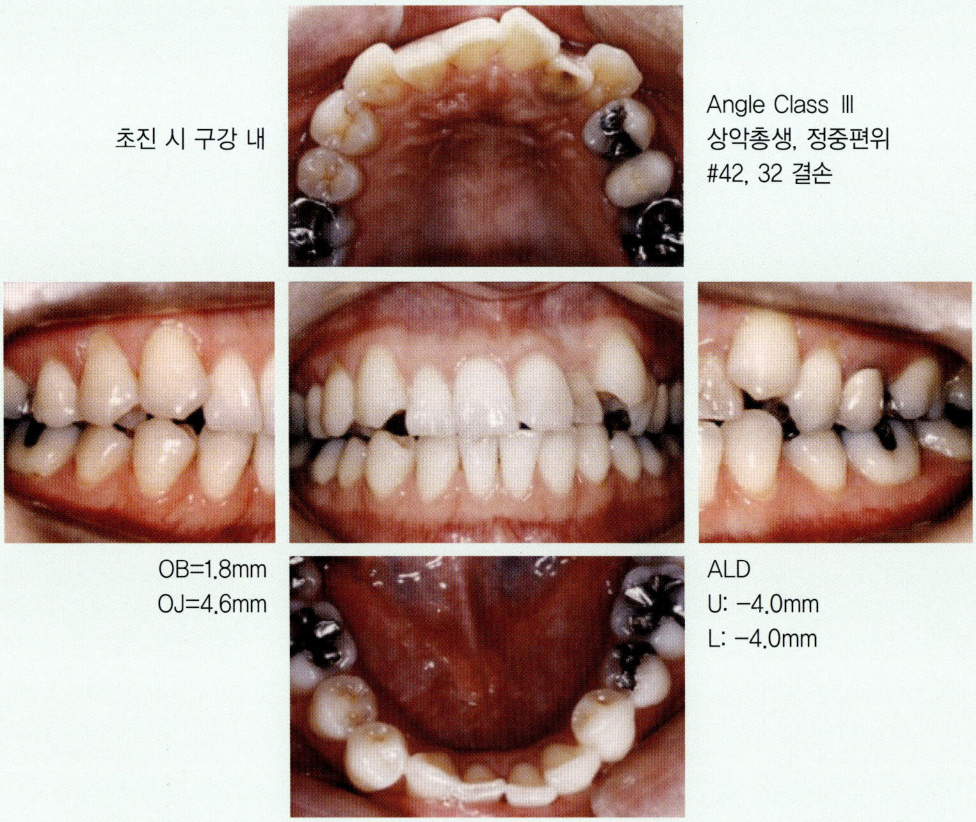

그림 12. 증례 5: 귀국 계획이 있어 단기간의 치료를 희망한 이탈리아 여성 증례.*(계속)*

치료 개시 1개월 후

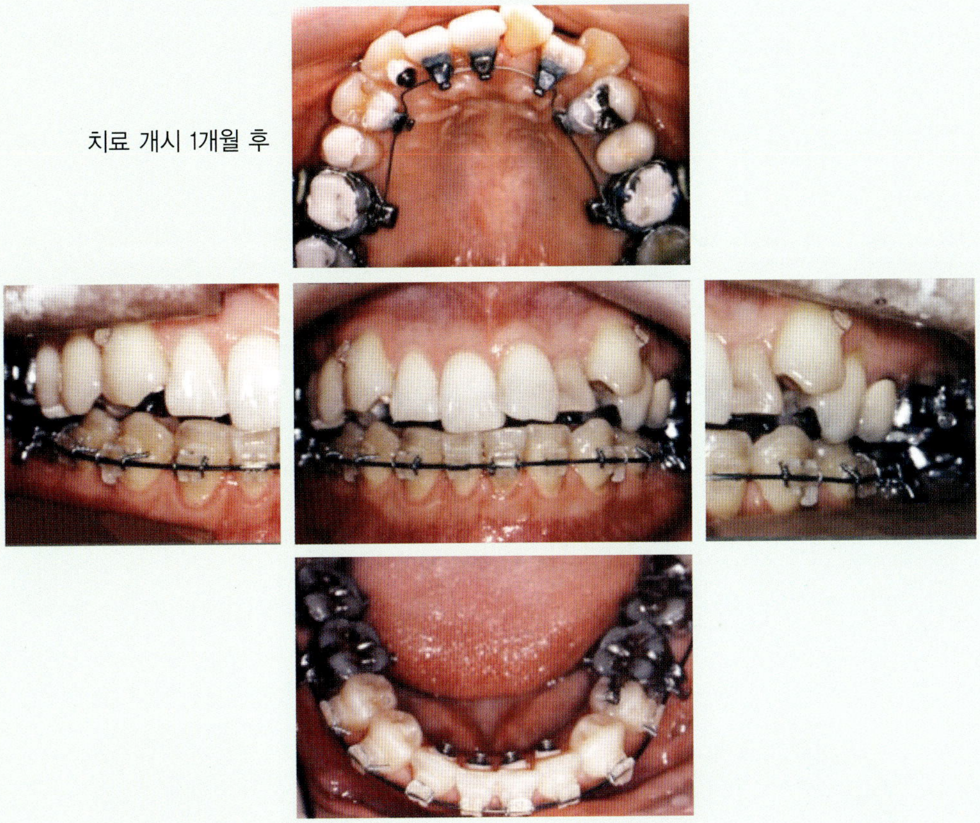

장치 철거 시
(치료 개시 10개월 후)

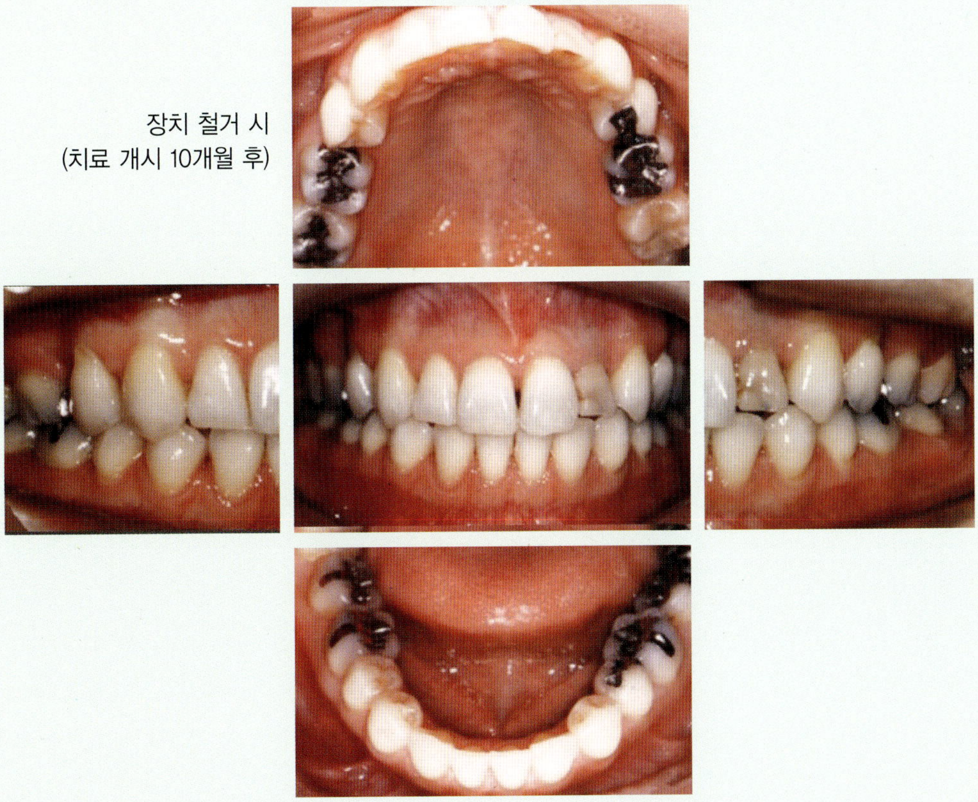

그림 12. *(계속)* 증례 5: 귀국 계획이 있어 단기간의 치료를 희망한 이탈리아 여성 증례. *(계속)*

	Mean	SD	A	B
Facial Angle	84.83	3.05	82.0	83.9
Convexity	7.58	4.95	8.0	10.7
A-B plane	-4.48	3.5	-6.8	-8.2
Mandibular Plane	28.81	5.23	26.4	28.5
Y-axis	65.38	5.63	62.0	63.6
Occlusal Plane	11.42	3.64	9.7	12.6
Interincisal	124.09	7.63	108.6	122.9
L-1 to Occlusal	23.84	5.28	30.4	31.1
L-1 to Mandibular	96.33	5.78	102.3	103.4
U-1 to A-P plane	8.92	1.88	9.9	6.9
FMIA			51.3	48.1
FH to SN	6.19	2.89	4.2	4.2
SNA	82.32	3.45	85.4	85.1
SNB	78.9	3.45	81.1	79.6
ANB	3.39	1.77	4.3	5.5
U1 to N-P plane	11.74	2.73	12.5	10.3
U1 to FH	111.13	5.54	122.7	105.3
U1 to SN	104.54	5.55	118.5	101.3
Gonial Angle	122.23	4.61	127.6	127.2
Ramus inclination	2.93	4.4	11.1	8.8

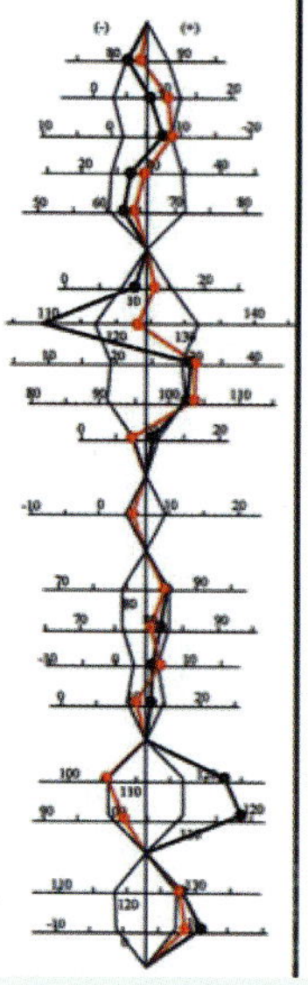

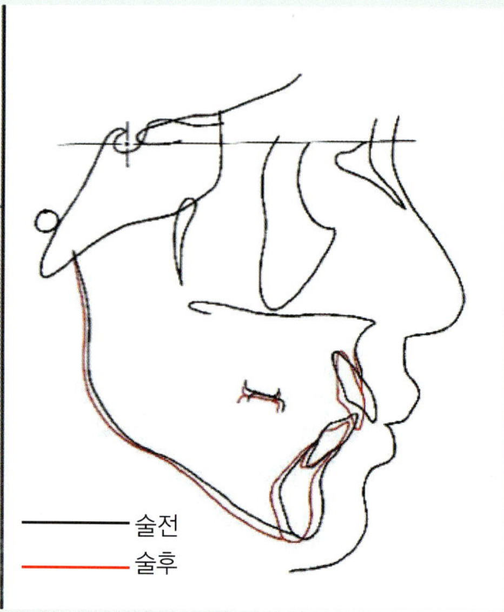

세팔로 중첩

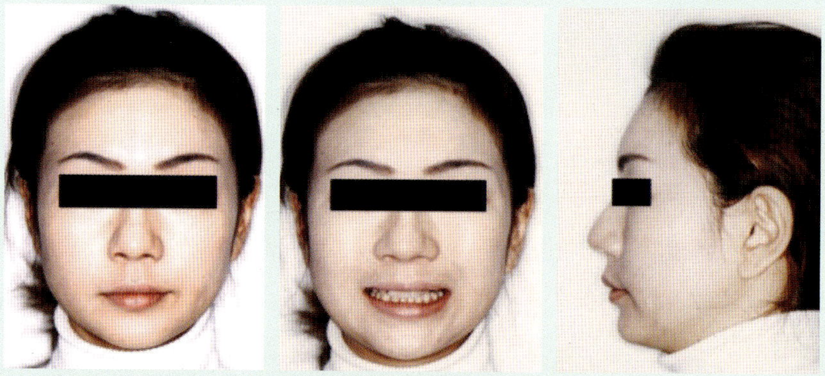

초진 시 안모

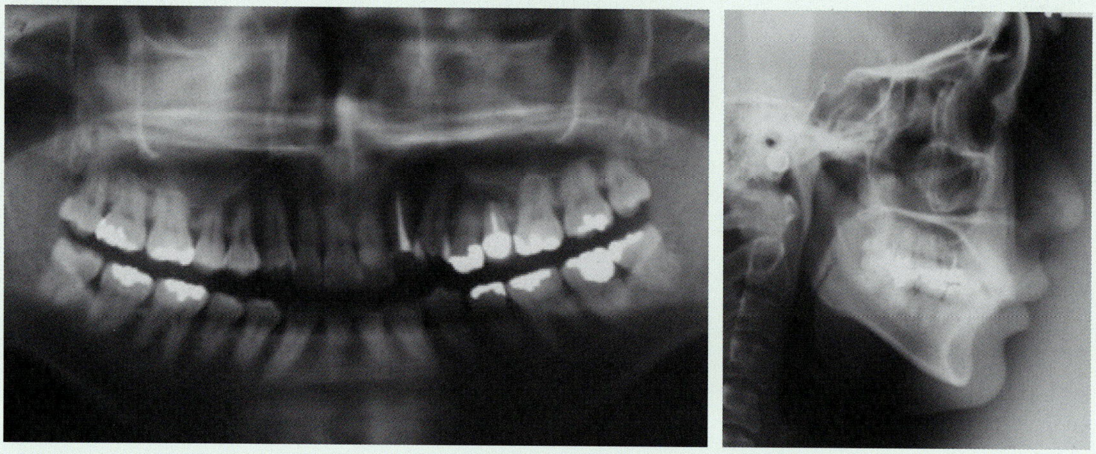

술전 X선사진

그림 12. *(계속)* 증례 5: 귀국 계획이 있어 단기간의 치료를 희망한 이탈리아 여성 증례. *(계속)*

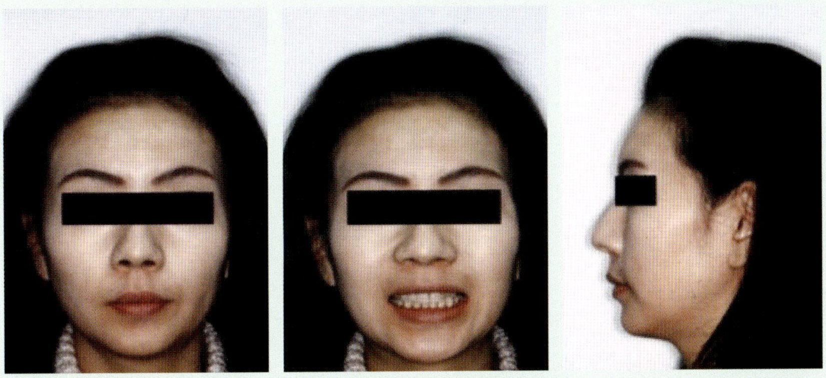

장치 철거 시 안모

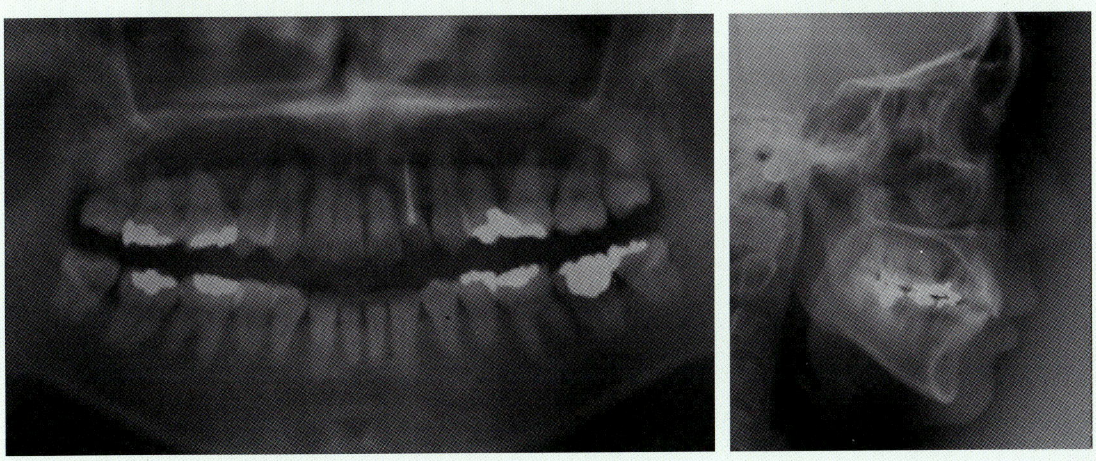

술후 X선사진

그림 12. *(계속)* 증례 5: 귀국 계획이 있어 단기간의 치료를 희망한 이탈리아 여성 증례.

[증례 6]

- 환자명 : C. M.
- 초진 시 연령 : 31세 1개월
- 성별 : 여성
- 주소 : 총생
- 동적 치료기간 : 10개월
- 장치의 종류: U : 전치부 FLB
  전치부 Clippy
  L : Radiance
- 희망 치료기간 : 1년
- 이유 : 특별히 없음
- 직업 : 회사원

진단 Angle Class Ⅰ, Crowding
#42, 32 결손

치료계획

1. 예방 프로그램
2. 본딩(브라켓, 스플린트)
3. 하악: Corticision, Flapless osteotomy 시술
4. 상악: Corticision 시술
   #14, 24 발치 등
5. 레벨링, 얼라이닝, 공극폐쇄
6. 마무리
7. 장치 철거, 보정

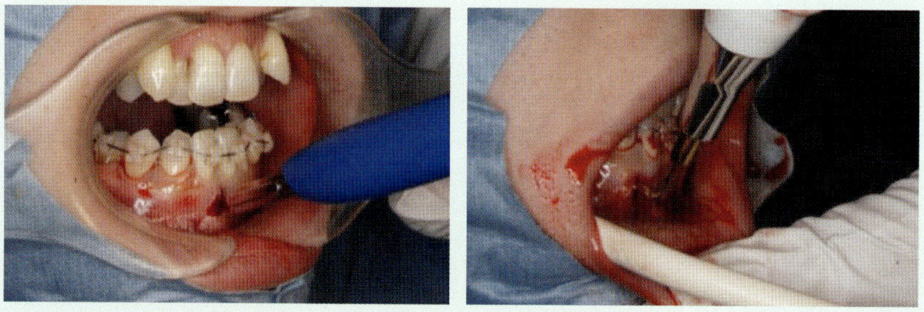

하악

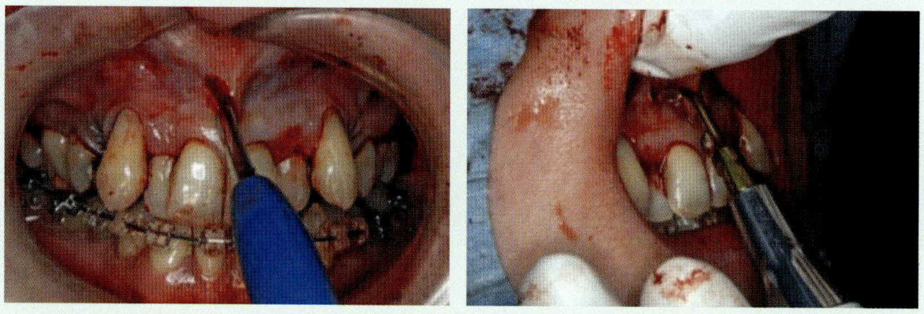

상악

Corticision과 flapless–osteotomy

그림 13. 증례 6: 1년의 치료기간을 원하는 환자의 기대에 부응하였다. *(계속)*

초진 시 구강 내

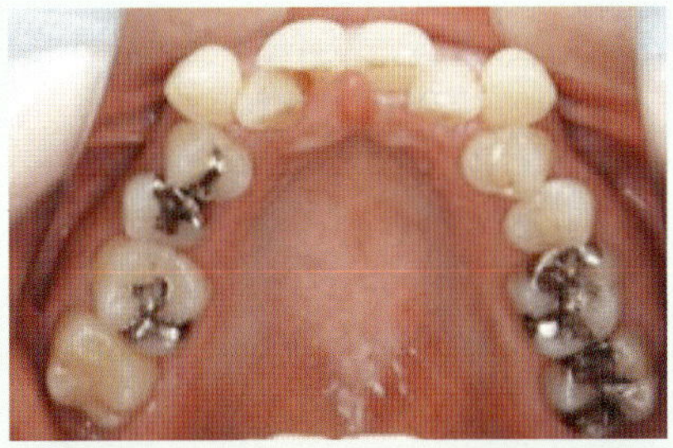

Angle Class Ⅰ
정중편위
#42, 32 결손

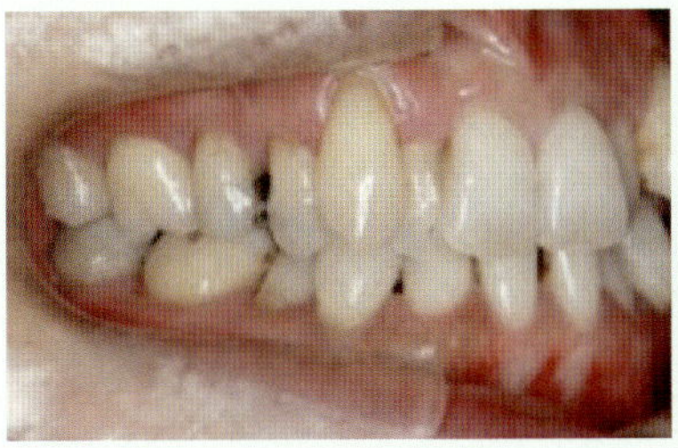
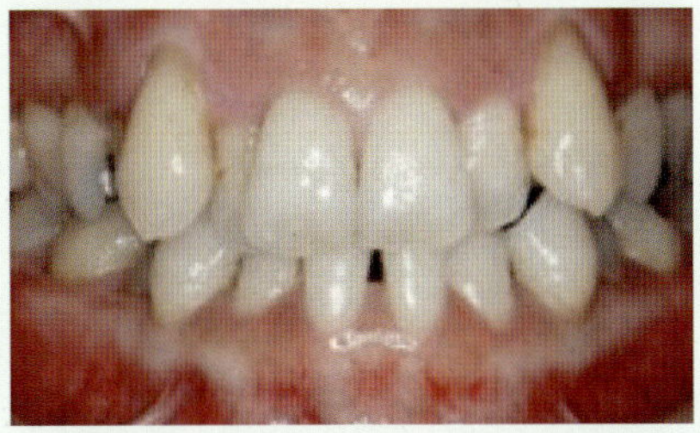
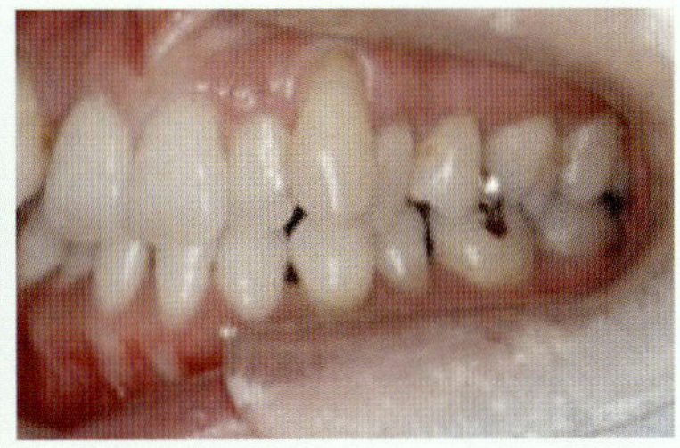

OB=4.7mm
OJ=2.2mm

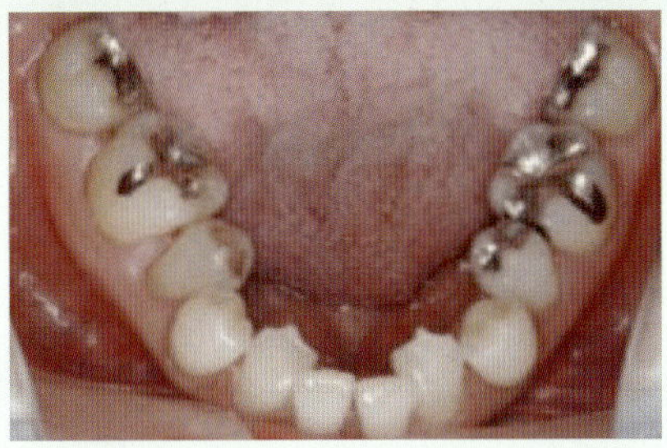

ALD
U: −11.3mm
L: −3.0mm

상악 술전

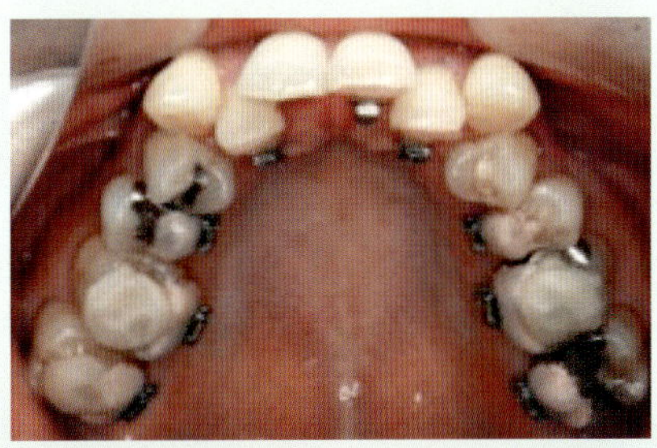
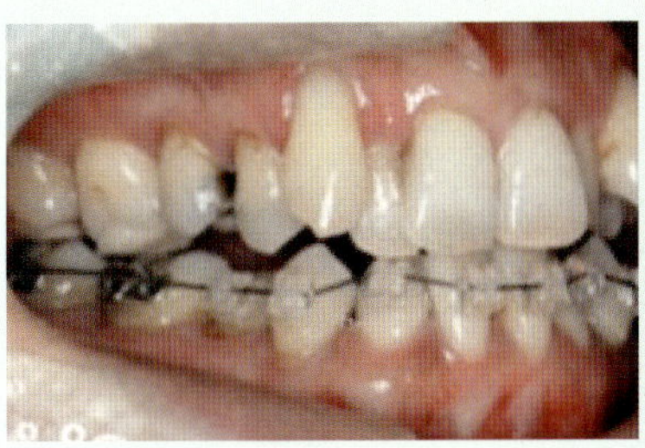
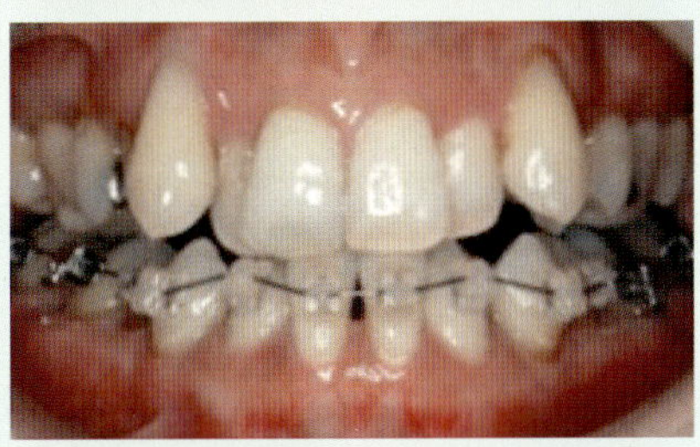
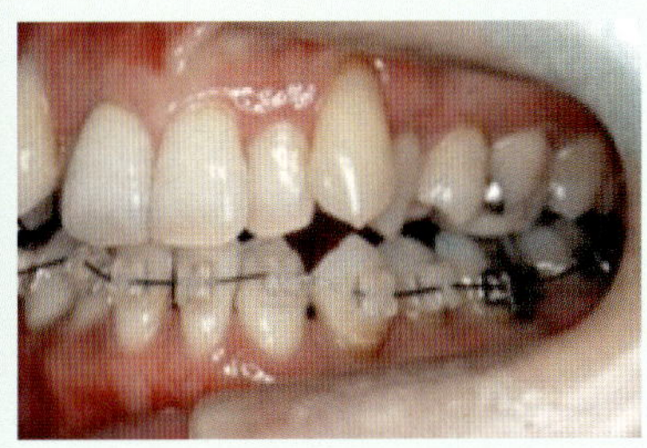
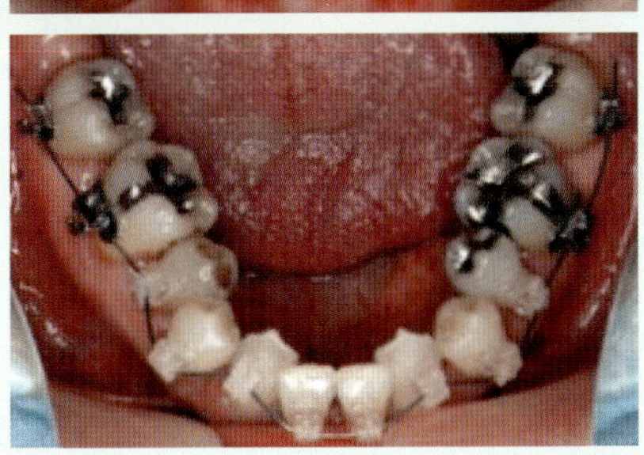

그림 13. *(계속)* 증례 6: 1년의 치료기간을 원하는 환자의 기대에 부응하였다. *(계속)*

장치 철거 시
(치료 개시 5개월 후)

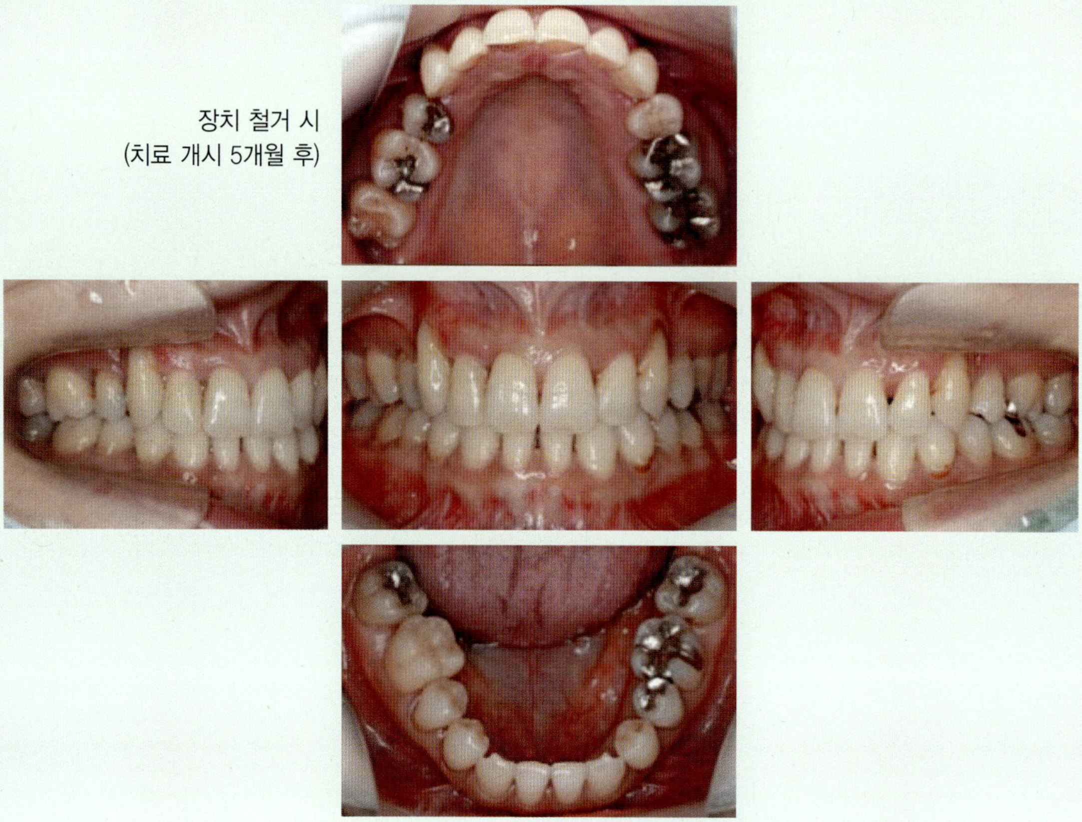

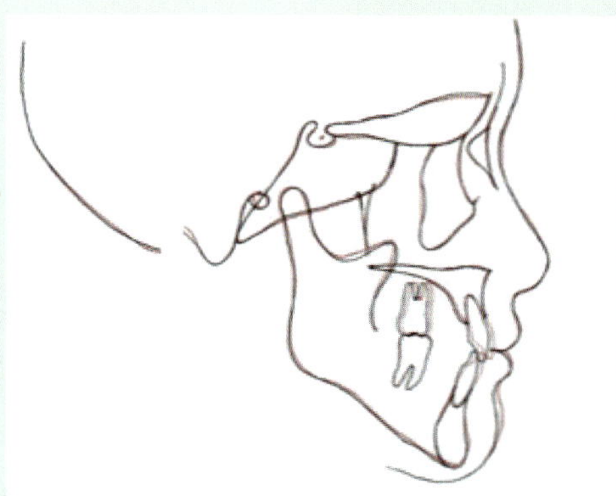

	Before	After
SNA	84.4	84.4
SNB	81.6	81.6
ANB	2.8	2.8
FMA	30.5	30.2
IMPA	77.3	86.1
FMIA	72.2	63.7
U1-SN	96.9	105.8

세팔로 중첩

그림 13. *(계속)* 증례 6: 1년의 치료기간을 원하는 환자의 기대에 부응하였다. *(계속)*

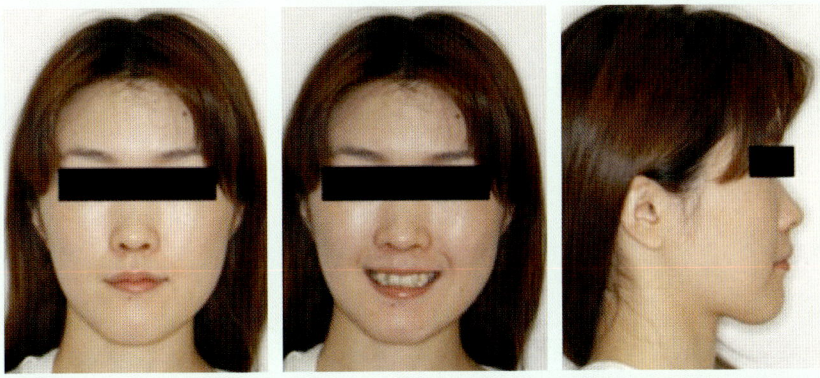

초진 시 안모

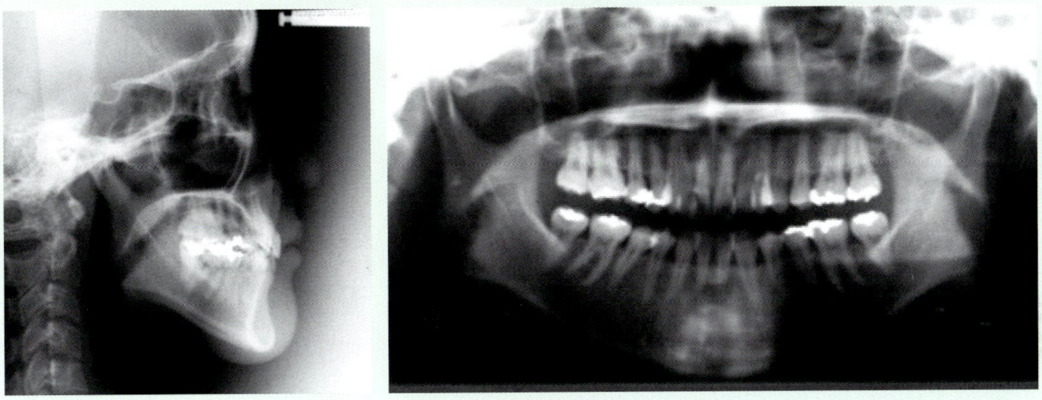

술전 X선사진

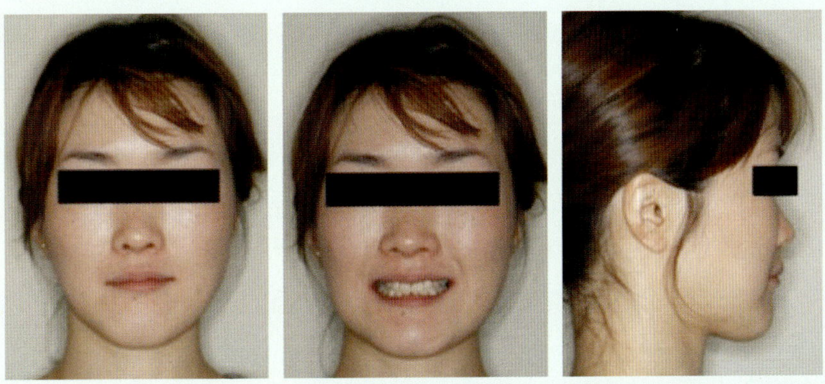

장치 철거 시 안모

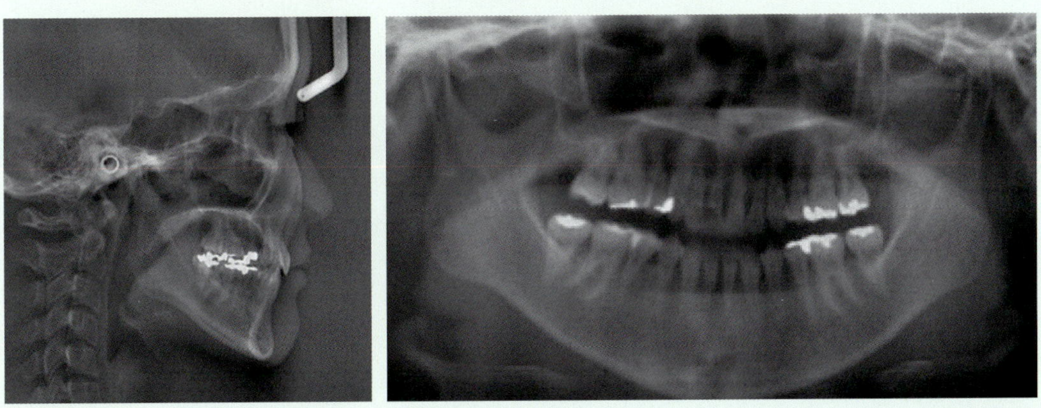

술후 X선사진

그림 13. *(계속)* 증례 6: 1년의 치료기간을 원하는 환자의 기대에 부응하였다.

VIII. 향후 전망

1. 다른 외과처치의 응용

- Anchor implant
- Osteogenesis distraction
- Periodontal ligament distraction
- Reoperation
- 발치 부위의 bone grafting 등

다양한 외과처치를 병용하면 환자가 희망하는 기간에 맞출 수 있다.

2. 저침습성 자극

- Laser
- Vibration
- 기타 물리적·화학적 자극 등

위의 외과처치와 병용하거나 단독 사용하면 저침습, 치료기간의 조절이 가능하다.

참고문헌

1) Kim SJ, Park YG, et al : Effects of Corticision on paradental remodeling in orthodontic tooth movement, Angle Orthod 79 : 284-291, 2009.
2) Kim YS, Kim SJ, et al : Effect of piezopuncture on tooth movement and bone remodeling in dogs, Am J Orthod Dentofac Orhop 144 : 23-31, 2013.
3) Dibart S, Sebaoun JD et al : Piezocision : a minimary invasive, periodontally accelerated orthodontic tooth movement procedure, Compend Contin Educ Dent 30 : 342-344, 346, 348-350, 2009.
4) Suya H : Corticotomy in orthodontics. In : Hösl E, Baldauf A(eds) : Mechanical and Biological Basics in Orthodontic Therapy, Heidelberg, Germany: Hütlig Buch, 207-226 1991.
5) Wilcko W, Wilcko MT : Accelerating tooth movement, the case for corticotomy-induced orthodontics, Am J Orthod Dentofac Orthop 144 : 4-12, 2013.
6) Wilcko WM, Wilcko T, et al : Rapid orthodontics with alveolar reshaping, two case reports of decrowding, Int J Periodontics Restorative Dent 21 : 9-19, 2001.
7) Shoreibah EA, Ibrahim SA, et al : Clinical and radiographic evaluation of bone grafting in corticotomy-facilitated orthodontics in adults, J Int Acad Periodontol 14 : 105-113, 2012.
8) Hu Long, Ujiwal Pyakurel, Yan Wang, et al : Interventions for accelerating orthodontic tooth movement A systematic review, Angle Orthod 83 : 164-71, 2013.
9) Machado IM, Ferguson DJ et al : Reabsorcion radicular despues del tratamien to ortodoncico con o sin corticotomia alveolar, Rev Ven Ort 19 : 647-653, 2002.
10) Shoichiro Iino, Sumio Sakoda, et al : Acceleration of orthodontic tooth movement by alveolar corticotomy in the dog, Am J Orthod Orthop 131 : 448 e1-e8, 2007.
11) David P Mathews, Vincent G Kokich : Accelerating tooth movement, The case against corticotomy-induced orthodontics, Am J Orthod Dentofac Orthop 144 : 5-13, 2013.
12) Duker J : Experimental animal research into segmental alveolar movement after corticotomy, J Maxillofac Surg 3 : 81-84, 1975.
13) Gantes B, Rathbun E, et al : Effects on the periodontium following corticotomy-facilitated orthodontics, Case reports J Periodontol 61 : 234-238, 1990.
14) Aboul-Ela SM, El-Beialy AR, et al : Miniscrew implant-supported maxillary canine retraction with and without corticotomy-facilitated orthodontics, Am J Orthod Dentofac Orthop 139 : 252-259, 2011.
15) Shoreibah EA, Salama AE, et al : Corticotomy-facilitated orthodontics in adults using a further modified technique, J Int Acad Periodontol 14 : 97-104, 2012.

16) Kōle H : Surgical operations of the alveolar ridge to correct occulusal abnormalities, Oral Surg Oral Med Oral Pathol 12 : 515-529, 1959.
17) Chung KR, Oh MY, et al : Corticotomy-assisted Orthodontics, J Clin Orthod 35 : 331-339, 2001.
18) Nakajima M, Kakudo K, et al : Compressive Osteogenesis for Maxillary Protrusion, Jpn J Jaw Deform 13 : 127-33, 2003.
19) Rynearson RD : A non-human primate model for studying corticotomy-facilitated orthodontic tooth movement 〔thesis〕, Loma Linda, Calif, Loma Linda University, 1987.
20) Frost HM : The regional acceleratory phenomenon, a review, Henry Ford Hosp Med J 31 (1) 3-9, 1983.
21) Alikhani M, Raptis M, et al : Effect of micro-osteoperforations on the rate of tooth movement, Am J Orthod Dentofac Orthop 144 : 639-648, 2013.
22) Liou EJ, Huang CS : Rapid canine retraction through distraction of the periodontal ligament, Am J Orthod Dentofac Orthop 114 : 372-382, 1998.
23) Allgayer S, Rosenbach G, et al : Periodontal ligament distraction, esthetics and occlusal stability at the 2-year follow-up, Am J Orthod Dentofac Orthop 143 : 535-546, 2013.
24) Kumar KV, Umashankar K, et al : Evaluation of canine retraction through distraction of the periodontal ligament, a clinical study, J Contemp Dent Pract 13 : 799-805, 2012.
25) Mueller M, Schilling T, et al : A systemic acceleratory phenomenon (SAP) accompanies the regional acceleratory phenomenon (RAP) during healing of a bone defect in the rat, J Bone Miner Res 6 : 401-410, 1991.

3

외과적 교정치료의 효율화

Jun Uechi(上地 潤)
홋카이도의료대학 치학부 구강구조·기능발육학계 치과교정학분야 강사

I. 골격성 부정교합의 치아보상

이번에는 증례와 함께 외과적 교정치료에 대한 필자의 접근법을 소개하고, '외과적 교정치료의 효율화'라는 관점에서 급속교정치료를 정리하고자 한다.

상악골 또는 하악골의 과성장 또는 열성장이 원인이 되어 악안면 형태나 교합에 이상이 생긴 골격성 부정교합의 치료는, 성장기에 악골의 성장조절을 시행하거나 골격계의 부정을 치아로 보상하는 절충치료(camouflage treatment)를 하는 것이 일반적이다.

그러나 악골 간 크기와 위치의 부조화가 심각해 악골의 성장조절이나 치조골내 치아이동만으로는 기능적으로 안정적인 교합을 확립할 수 없다고 판단하면, 구강외과와 연계하는 interdisciplinary team approach 즉 외과적 교정치료를 적용한다[1].

외과적 교정치료란 상악골과 하악골의 일부를 절단해 재배치하는 악교정수술과 치아를 이동시키는 교정치료를 조합한 치료법이다. 이 치료법으로 치열부정이나 교합은 물론 안모까지도 극적으로 개선할 수 있다. 단, 진단과 치료목적의 설정에 고도의 정밀성을 요한다. 외과적 교정치료의 성공조건으로 안전하고 정확한 악교정수술의 시행과 함께 치아보상의 해소를 꼽을 수 있다.

치아보상이란, 악간관계에 부조화가 있는 개체라도 구강환경을 기능적으로 유지할 수 있도록 치아가 보상적으로 위치와 경사(자세)를 조절하는 것을 의미한다(그림 1)[2]. 상·하악골의 전후 위치관계가 부조화를 보이는 골격성 Ⅲ급 증례에서는 상악 전치의 순측경사와 하악 전치의 설측경사가 특징적이다(그림 1c, f)[3-5].

또한 수직적 악간관계에 부조화가 있는 증례에서도 치아보상을 볼 수 있다(그림 2).

하악각이 작은 low angle 증례는 상악골(A점)과 하악골(B점)이 근접해 골격성 과개교합 경향을 보이는데, 상하 전치는 그것을 보상하듯이 저위에 위치한다(그림 2a, d).

한편 하악각이 큰 high angle 증례는 A점과 B점이 이개해 골격성 개방교합 경향을 보이는데, 상·하악 절치는 그것을 보상하듯이 고위에 위치하여(그림 2c, f) 수직적 골격계의 부조화를 눈가림하는 현상을 보인다고 알려져 있다[6-8].

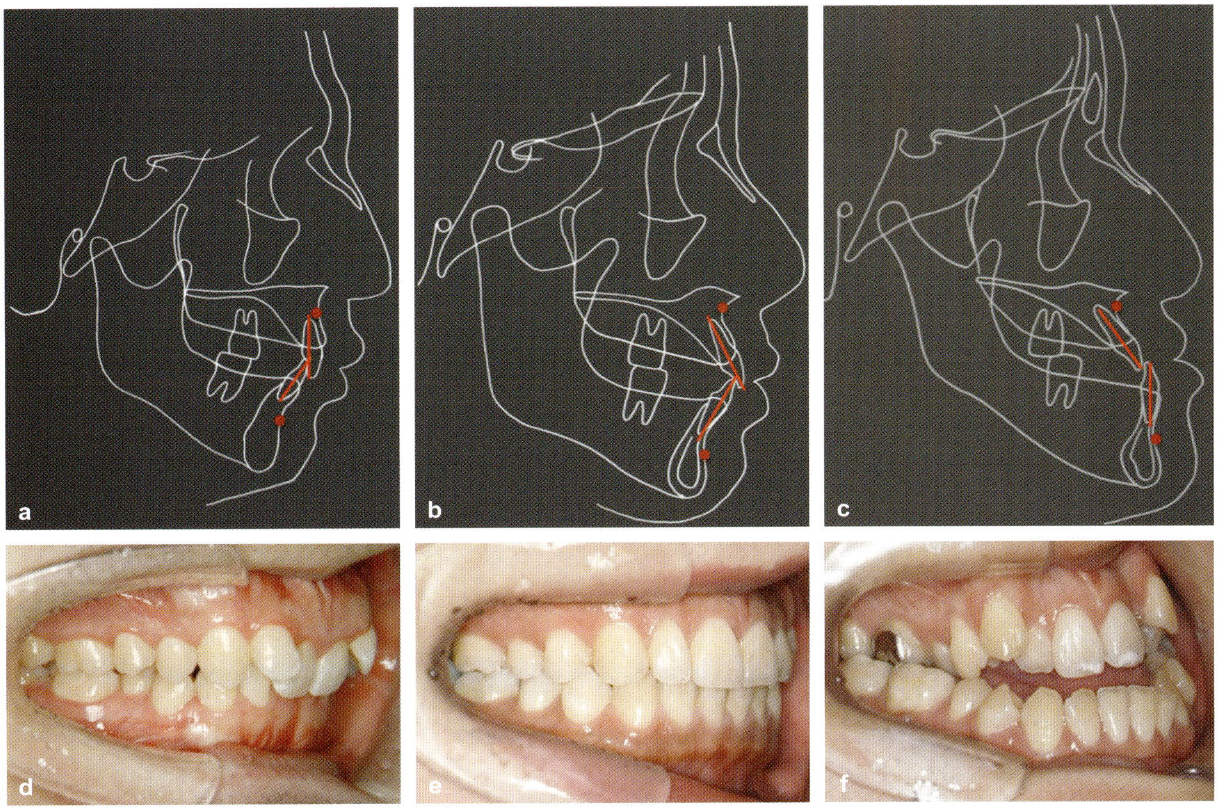

그림 1. 전후의 악간관계와 골격계의 분류. **a,** 골격성 II급. **b,** 골격성 I급. **c,** 골격성 III급. **d,** 골격성 II급. **e,** 골격성 I급. **f,** 골격성 II급.

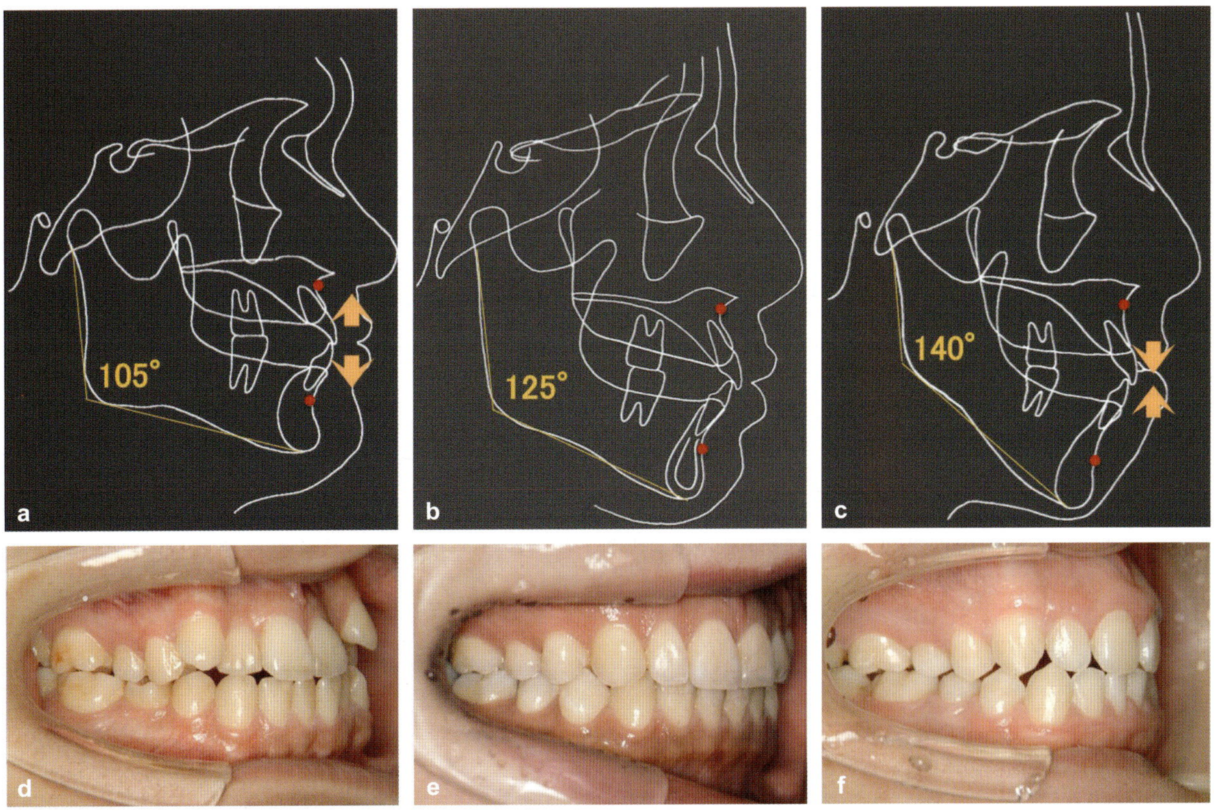

그림 2. 수직적 악관계와 골격계의 분류. **a,** Low angle. **b,** Medium angle. **c,** High angle. **d,** Low angle. **e,** Medium angle. **f,** High angle.

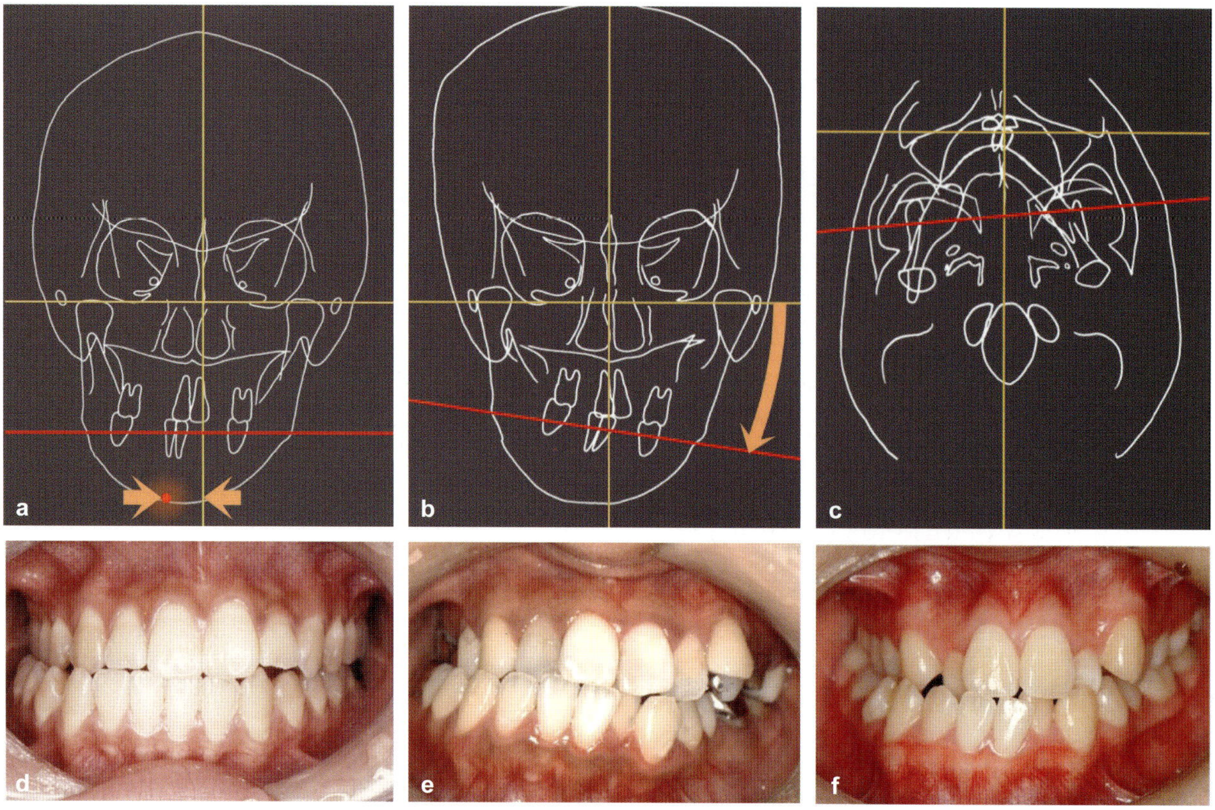

그림 3. 안면비대칭을 동반하는 부정교합의 분류. **a,** Shifting type. **b,** Rolling type. **c,** Yawing type. **d,** Shifting type. **e,** Rolling type. **f,** Yawing type.

안면비대칭을 동반하는 증례의 치아보상에 관해서도 다양한 관점에서 검토되고 있다(그림 3).

정면 세팔로 사진[9]이나 치열모형[10], CT사진[11,12]을 사용해 좌우 악간관계에 부조화가 있는 증례를 조사한 연구가 있는데, 하악골의 측방편위에 대응하듯이 편위측 상악 대구치가 협측으로 기울고, 하악 대구치는 설측으로 경사져 치계가 보상한다고 보고하였다(그림 3a, d).

또한 하악골의 측방편위량과 좌우 교합평면의 경사를 조사한 연구에서도 양자 간에 상관관계를 확인할 수 있었고, 교합평면이 편위측 방향으로 경사져 치계가 골격계의 부조화를 보상한다고 보고하였다(그림 3c, f)[13,14].

이렇게 악간관계에 부조화가 존재하는 개체는 성장과 함께 그 정도가 점점 강해지는 경향을 보이는데, 치아가 그것을 보상하면 혀와 구강주위근이 조화를 이룬다(Worms)[15]. 따라서 골격성 부정교합의 원인이 된 악간관계의 부조화를 근본적으로 개선하는 외과적 교정치료에 있어서 치아의 보상적 변화를 제거해야 하는 것은 자명하다.

기존의 외과적 교정치료는 술전 교정치료, 악교정수술, 술후 교정치료 순으로 진행하고, 치료기간은 대개 2, 3년이 걸린다. 치료과정에서 ① 초진 시 술전 교정의 치료목표, ② ①에 준하는 악교정수술의 치료목표, ③ 술 직전 악교정수술의 최종목표 등 총 3회의 목표설정이 필요하다[2].

치아보상의 해소를 의미하는 decompensation은 일반적으로 술전 교정치료에서 진행하는데,

그 결과는 최종 치료결과에 큰 영향을 미친다. 따라서 술전 교정의 치료목표는 악교정수술 후에 양호한 악간관계와 기능적으로 안정적인 교합상태를 달성하는 요건을 만족해야 한다.

II. 치료목표 설정

1. 기존의 술전 시뮬레이션

안면비대칭을 동반하는 골격성 부정교합이나 하악에 공극치열을 가진 골격성 Ⅲ급 부정교합은 목표설정과 decompensation이 어려운 경우가 있다. 또한 ②, ③의 악교정수술의 치료목표를 설정할 때에 'paper surgery'나 'cephalometric prediction'처럼 세팔로 트레이싱 사진을 사용하는 2차원적 시뮬레이션, 'mock surgery'나 'case prediction'처럼 치열 석고모형을 사용한 시뮬레이션 등은 예전부터 해오던 방법이다.

측면 세팔로를 사용한 cephalometric prediction에서는 박리한 골편의 수직·전후 방향의 평행이동과 투영평면인 시상평면상에 회전 시뮬레이션이 가능하지만, Y축 회전(roll rotation)과 Z축 회전(yaw rotation)은 시뮬레이션을 할 수 없다(그림 2-20). 이것은 cephalometric prediction으로는 복잡하게 변형된 증례의 골편이동을 3차원으로 예측하기가 곤란하다는 것을 의미한다.

한편 cast prediction에서는 수술에 따른 치열의 3차원적 이동을 정확하게 시뮬레이션을 할 수 있고 이동에 관한 정보 값도 얻을 수 있다. 그러나 거기에서 얻은 정보는 치열모형의 영역에 국한되고 술후 악안면골격의 형태와 대칭성은 평가할 수 없다.

2. 3차원 시뮬레이션

안면비대칭을 동반하는 증례의 악안면골격과 치열은 복잡한 입체 구조물의 집합체이고, 그것을 정확히 진단하고 치료목표를 세우려면 정밀도 높은 3차원 베이스의 형태분석이 필요하다. 따라서

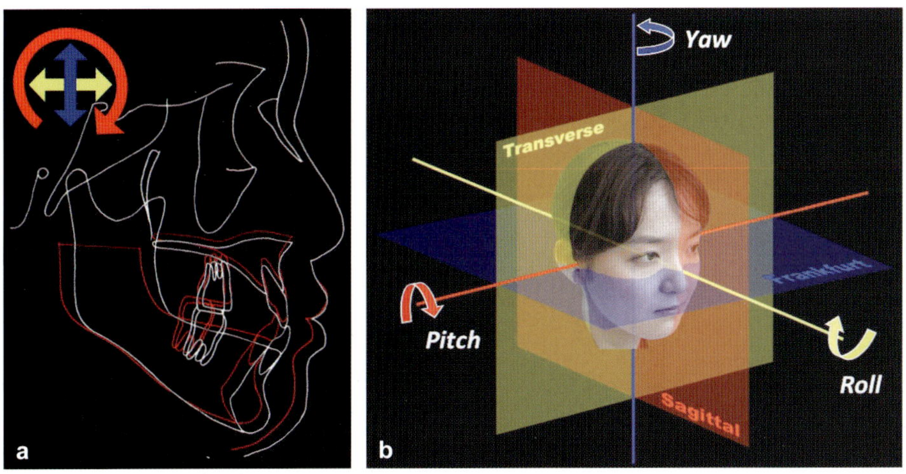

그림 4. Cephalometric prediction의 한계. **a,** Cephalometric prediction. **b,** 3차원공간에서 회전 변수의 종류.

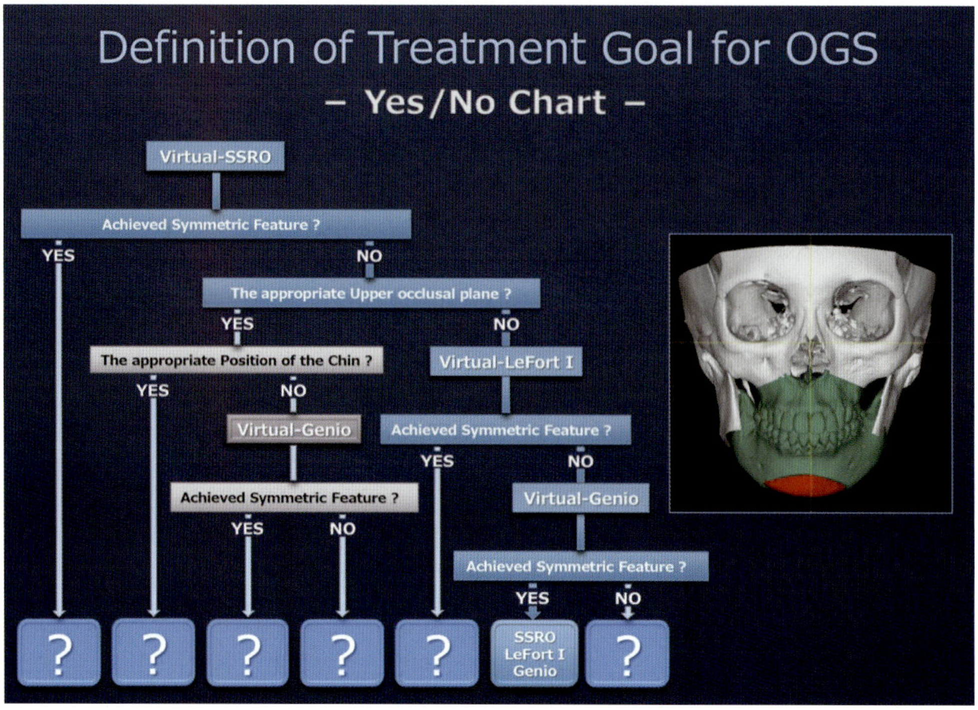

그림 5. Multimodal image-fusion technique으로 악교정 수술의 치료목표를 설정한다.

3차원 데이터를 활용한 치료 시뮬레이션의 요구가 높아졌고, 악교정수술에 대응하는 소프트웨어가 실용화되어 술전 'virtual reality prediction'이 널리 확대되었다[16-18].

또한 필자가 속한 홋카이도의료대학의 악변형증 외래에도 외과적 교정치료를 위한 컴퓨터 지원 진단·치료계획수립·수술(CAD/CAP/CAS) 시스템을 구축하고, 시행착오를 거치면서 발전해 왔다[19-22].

개발 당초 이 시스템의 장점은, 술전 환자의 X선 CT에서 수집한 악안면골격형태의 정보와 3D 서피스 스캐너에서 얻은 치열형태 정보를 토대로 컴퓨터에 가상 환자의 모형을 생성하고 수술 시뮬레이션을 가동함으로써, 악교정수술의 치료목표를 3차원으로 정밀하게 설정하고 선택할 수 있게 된 점이다.

이 시스템의 기본 원리는 cast prediction의 높은 정밀도를 virtual reality prediction에 구현하는 것이다. 먼저 하악골절단술의 시뮬레이션을 하는데, 악간관계와 좌우대칭을 고려하면서 상악골과 이부, 하악하연부에 골절단술을 추가해 최적의 수술법을 추정하는 과정을 거친다(그림 5).

이 방법은 2종류의 스캐너에서 얻은 정보를 융합해 진행하는 악교정수술의 3차원 시뮬레이션이므로 multimodal image-fusion technique이라 명명하고(Uechi 등)[19], 안면비대칭을 동반하는 악변형증 치료에 활용해 왔다(그림 6).

당시 우리는 이 시스템을 사용하면 모든 악변형증 환자에게 최적의 치료목표를 설정할 수 있고 예지적인 외과적 교정치료가 가능하다고 확신하였다.

그러나 다양한 증례에서 경험이 쌓이자, 시뮬레이션 초기에 긴밀한 교두감합을 획득할 수 있는

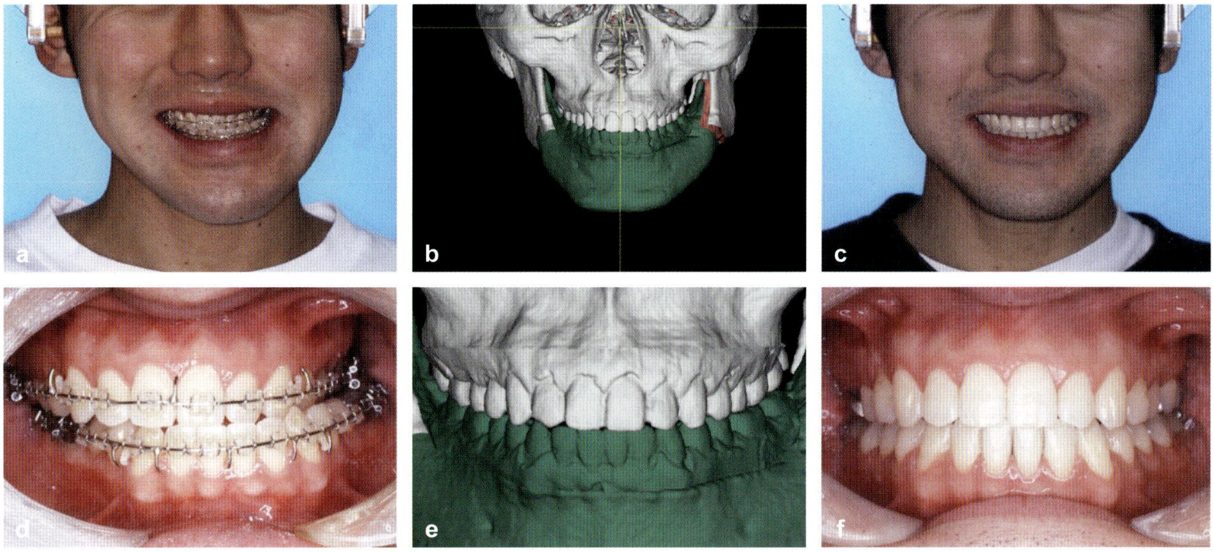

그림 6. Multimodal image-fusion technique으로 안면비대칭을 동반하는 골격성 부정교합을 치료한 예. **a,** 수술 직전 안모. **b,** 3차원적 치료목표. **c,** 수술 후 안모. **d,** 수술 직전 구강 내. **e,** 3차원적 치료목표. **f,** 수술 후 구강내.

위치로 하악 원위골편을 이동시킨 후 LeFort Ⅰ형 골절단술이나 턱성형술 등 어떠한 골절단술을 추가해도 안면대칭을 획득할 수 없는 증례가 존재한다는 것을 깨달았다.

그 일례를 소개한다.

III. 증례

1. 총생과 하악골 측방편위, 좌측 교차교합 증례

성인 여성으로, 얼굴 틀어짐과 상·하악 치열의 총생을 호소하며 내원하였다(그림 7). 하악골의 현저한 좌측편위, 상·하악 치열의 심각한 총생, 좌측 전치부부터 대구치부까지 교차교합, 치관이 붕괴되어 잔근 상태까지 우식이 진행된 하악 좌측 제1대구치를 확인할 수 있었다.

진단 결과, 총생의 해소와 치아보상의 제거를 목표로 상악 좌우 제1소구치와 예후불량으로 판단된 하악 좌측의 제1대구치를 발거하고 술전 교정치료를 개시하였다. 총생을 해소하고 발치 공간을 폐쇄해 2년의 술전 교정치료를 마쳤다(그림 8).

다음은 multimodal image-fusion technique으로 악교정수술의 시뮬레이션을 하였다. 먼저 수술 직전 가상 환자의 모형을 생성하고(그림 9), 여기에 하악지 시상분할술과 턱성형술의 virtual osteotomy를 시행해 긴밀한 교두감합을 얻을 수 있도록 교합을 기준으로 하악 원위골편을 이동시켰다(그림 10).

그 결과, 우측의 근·원위 골편 사이에 커다란 공간이 생기고 좌측 근위골편은 하악지와 엇갈리듯이 바깥쪽에 위치하여, 이런 골편의 이동은 실제 수술로는 거의 불가능하다고 판단하였다. 만약 이 기준으로 수술을 했더라도 직후에 condylar sag나 skeletal relapse가 발생하리라 쉽게

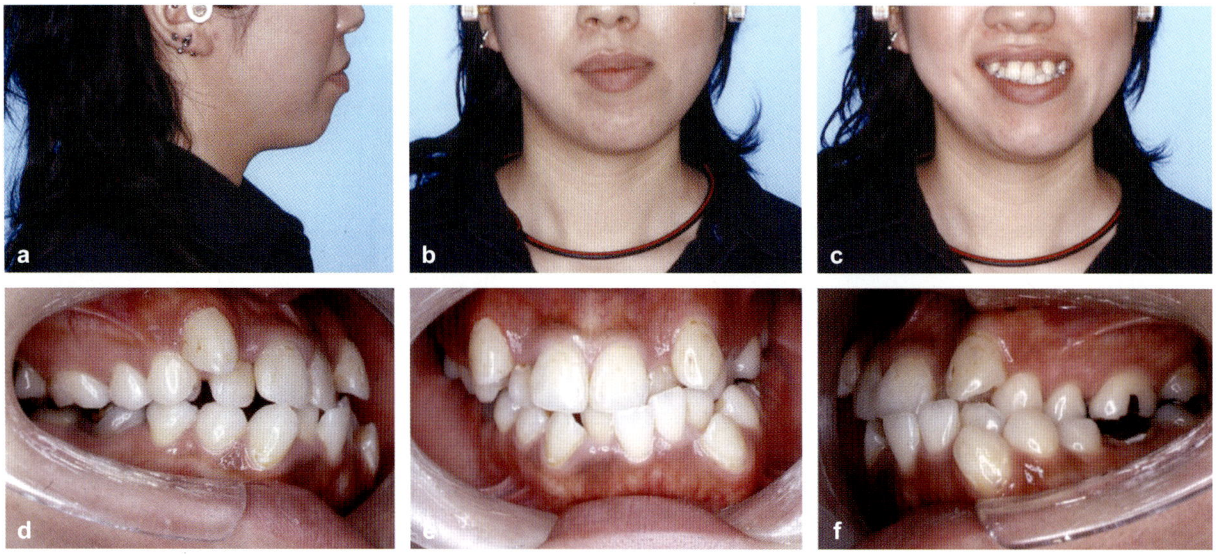

그림 7. 초진 시 안모와 구강 내. **a**, 측모. **b**, 정면. **c**, 미소 지을 때의 안면. **d**, 우측 구강 내. **e**, 정면 구강 내. **f**, 좌측 구강 내.

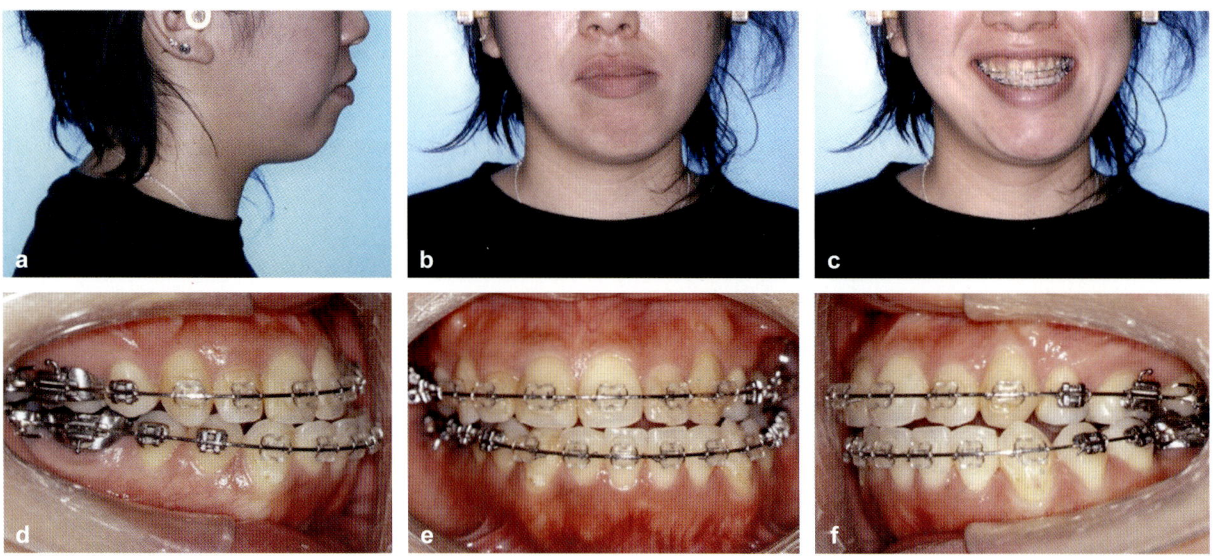

그림 8. 수술 직전 안모와 구강 내. **a**, 측모. **b**, 정면. **c**, 미소 지을의 때 안면. **d**, 우측 구강 내. **e**, 정면 구강 내. **f**, 좌측 구강 내.

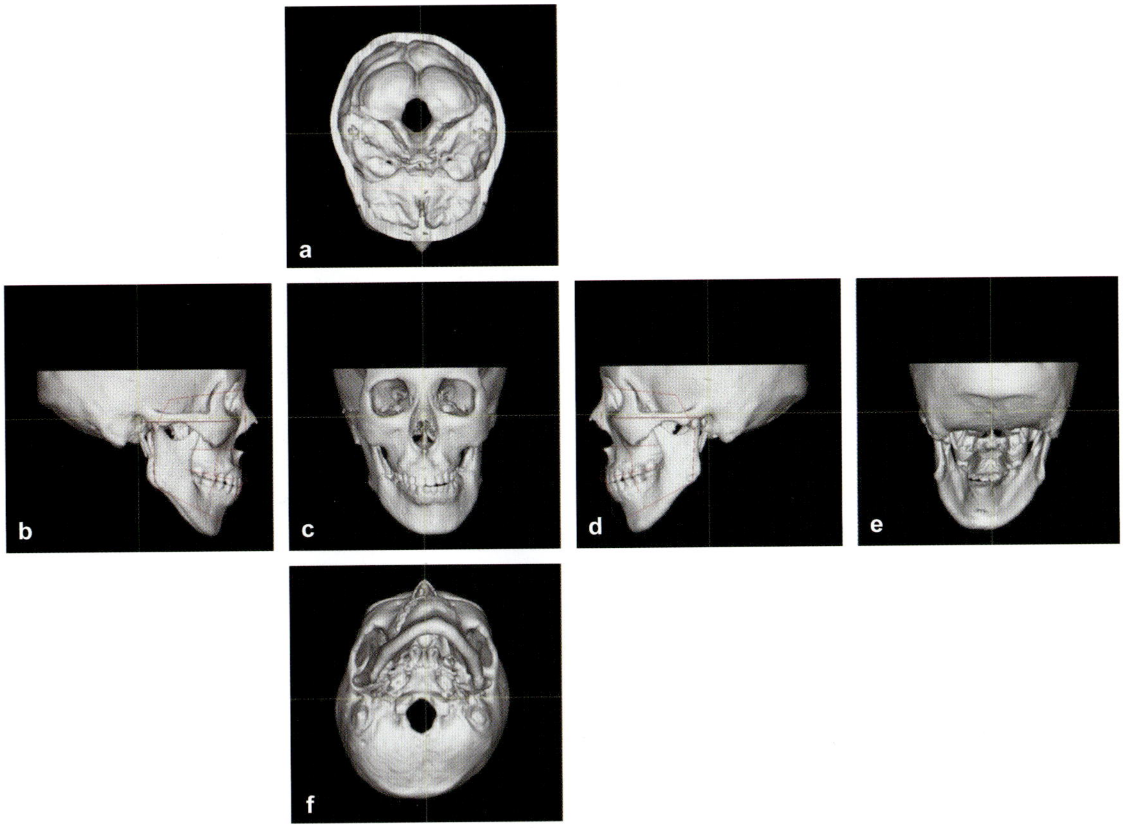

그림 9. 수술 직전 가상 환자의 모형. a, 상내면. b, 우측면. c, 전두면. d, 좌측면. e, 후면. f, 하면.

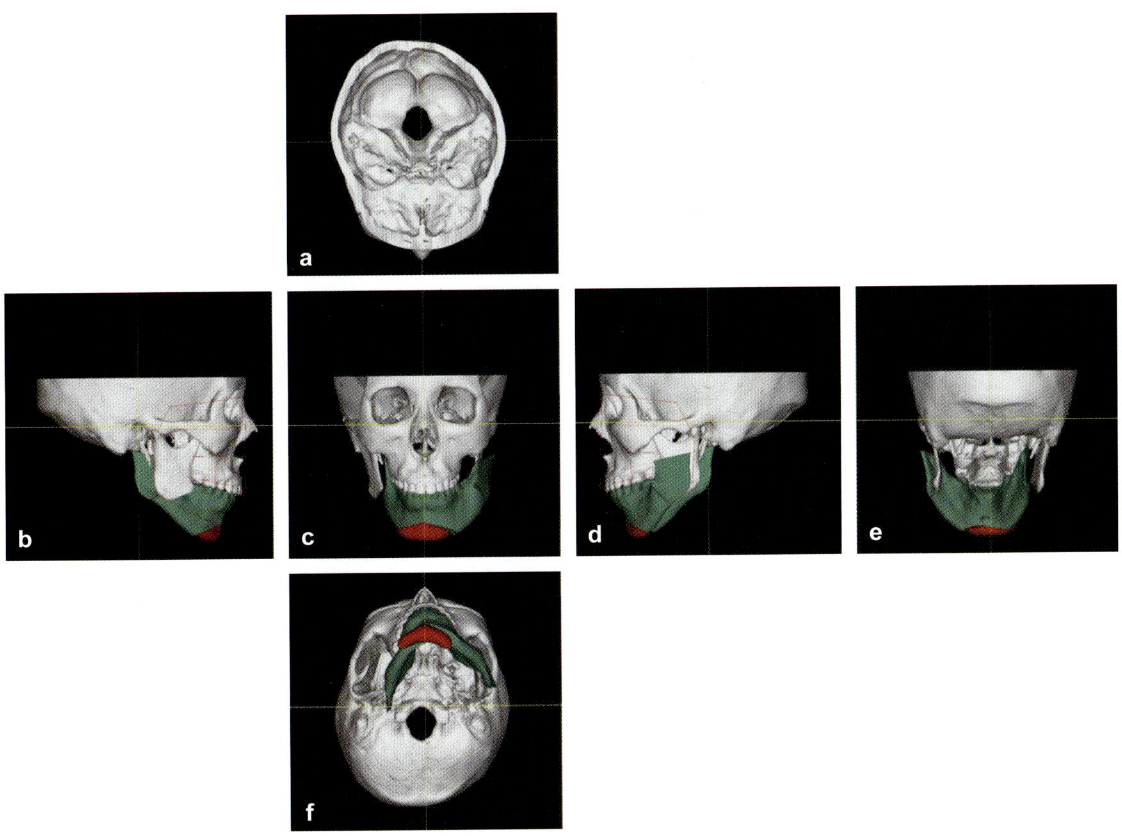

그림 10. Multimodal image-fusion technique으로 설정한 교합기준의 치료목표. a, 상내면. b, 우측면. c, 전두면. d, 좌측면. e, 후면. f, 하면.

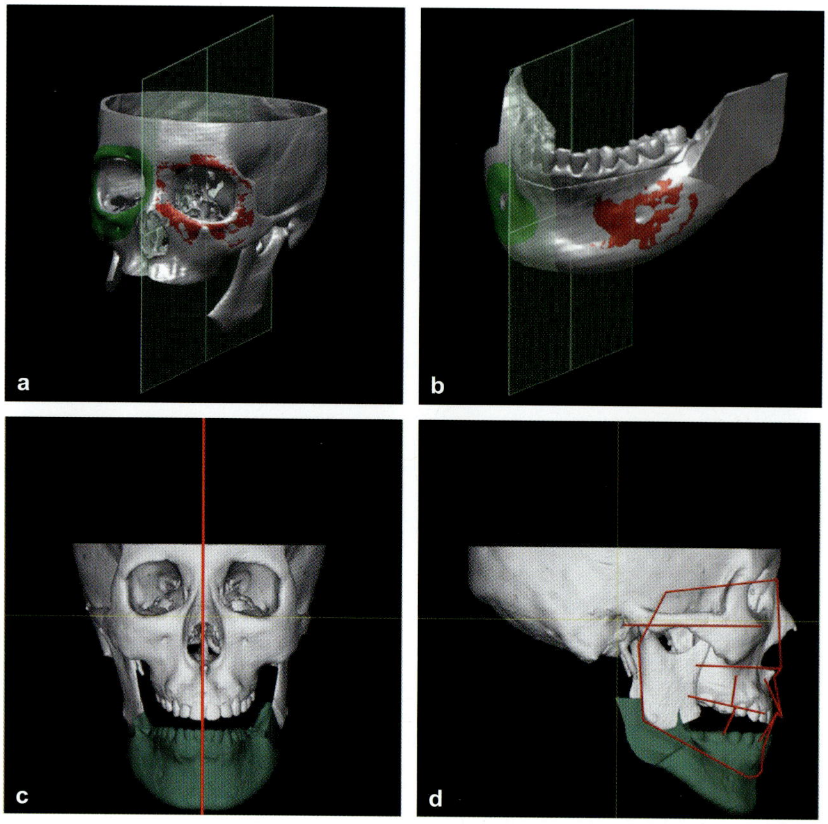

그림 11. 대안적인 치료목표의 설정. **a,** 뇌두개 상악복합체의 정중시상면을 추출한다. **b,** 하악골의 정중시상면을 추출한다. **c,** 뇌두개 상악복합체와 하악골의 좌표를 통일시킨다. **d,** 하악골의 전후적·수직적 위치를 설정한다.

상상할 수 있다. 따라서 수술목표를 재설정해야 하는 상황이 되어 술후 교정치료를 포함해 수정안을 검토하였다.

결과적으로 악교정수술을 위한 대안의 치료목표는 교합상태를 무시하고 골격의 대칭성을 기준으로 설정하여, 이로 인해 상실되는 술후의 긴밀한 교합은 술후 교정치료로 확립하기로 하였다.

재설정 순서는 아래와 같다.

먼저, 표면형상기준법(surface based method)이라는 형태학적 방법으로 뇌두개 상악복합체와 하악골 근위골편에서 정중시상평면을 추출하였다(그림 11a, b)[23,24].

다음은, 2개의 정중시상평면을 기준으로 하악 원위골편을 뇌두개 상악복합체 좌표계에 재설정하였다(그림 11c). 이를 통해 뇌두개 상악복합체에 대해 하악골 원위골편이 대칭적으로 재배치되었다.

마지막으로, 상·하악골의 전후 위치관계가 골격성 I급이 되도록 평균 profilogram을 기준으로(그림 11d) 하악골 원위골편을 수직·전후 평행이동과 X축으로 회전(pitch rotation)시켜 대안적인 치료목표를 설정하였다(그림 12).

처음에 설정한 교합기준의 치료목표와 대안적인 골격기준의 치료목표를 비교하면, 골격기준의 치료목표는 긴밀한 교합관계를 얻을 수 없지만 교합기준에 비해 양호한 좌우대칭성과 악간관계 그리고 넓은 공간과 간섭이 없는 적절한 근·원위 골편의 상대적인 위치관계를 확립할 수 있었다(그림 13).

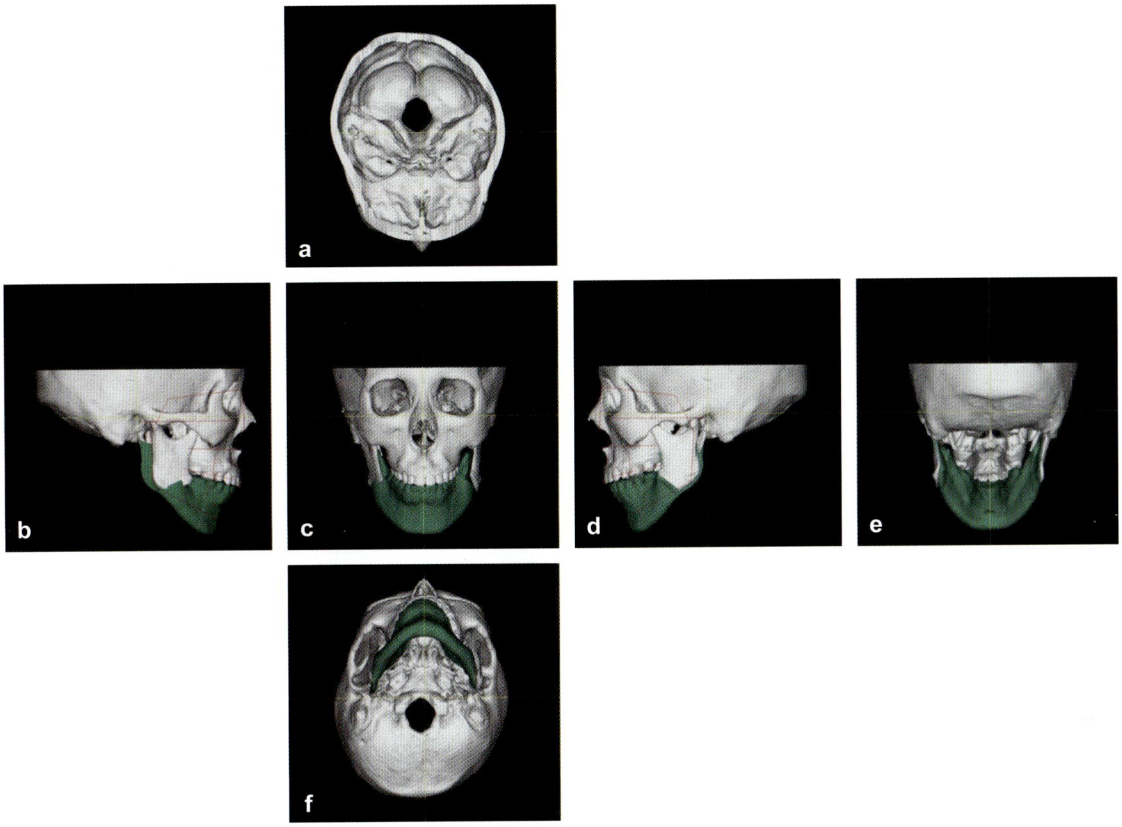

그림 12. 대안적인 골격기준의 치료목표. **a,** 상내면. **b,** 우측면. **c,** 전두면. **d,** 좌측면. **e,** 후면. **f,** 하면.

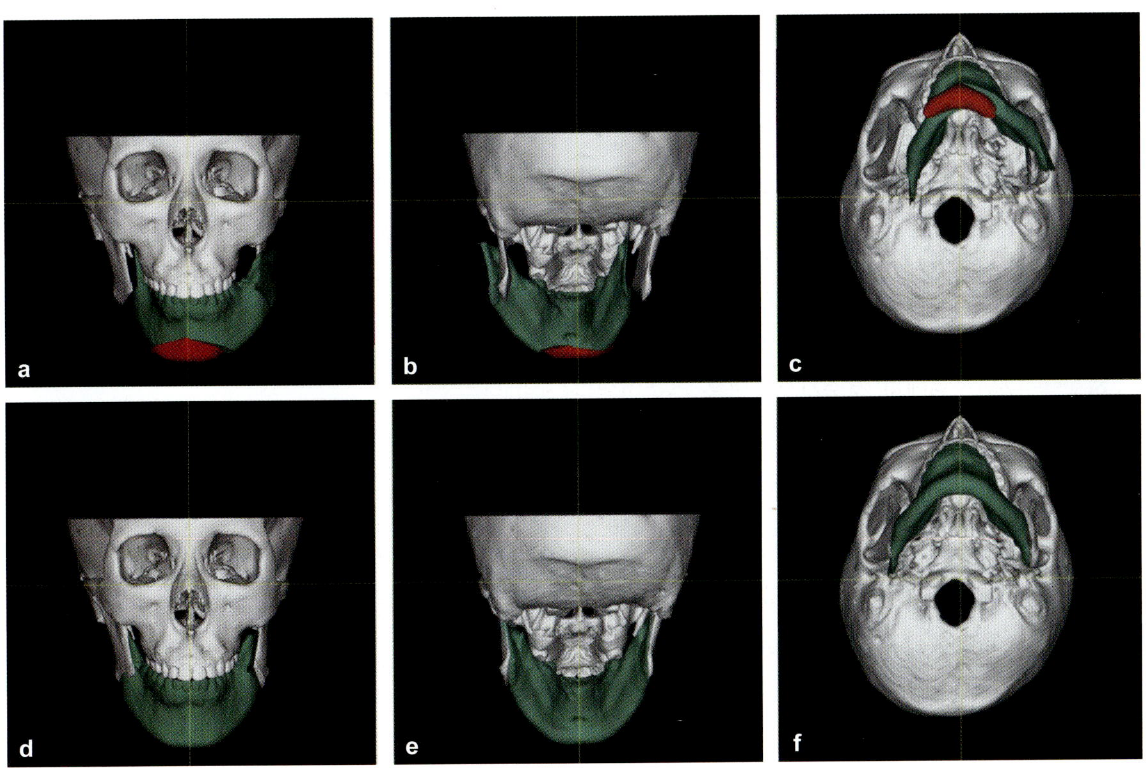

그림 13. 2개의 치료목표 비교. **a~c,** Multimodal image-fusion technique으로 설정한 교합평면의 치료목표. **d~f,** 정중시상면이 기준이 되는 대안적인 골격기준의 치료목표.

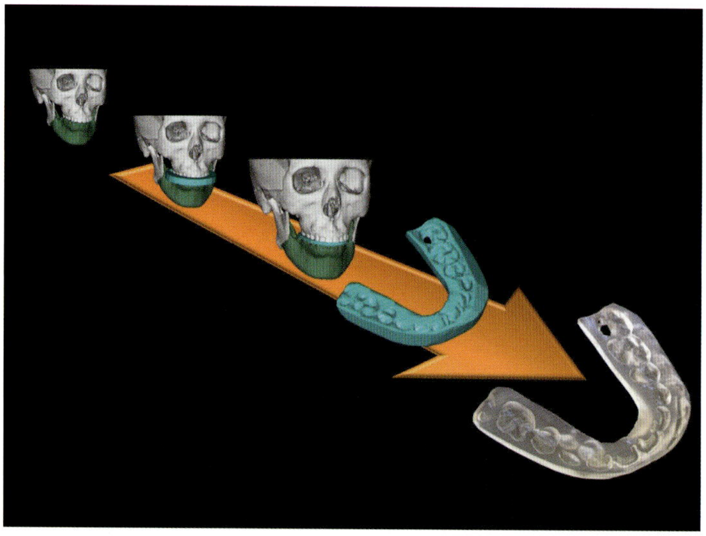

그림 14. 목표하는 상·하악 치열의 상대적 위치를 기록한 CAD/CAM surgical splint.

이번 증례는 대안적인 골격기준의 치료목표를 선택하고, 긴밀한 교합은 술후 교정으로 확립할 수 있었다.

실제 환자에게 치료목표를 보다 정확하게 재현하기 위해 목표하는 상·하악 치열의 상대적 위치관계를 기록한 스플린트 모형을 컴퓨터상에 작성해 이것을 3D 프린터로 출력하고, 골편의 위치를 결정할 때 CAD/CAM surgical splint를 사용하였다(그림 14)[25].

악교정수술 2주 후에 원하던 안면의 대칭성을 확립할 수 있었다(그림 15). 교합상태가 불안정했지만 술후 교정으로 비교적 빠른 시기에 교합을 안정시킬 수 있었다.

턱교정술 후 12개월이 지나 양호한 악간관계와 안면의 대칭성, 최적의 교합상태를 동시에 달성

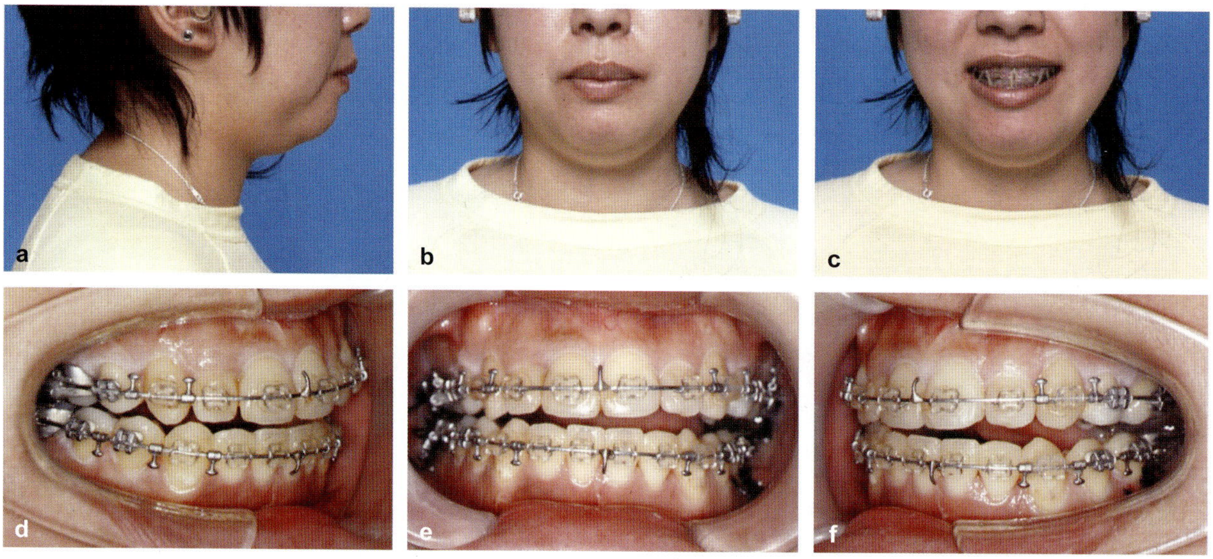

그림 15. 수술 후 2주가 경과한 안모와 구강 내. **a,** 측모. **b,** 정면. **c,** 미소 지을 때의 안면. **d,** 우측 구강 내. **e,** 정면 구강 내. **f,** 좌측 구강 내.

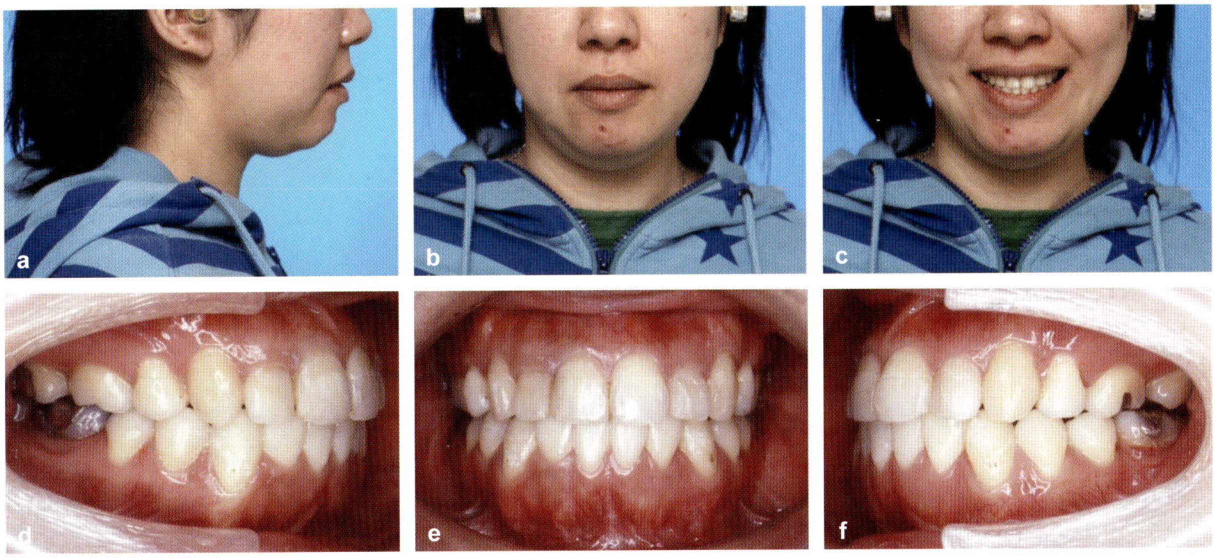

그림 16. 장치 철거 시 안모와 구강 내. a, 측모. b, 정면. c, 미소 지을 때의 안면. d, 우측 구강 내. e, 정면 구강 내. f, 좌측 구강 내.

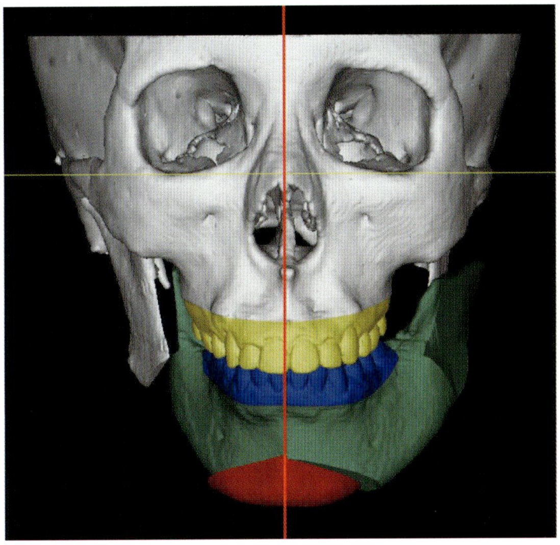

그림 17. 구성요소를 색으로 구별한 교합기준의 치료목표.

하고(그림 16) 형태·기능적으로 좋은 결과를 얻을 수 있었다.

그러나 술전 교정치료 후에 치료목표를 수정해야 했고, 총치료기간이 3년 이상으로 연장되었다. 외과적 교정치료를 효율·효과적으로 진행하려면 기존의 치료법은 여전히 개선의 여지가 있다.

처음에 설정한 교합기준의 치료목표(그림 17)에서 이번 증례의 문제점을 정리하고 고찰하였다.

이 모형에서는 긴밀한 교합상태를 얻을 수 있었지만 하악의 심각한 비대칭이 술전 모형과 다른 형태로 남아 있었다. 흰색으로 표시한 뇌두개 상악복합체와 노란색 상악 치열, 파란색 하악 치열은 정중시상평면을 기준으로 대칭을 이루지만, 녹색의 하악골 원위골편이 비대칭으로 재배열되어 있었다. 이것은 하악 치열과 하악골 사이에 부조화가 존재하고, 이 부조화는 실제로 치아보상의

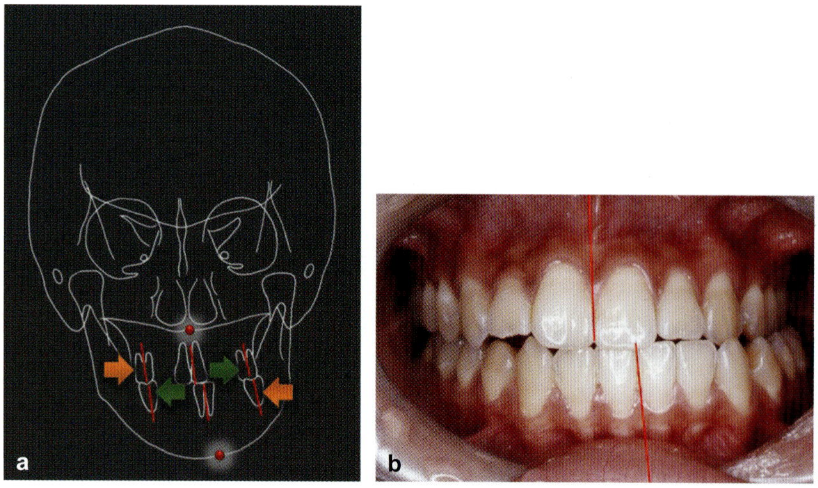

그림 18. 하악골 좌측편위 환자의 치아보상. a, 정면 세팔로 트레이스. b, 구강 내.

본질을 실증한다. 다시 말하면, 술전 교정치료에서 치아보상을 제거하지 못한 것이다.

치아보상이란 골격계의 중증 부조화를 예방하려는 치아의 자연스러운 적응 변화이고, 이 현상은 3차원으로 출현한다. 하악골이 좌측으로 편위한 증례에서는 편위측 상악 대구치가 협측으로, 하악 구치는 설측으로 경사지고, 비편위측에서는 상악 대구치가 설측으로, 하악 구치는 협측으로 기운다(그림 18).

수평적 치아보상이 있는 안면비대칭 환자의 술전 교정치료에서는 술후에 좌우대칭성을 얻을 수 있도록 대구치를 그 지지골에 대해 적절하게 직립해야 한다. 그러나 이런 증례의 대구치에 작용하는 뺨과 혀의 압력의 비율은 편위측과 비편위측에 차이가 있고, 그 차이와 협측경사 사이에 상관관계가 있다는 것이 선행 연구로 밝혀졌다[26,27].

따라서 설근이나 협근, 교근, 구륜근 등 구강주위근의 기능압이 대구치에 지속적으로 작용하는 구강환경에 대치하면서 대구치를 적절하게 직립하기가 매우 어렵다고 해석할 수 있다.

이번 증례에서 배운 점을 정리하면, ① 수술 직전에 치아보상이 남아 있는 경우는 교합기준의 치료목표를 적용하기가 곤란하다. ② 술전 치아보상의 제거는 매우 까다로운 작업인데, 그것은 근기능압의 불균형이 목표하는 치아이동에 저항하기 때문이다(그림 19a). ③ 치아를 목표하는 대로 효율적·효과적으로 이동시키려면 술후 교정 시 치아보상을 제거하는 것이 하나의 선택지가 될 수 있다.

도식으로 그 이유에 대하여 해설하였다(그림 19b).

술전 교정을 생략하고 하악을 이상적인 악위로 재배치했을 때 근기능압의 방향은 목표하는 치아이동 방향과 일치하고, 치아를 효과적으로 이동시킬 수 있다고 생각한다. 전후의 악간관계에 부조화가 있는 증례의 decompensation에도 이 내용을 적용할 수 있다(그림 20). 이 경우도 술후 교정에서는 근기능압의 벡터와 목표하는 치아이동 방향이 전후로 일치하고, 근기능압이 치아보상의 제거에 효과가 있음을 충분히 이해할 수 있다.

이런 이유에서 우리는 술전·술후에 변화하는 근기능압을 적절하게 활용하는 치료법을 새로운 선택지에 추가하였다. 그 치료 증례를 소개한다.

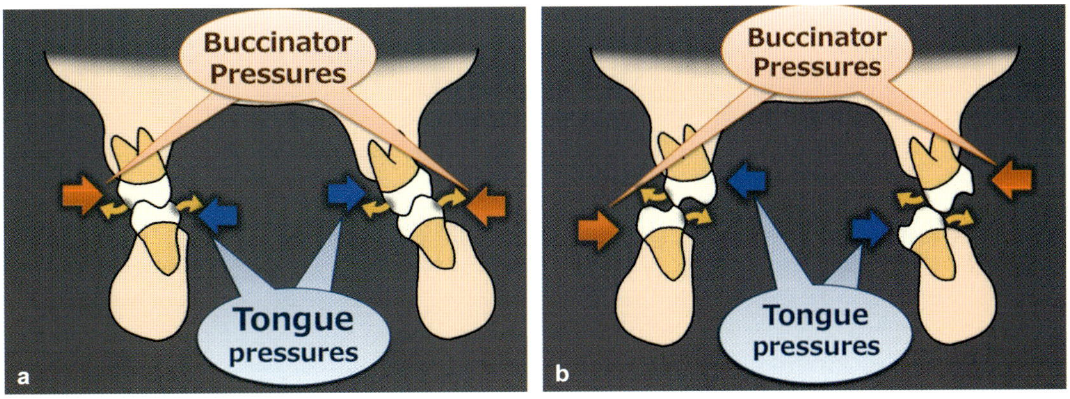

그림 19. 하악골 좌측편위 증례에 대한 치아보상의 해소. **a,** 술전 교정의 decompensation. **b,** 술후 교정의 decompensation.

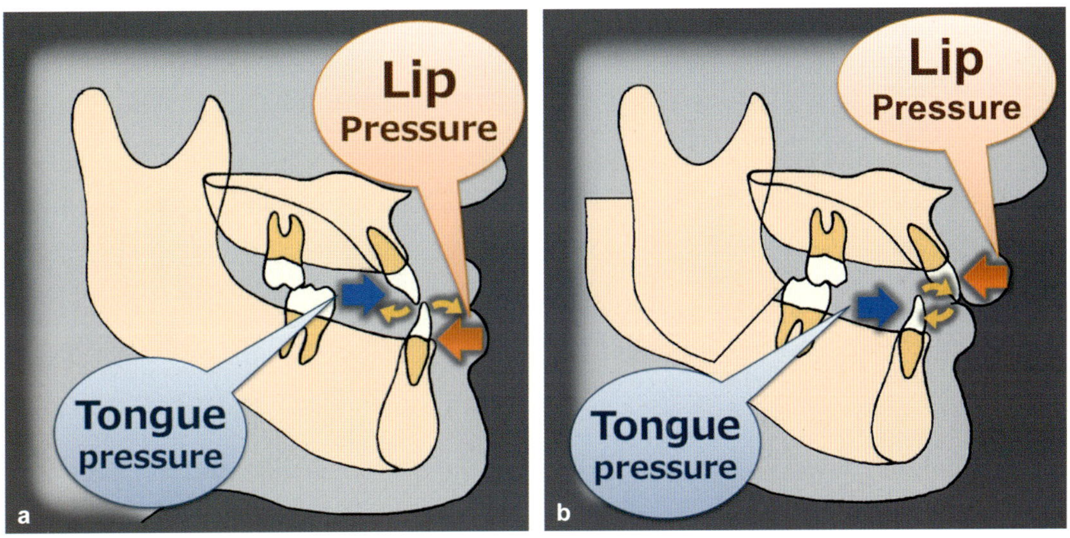

그림 20. 골격 Ⅲ급 증례에 대한 치아보상의 해소. **a,** 술전 교정의 decompensation. **b,** 술후 교정의 decompensation.

2. 전치부 반대교합을 동반하는 Class Ⅲ 증례

성인 남성으로, 반대교합을 호소하며 내원하였다(그림 21). 골격계와 치계 모두 Ⅲ급, 상악 전치가 순측경사, 하악 전치가 설측경사를 보이는 전치부 반대교합 증례이고, 상·하악 전치부에 공간이 존재한다. 따라서 상악 공간을 닫으면 상악 전치가 설측으로 기울어 치축을 시정할 수 있지만, 하악 공간을 폐쇄한 경우에는 하악 전치가 설측으로 더 기울어 하악의 후퇴량을 충분히 확보할 수 없다고 예측하였다.

이런 문제에 대해서는 하악 치열에 흩어져 있는 공간을 폐쇄하는 것이 아니라 한곳으로 집결시켜, 하악 전치의 전후 위치와 경사를 유지하는 방향으로 술전 교정치료를 개시하였다.

하악에서는 레벨링과 병행해 치료 개시 12주부터 오픈코일과 고무 체인을 사용해 공간을 제2소구치와 제1대구치 사이에 집약시켰다. 상악은 치료 개시 18주부터 공간을 폐쇄하고 술전 교정을 종료하였다(그림 22). 술전 교정의 치료기간은 23주였다(그림 23).

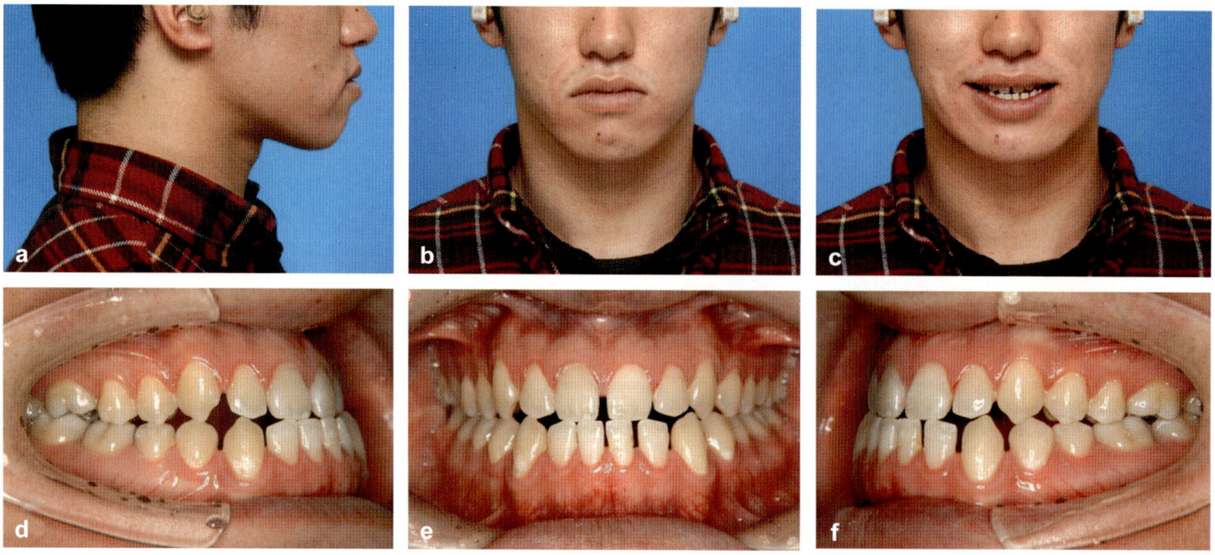

그림 21. 초진 시 안모와 구강 내. **a,** 측모. **b,** 정면. **c,** 미소 지을 때의 안면. **d,** 우측 구강 내. **e,** 정면 구강 내. **f,** 좌측 구강 내.

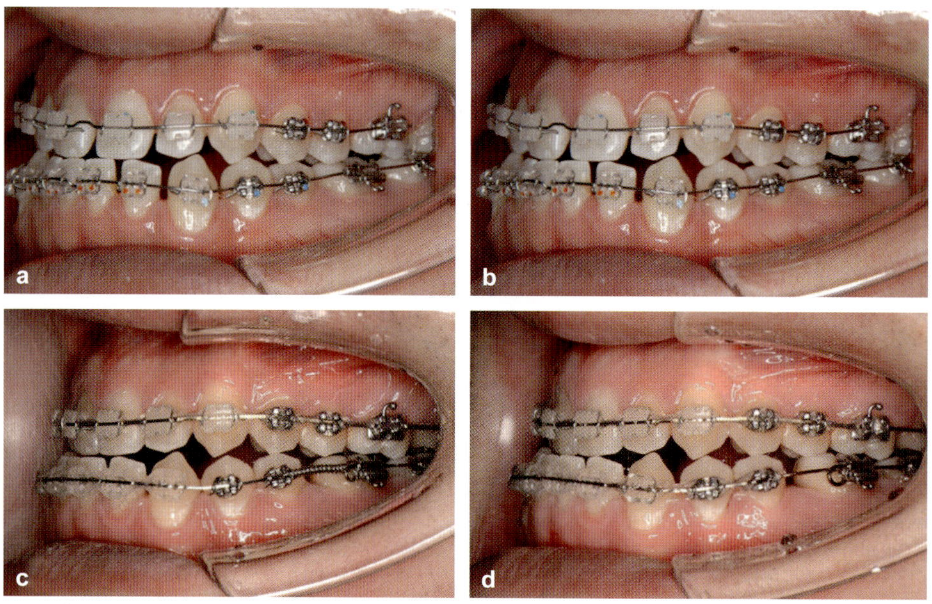

그림 22. 술전 교정치료. **a,** 장치 장착. **b,** 치료 개시 3주. **c,** 치료 개시 12주. **d,** 치료 개시 21주.

그래서 컴퓨터 지원 진단·치료계획수립·수술(CAD/CAP/CAS) 시스템을 사용해 악교정수술을 위한 최종 목표를 설정하였다. 수술 직전 가상 환자의 모형을 구축하고(그림 24), 이에 대해 virtual osteotomy(BSSO)를 시행하였다.

그림 11의 방법처럼 뇌두개 상악복합체와 하악골에서 정중시상평면을 추출하고 동일한 좌표계에서 읽었다. 좌우대칭성을 유지하면서 골격성 I급의 악간관계를 얻을 수 있도록 하악골을 이동시켜 골격기준의 치료목표를 설정하였다(그림 25).

술후 교정은 악교정수술 후 2주부터 개시하고 악간고무와 고무 모듈, 고무 체인을 병용하면서

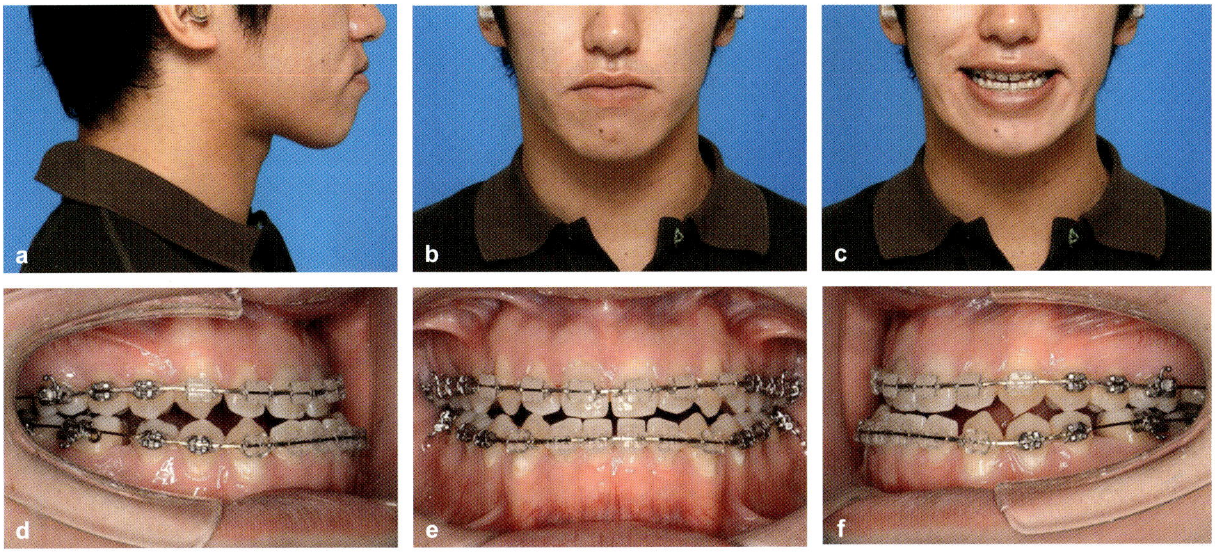

그림 23. 수술 직전 안모와 구강 내(치료 개시 23주). **a,** 측모. **b,** 정면. **c,** 미소 지을 때의 안면. **d,** 우측 구강 내. **e,** 정면 구강 내. **f,** 좌측 구강 내.

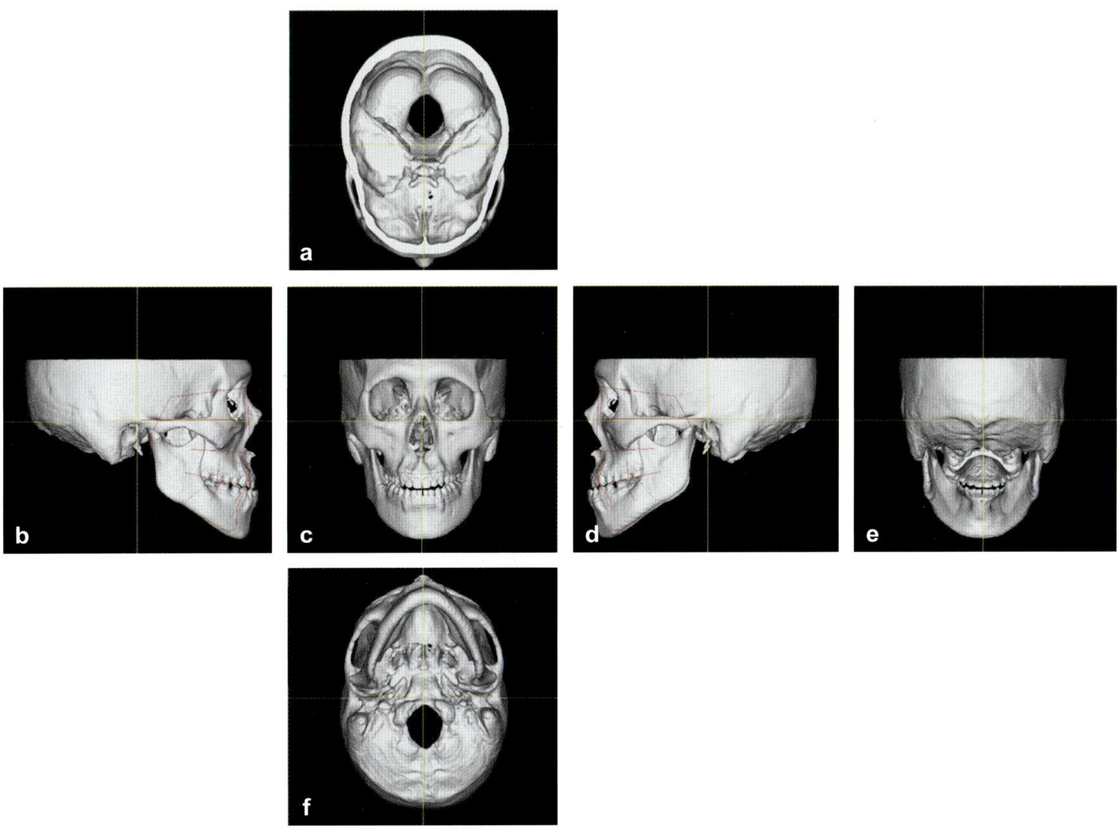

그림 24. 수술 직전 가상 환자의 모형. **a,** 상내면. **b,** 우측면. **c,** 전두면. **d,** 좌측면. **e,** 후면. **f,** 하면.

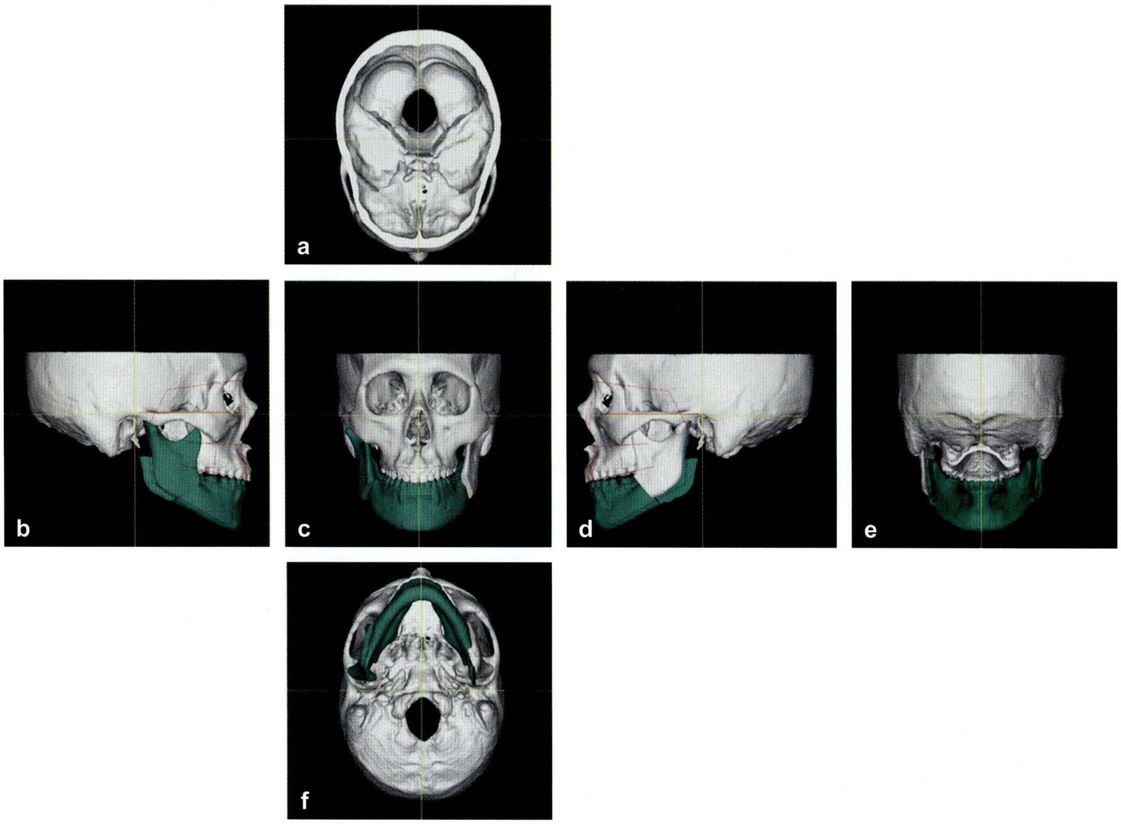

그림 25. 골격기준의 치료목표. **a,** 상내면. **b,** 우측면. **c,** 전두면. **d,** 좌측면. **e,** 후면. **f,** 하면.

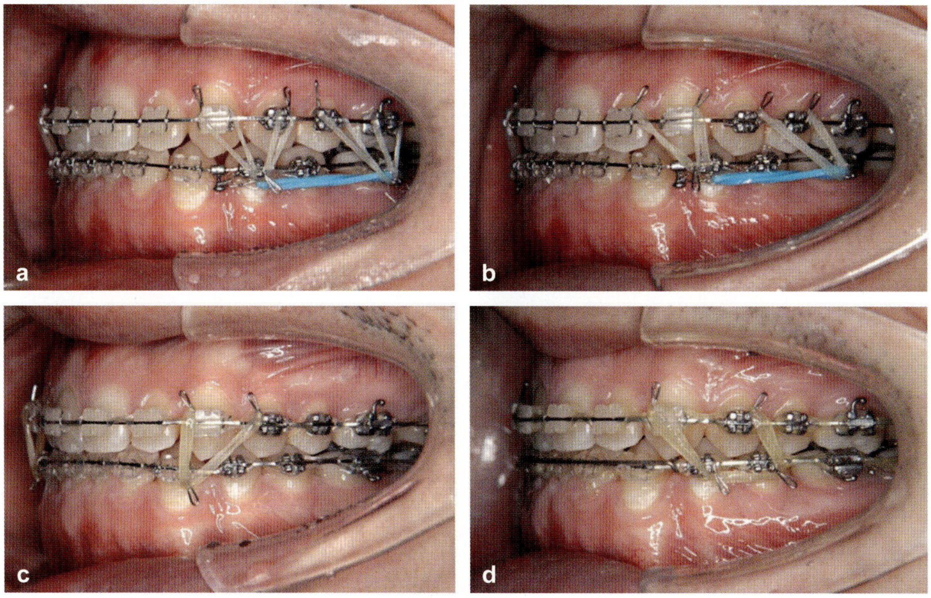

그림 26. 술후 교정치료. **a,** 술후 교정 개시. **b,** 술후 교정 개시 5주. **c,** 술후 교정 개시 7주. **d,** 술후 교정 개시 10주.

하악의 공간을 폐쇄하였다(그림 26). 술후 교정의 치료기간은 10주, 장착 설치에서 철거까지 동적 치료기간은 40주로 비교적 짧은 기간에 치료를 끝낼 수 있었다(그림 27).

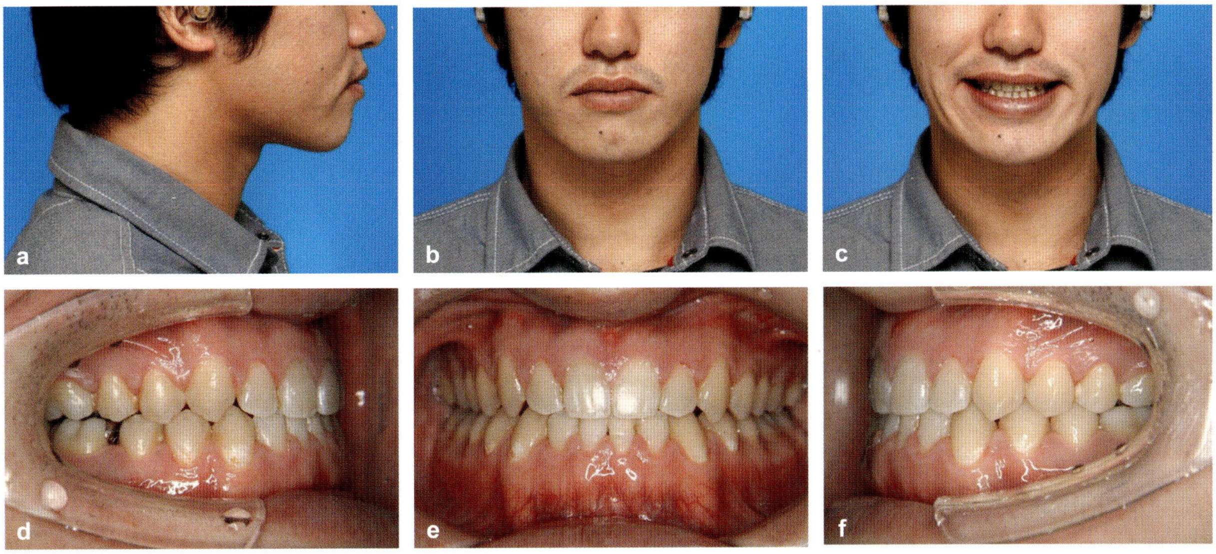

그림 27. 수술 직전 안모와 구강 내(치료 개시 40주). **a,** 측모. **b,** 정면. **c,** 미소 지을 때의 안면. **d,** 우측 구강 내. **e,** 정면 구강 내. **f,** 좌측 구강 내.

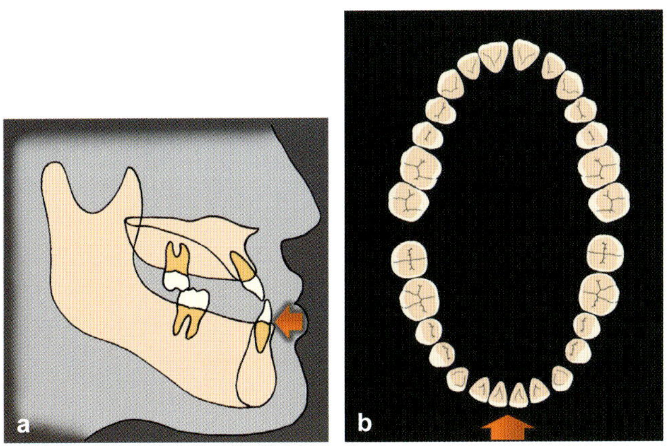

그림 28. 초진상태. **a,** 측면 세팔로 모식도. **b,** 상·하악 치열의 모식도(주황색 화살표: 구순압).

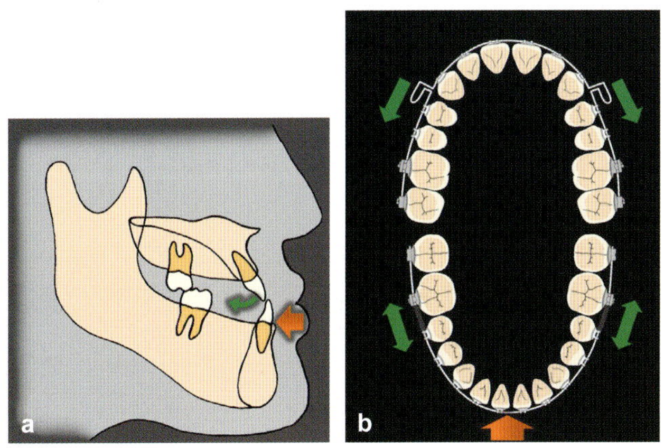

그림 29. 술전 교정치료. **a,** 측면 세팔로 모식도. **b,** 상하악 치열의 모식도(주황색 화살표: 구순압, 녹색 화살표: 치아이동 방향).

치료를 요약하면 다음과 같다. 이번 증례는 골격성 Ⅲ급에서 관찰되는 전형적인 치아보상을 보이면서도 하악 치열에 공간이 있었다(그림 28). 이 공간을 폐쇄하면 치아보상이 더 심해지고, 악간관계를 개선할 정도의 하악 후퇴량을 충분히 확보할 수 없다고 예상하였다.

따라서 술전 교정에서는 하악 절치의 전후 위치를 유지하기 위해 하악 치열에 산재해 있던 공간을 폐쇄하지 않고, 일단은 제2소구치와 제1대구치 사이에 집약시킴과 동시에(그림 29) 상악 치열의 공간을 폐쇄하였다(그림 30).

술후에는 치아에 작용하는 혀와 구강주위근의 기능압의 밸런스가 변화하므로, Ⅱ급 고무를 병용해 하악 전치의 전후 위치를 유지하면서 대구치를 근심으로 이동시켜 하악 치열의 공간을 폐쇄하였다(그림 31). 양호한 악간관계와 상·하악 치열의 조화를 동시에 달성할 수 있었다(그림 32).

하악골의 중첩(그림 33)을 보면 술전 교정에서는 전치와 대구치의 전후 위치를 유지하고(그림

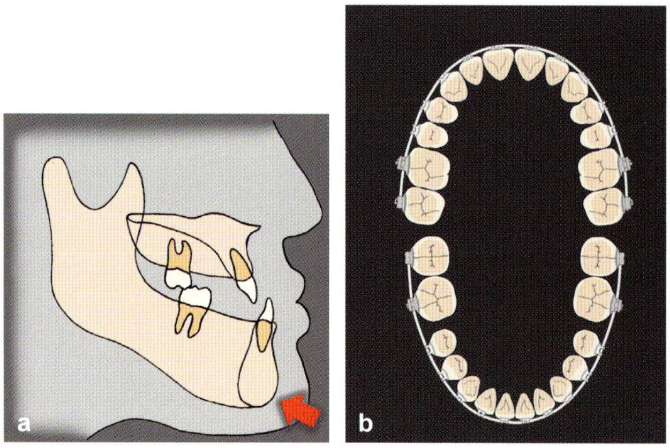

그림 30. 수술 직전. **a,** 측면 세팔로 모식도(빨간색 화살표: 하악골의 이동방향). **b,** 상·하악 치열의 모식도.

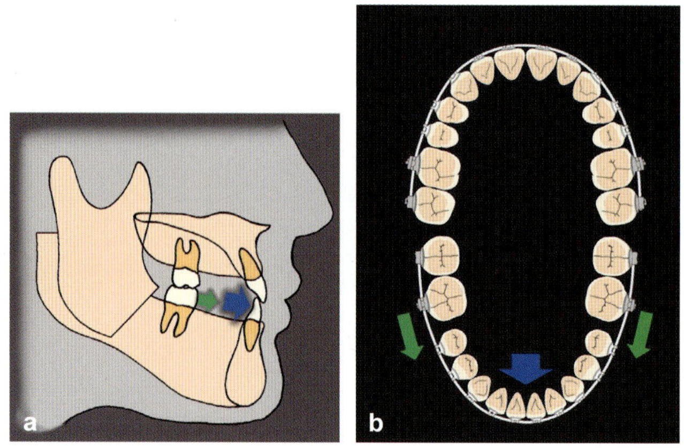

그림 31. 수술 직후. **a,** 측면 세팔로 모식도. **b,** 상·하악 치열의 모식도(파란색 화살표: 항진한 혀의 기능압, 녹색 화살표: 치아이동 방향).

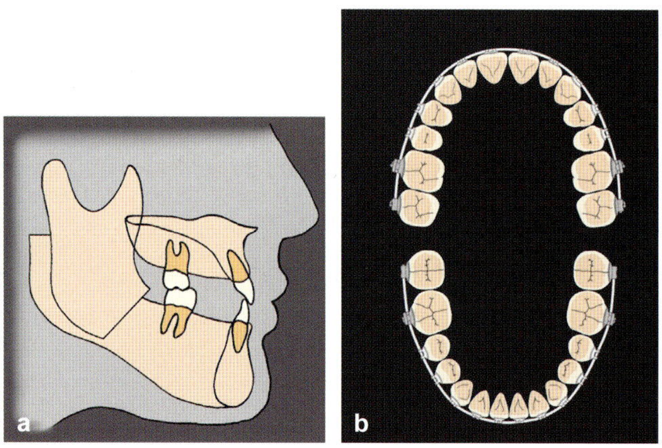

그림 32. 동적 치료 종료 시. **a,** 측면 세팔로 모식도. **b,** 상·하악 치열의 모식도.

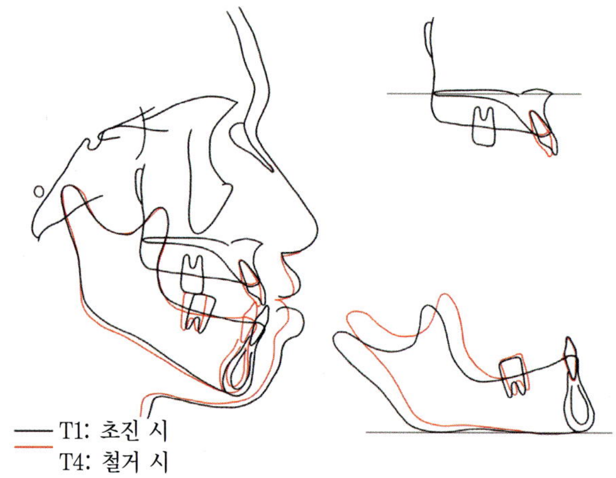

그림 33. 측면 세팔로의 중첩.

33a), 술후 교정에서는 전치의 전후 위치를 유지하면서 대구치를 근심으로 이동시켜 공간을 폐쇄할 수 있었다(그림 34b).

이렇게 단기간에 치료를 종료할 수 있었던 이유는 악간고무의 사용 등 환자의 협조를 구할 수 있었던 점과, 치아에 대한 혀와 구강주위근의 작용이 술전과 술후에 크게 변한 것이 치아이동에 적절하게 작용했기 때문이라 생각한다.

술전, 교정치료를 완전히 생략한 외과적 교정치료(surgery first approach)[22,23,29]는 수술 직전에 교합과 안모의 악화, 이로 인한 환자의 삶의 질 저하 그리고 치료기간의 장기화 등 다양한 문제를 일거에 해결하는 혁명적인 치료법이다.

이 치료법도 본문에 제시된 방법처럼 치료 효율의 향상이 가져온 결과이다.

골격기준의 치료목표 설정과 술후 교정을 중시하는 외과적 교정치료의 방법과 순서는 앞으로 악변형증 치료를 발전시키는 데 중심적인 역할을 하리라 기대한다[30].

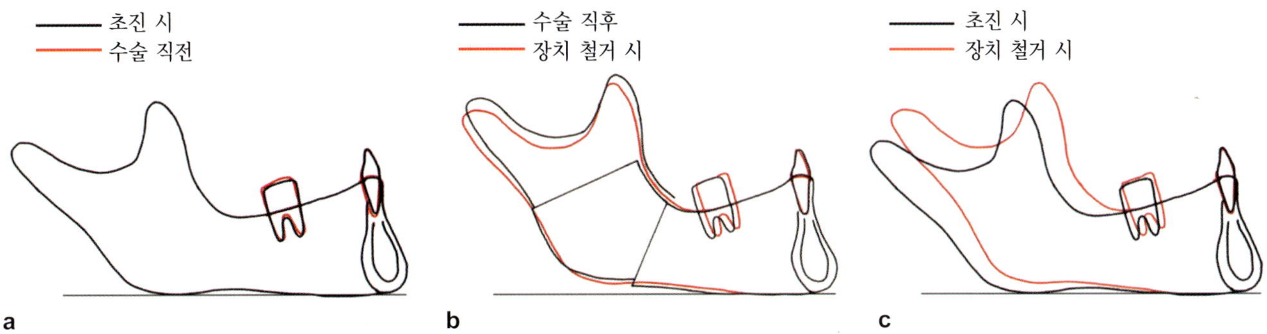

그림 34. 하악골의 중첩. a, 초진 시와 수술 직전. b, 수술 직후와 장치 철거 시. c, 초진 시와 장치 철거 시.

IV. 결론

마지막으로 내용을 정리하면, 악간관계에 부조화가 있는 개체도 기능적인 구강환경을 유지하기 위해 치아의 위치와 경사를 보상적으로 변경한다. 그렇다면 치아는 악골의 위치와 악골에 관련된 기능압에 대해 순순히 반응하고 자신의 위치와 경사를 변화시키는 성질이 있다고 해석할 수 있다.

이 성질을 활용해 조건이 좋은 환경에서 치아를 이동시킬 수 있다면 효율적인 치아이동이 가능하고, 동적 교정치료기간을 크게 단축하면서 치계와 골격계의 조화를 동시에 실현할 수 있다고 확신한다.

참고문헌

1) Proffit WR, et al : Contemporary treatment of dentofacial deformity, 1st ed, C.V. Mosby, St. Louis, P172-244, 2002.
2) 菅原準二, 川村 仁 : 現代外科的矯正治療の理論と実際, 東京臨床出版 2000.
3) Jacobs JD, Sinclair PM : Principles of orthodontic mechanics in orthognathic surgery cases, Am J Orthod 84 : 399-407, 1983.
4) Ishikawa H, Nakamura S, Iwasaki H, Kitazawa S, Tsukada H, Sato Y : Dentoalveolar compensation related to variations in sagittal jaw relationships, Angle Orthod 69 : 534-538, 1999.
5) Ceylan I, Yavuz I, Arslan F : The effects of overjet on dentoalveolar compensation, Eur J Orthod 25 : 325-330, 2003.
6) Enlow DH, Kuroda T, Lewis AB : The morphological and morphogenetic basis for craniofacial form and pattern, Angle Orthod 41 : 161-188, 1971.
7) Enlow DH, Kuroda T, Lewis AB : Intrinsic craniofacial compensations, Angle Orthod 41 : 271-285, 1971.
8) Beckmann SH, Segner D : Changes in alveolar morphology during open bite treatment and prediction of treatment result, Eur J Orthod 24 : 391-406, 2002.
9) Asanza S, Cisneros GJ, Nieberg LG : Comparison of Hyrax and bonded expansion appliances, Angle Orthod 67 : 15-22, 1997.
10) 阿部朗子, 玉置幸雄, 尾崎正雄, 石川博之 : 顎態模型の三次元形状計測による下顎側方偏位症例における歯系の補償の検討, Orthodontic waves 70 : 97-111, 2011.
11) Masumoto, T : Dental Compensation of Molars in the Case of Mandibular Lateral Shift, Nihon Univ J Oral Sci 27 : 151-160, 2001.
12) Miner RM, Al Qabandi S, Rigali PH, Will LA : Cone-beam computed tomography transverse analysis, Part I, Normative data, Am J Orthod Dentofac Orthop 142 : 300-307, 2012.
13) 不島健持, 秋本 進, 高本建雄, 佐藤貞雄, 鈴木祥井 : 下顎側方偏位症例の形態的特徴および顎関節症状の発現−貌頭部X線規格写真による分析−, 日矯歯誌 48 : 322-328, 1989.

14) Chate RA : Facial scoliosis due to sternocleidomastoid torticollis: a cephalometric analysis, Int J Oral Maxillofac Surg 33 : 338-343, 2004.

15) Worms FW, Isaacson RJ, Speidel TM : Surgical orthodontic treatment planning, profile analysis and mandibular surgery, Angle Orthod 46 : 1-25, 1976.

16) Kwon TG, Park HS, Ryoo HM, Lee SH : A comparison of craniofacial morphology in patients with and without facial asymmetry, a three-dimensional analysis with computed tomography, Int J Oral Maxillofac Surg 35 : 43-48, 2006.

17) Park SH, Yu HS, Kim KD, Lee KJ, Baik HS : A proposal for a new analysis of craniofacial morphology by 3-dimensional computed tomography. Am J Orthod Dentofac Orthop 129 : 600, e23-34, 2006.

18) Damstra J, Fourie Z, De Wit M, Ren Y : A three-dimensional comparison of a morphometric and conventional cephalometric midsagittal planes for craniofacial asymmetry, lin Oral Investig 16 : 285-294, 2012.

19) Uechi J, Okayama M, Shibata T, Muguruma T, Hayashi K, Endo K, Mizoguchi I : A novel method for the 3-dimensional simulation of orthognathic surgery by using a multimodal image-fusion technique, Am J Orthod Dentofac Orthop 130 (6): 786-798, 2006.

20) 今野正裕, 上地 潤, 辻 祥之, 柴田考典, 溝口 到 : 顔面非対称を伴う不正咬合症例におけるデンタルコンペンセーションの三次元形態分析, 日本顎変形症学会雑誌 24 (1): 37-45, 2014.

21) Uechi J, Tsuji Y, Konno M, Hayashi K, Shibata T, Nakayama E, Mizoguchi I : Generation of virtual patient models for planning orthognathic surgery using a modified multimodal image fusion technique, Int J Oral Maxillofac Surg 44 (4): 462-469, 2014.

22) Sachdeva R, Kubota T, Uechi J : BioDigital Orthodontics Management of skeletal deformities with orthognathic surgery-fusion model, part 1, Orthodontic Practice US 6 (4): 26-32, 2015.

23) De Momi E, Chapuis J, Pappas I, Ferrigno G, Hallermann W, Schramm A, Caversaccio M : Automatic extraction of the mid-facial plane for cranio-maxillofacial surgery planning, Int J Oral Maxillofac Surg 35 : 636-642, 2006.

24) 辻 祥之, 上地 潤, 北所弘行, 溝口 到, 柴田考典 : 表面形状基準法を用いた頭蓋顔面硬・軟組織の正中矢状平面の抽出とその一致度, 日本顎変形誌 22 : 200-207, 2012.

25) 上地 潤 : 光造形を活用した外科的矯正治療支援ツールの開発, 北海道医療大学歯学会雑誌 27 (2): 127-128, 2008.

26) Takada J, Ono T, Takahashi S, Honda E, Kurabayashi T : Changes in horizontal jaw position and intraoral pressure, Angle Orthod 78 : 254-261, 2008.

27) Takada J, Ono T, Miyamato JJ, Yokota T, Moriyama K : Association between intraoral pressure and molar position and inclination in subjects with facial asymmetry, Eur J Orthod 33 : 243-249, 2011.

28) Nagasaka H, Sugawara J, Kawamura H, Nanda R : "Surgery first" skeletal ClassIII correction using the Skeletal Anchorage System, J Clin Orthod 43 (2): 97-105, 2009.

29) Sugawara J, Aymach Z, Nagasaka H, Kawamura H, Nanda R : "Surgery first" orthognathics to correct a skeletal classII malocclusion with an impinging bite, J Clin Orthod 44 (7): 429-38, 2010.

30) 上地 潤 : 術後矯正を重視した骨格基準の外科的矯正治療, J Orthod Pract 31 (5): 57-66, 2015.

4
MOP(Micro-osteoperforation)

Takao Kubota(久保田隆朗)
뉴어즈교정치과(후쿠오카현 야메시)

물리적 손상을 가하고 그 치료기전을 이용해 치아이동 속도를 높이는 방법으로 corticotomy가 잘 알려져 있다. 그러나 외과적 수술법에 익숙하지 않은 교정의라면 임상에서 시행하는 것을 주저할 수밖에 없다.

따라서 교정의도 실천할 수 있는 비교적 간단한 방법인 치조골에 구멍을 뚫는 micro-osteo-perforation을 소개한다.

I. 골개조 현상을 촉진하는 micro-osteoperforation(MOP)

치조골에 직경 1.5mm 이하의 작은 구멍을 뚫어(alveocentesis) 사이토카인의 활성을 촉진하고 골개조 현상을 유도하는 방법을 임상에 응용한 것이 Propel 시스템이다(그림 1).

미국에서는 Propel 시스템이 기존의 교정치료보다 치아이동 속도를 50~60% 높인다는 보고가 있었다[1]. 또한 이 시스템은 진료실에서 몇 분 내에 시술할 수 있고, 술후 환자가 느끼는 위화감도 적다. 더구나 TAD, Invisalign, Suresmile®을 비롯해 기존의 치료법과 병행할 수 있다.

Propel 장치를 그림 2에 소개한다. 초기형 Propel 장치(A)는 손잡이 끝에 삽입하는 깊이를 조정하는 3, 5, 7mm 다이얼이 있다. 목표한 깊이에 드릴이 도달하면 LED 조명이 켜져 술자가 드릴의 삽입량을 쉽게 알 수 있다. 그러나 이 장치는 일회용이므로 전체를 멸균해야 하고 단가가 높다.

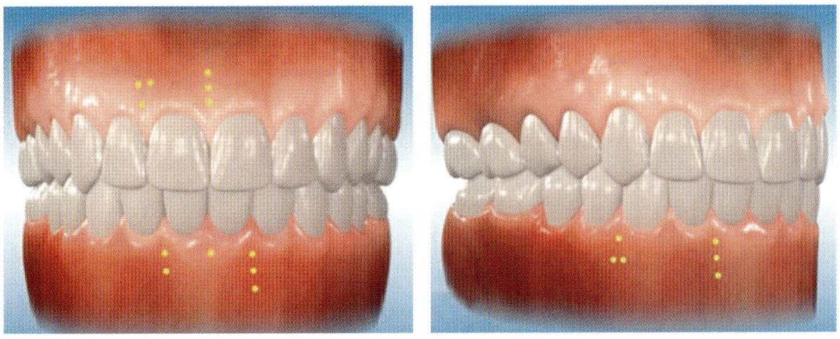

그림 1. Micro-osteoperforation(MOP): Propel 시스템. 치조골의 천공부를 노란색 점으로 표시하였다.

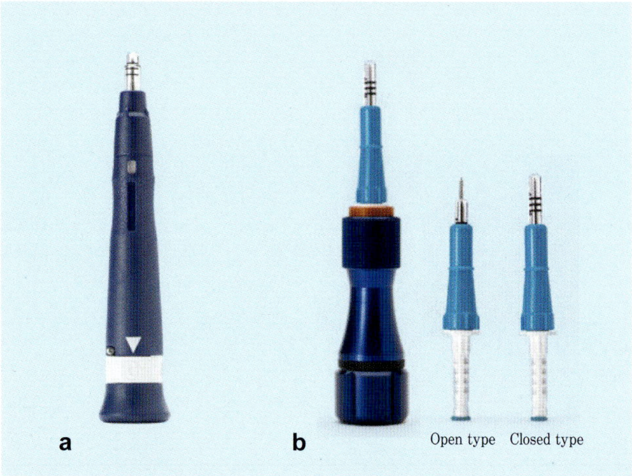

그림 2. Propel 장치. **a,** Excellerator. 목표한 깊이에 도달하면 LED 램프가 켜진다. **b,** Excellerator RT. 끝의 드릴부를 분리해 멸균할 수 있다.

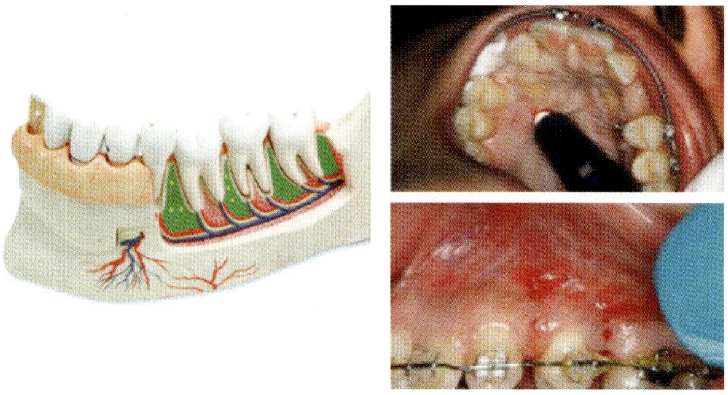

그림 3. 치조골의 천공부: 혈관신경의 주행을 피한다.

이러한 이유로 드릴만 교환해 사용하는 타입으로 개량되었다(B). 이 장치는 드릴 선단의 소켓부에 3, 5, 7mm 표시가 있어 그 깊이까지 골을 뚫는다.

II. Propel의 사용 순서

① X선으로 삽입부위를 검토한다.

② 환자는 클로르헥시딘(ConCool®)으로 입을 헹궈 살균한다.

③ 표면마취하고 혈관신경의 주행에 주의하면서 alveocentesis 한다(그림 3). 적어도 2부위 이상 천공하는 것이 좋다. 필요하다면 국소마취 후에 천공한다. 전치부는 3mm, 구치부는 5mm, 구개부는 7mm를 권장하는데, 익스플로러로 직접 치은의 두께를 측정하고 적어도 2mm 정도 천공한다. 시계방향으로 천공하는데, LED 조명의 점등과 indicator 표시를 참고하며 천공한다. 그 후 시계반대방향으로 돌려 드릴을 제거한다(그림 4).

④ 술후에는 만약을 위해 항생제를 처방하는데, 보통은 술후 통증이 약하므로 진통제를 복용하지 않는 경우가 많다.

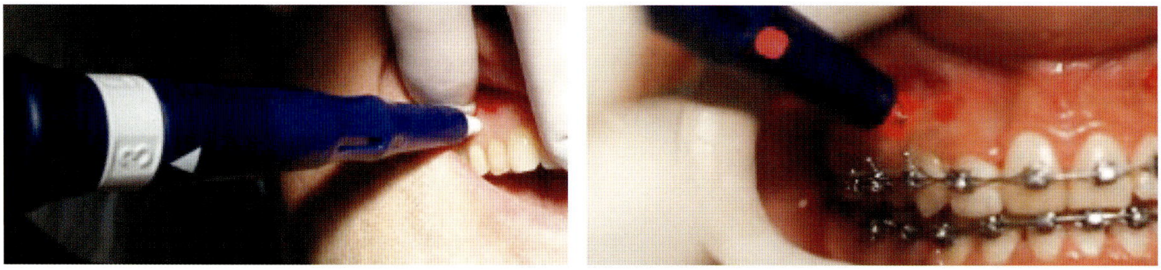

그림 4. Excellerator로 천공한다.

III. MOP에 대한 문헌고찰

지금까지 alveocentesis에 대한 연구가 다수 보고되었다. 그중에 MOP를 발 빠르게 도입한 뉴욕대학의 연구에 따르면, 임상에서 50~60% 이상 치아이동을 촉진했다고 보고하였다[1].

동물실험에서도 alveocentesis 후 골개조가 활발해지고 사이토카인의 발현도 증가해 치아이동이 촉진되었다는 보고가 있다(그림 5~7)[2].

MOP는 특히 flap operation처럼 환자에게 큰 침습을 가하지 않고 특별한 기술과 지도 없이도 대부분의 술자가 간단히 시행할 수 있다. 따라서 대규모 수술에 따른 치은퇴축 등의 부작용이 없고 5분 이내에 수술을 마칠 수 있다.

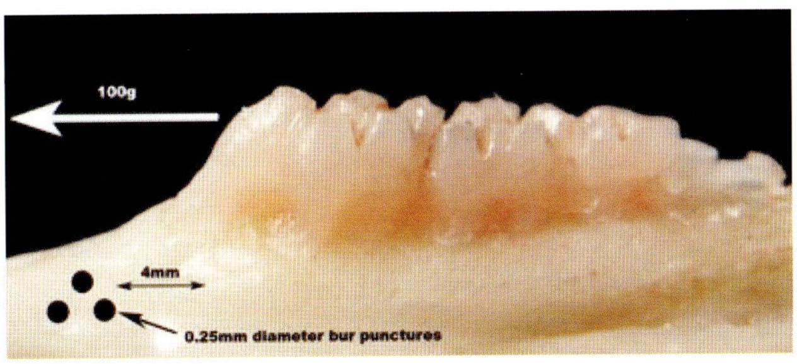

그림 5. MOP의 치아이동 촉진효과. 생쥐의 치조골 3부위에 직경 0.25mm의 구멍을 뚫어(perforation) 100g의 힘으로 견인하였다.

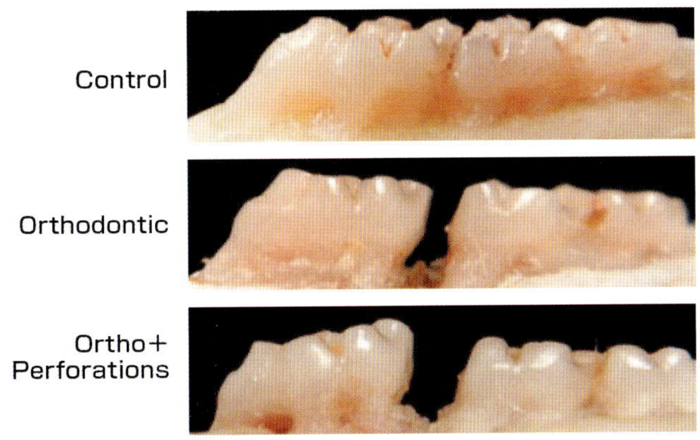

그림 6. MOP의 치아이동 촉진효과.

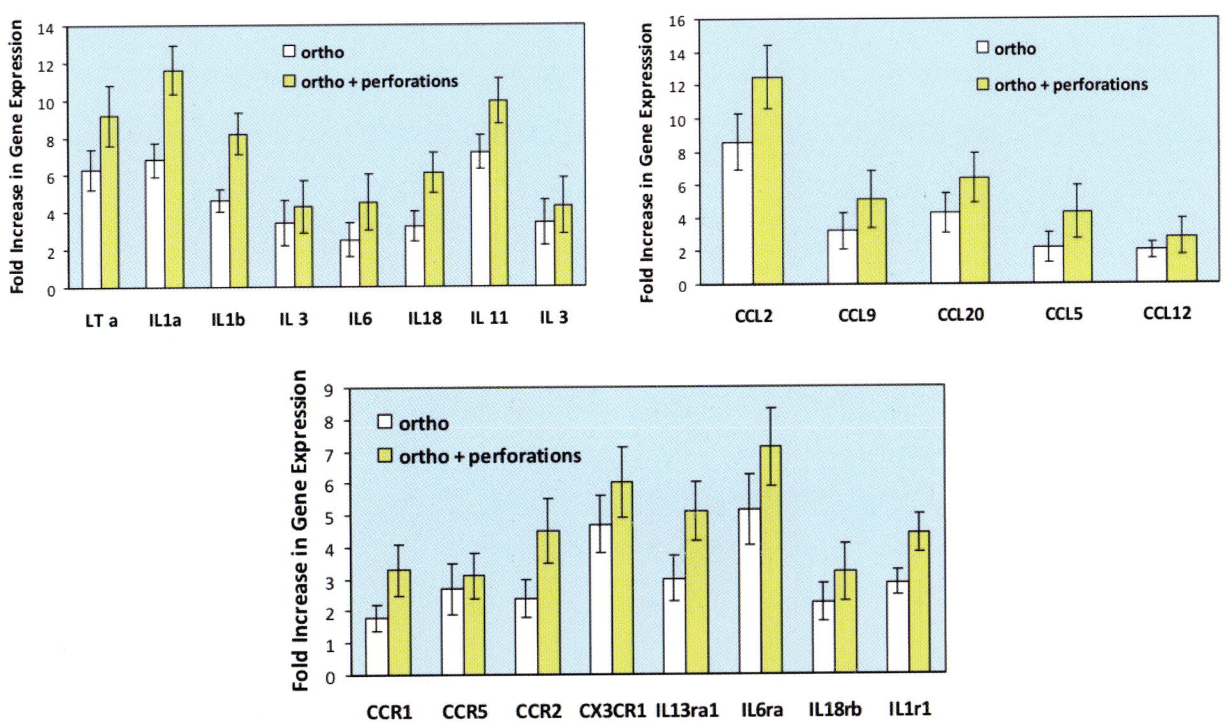

그림 7. MOP의 치아이동 촉진효과. MOP 후 사이토카인과 염증성 마커가 증가하였다.

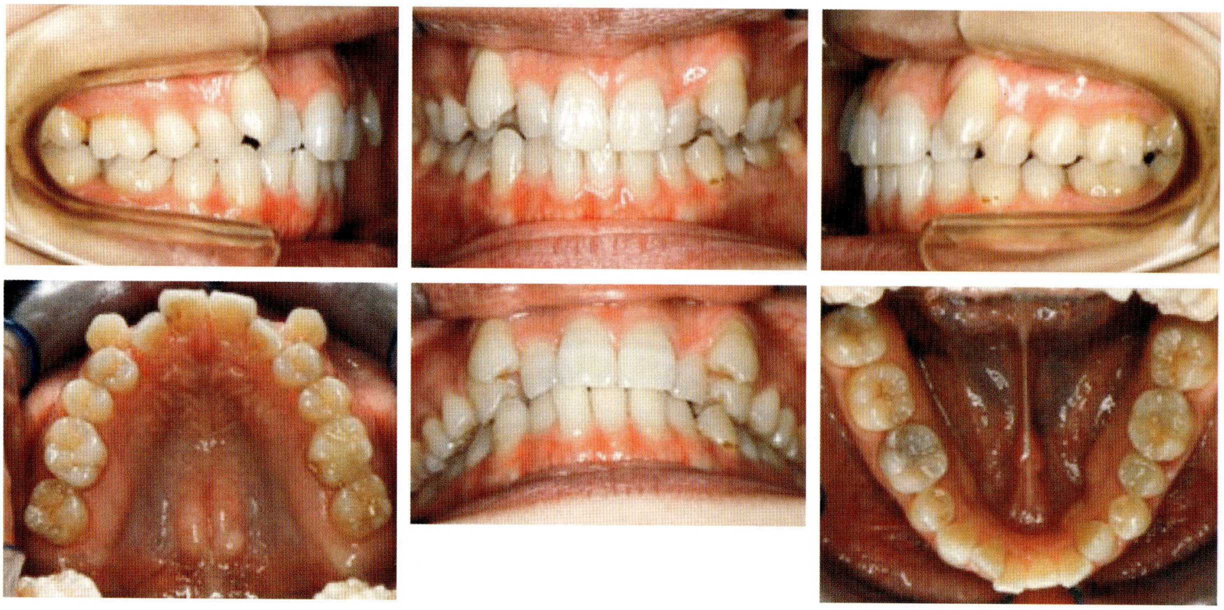

그림 8. MOP 증례: 술전 구강 내 사진(45세, 여성).

IV. MOP의 치료 예

1. 상악 치아이동의 응용

그림 8은 45세 여성의 dolicofacial type 총생 증례이다. 하악 좌측 제2소구치는 이미 발치 상태이다. 부조화를 해소하기 위해 상악 양측 제1소구치를 발거해 치료하기로 하였다. 환자의 동의를 구하고 먼저 상악 우측만 MOP를 시행하였으며, 좌측은 대조측으로 삼았다. 협측골 3곳에 MOP를 시행하고 1개월 후 발치 공간의 70%를 폐쇄하였다(그림 9~11).

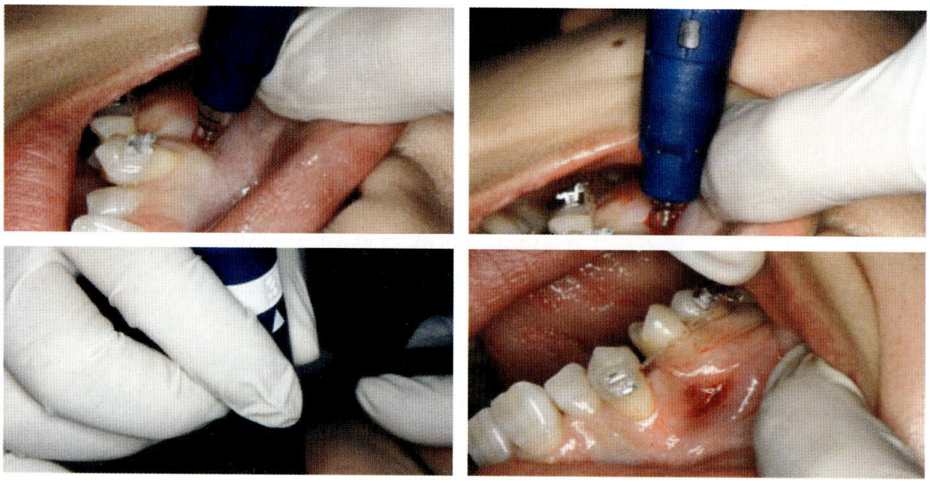

그림 9. Excellerator로 MOP를 시행하는 장면.

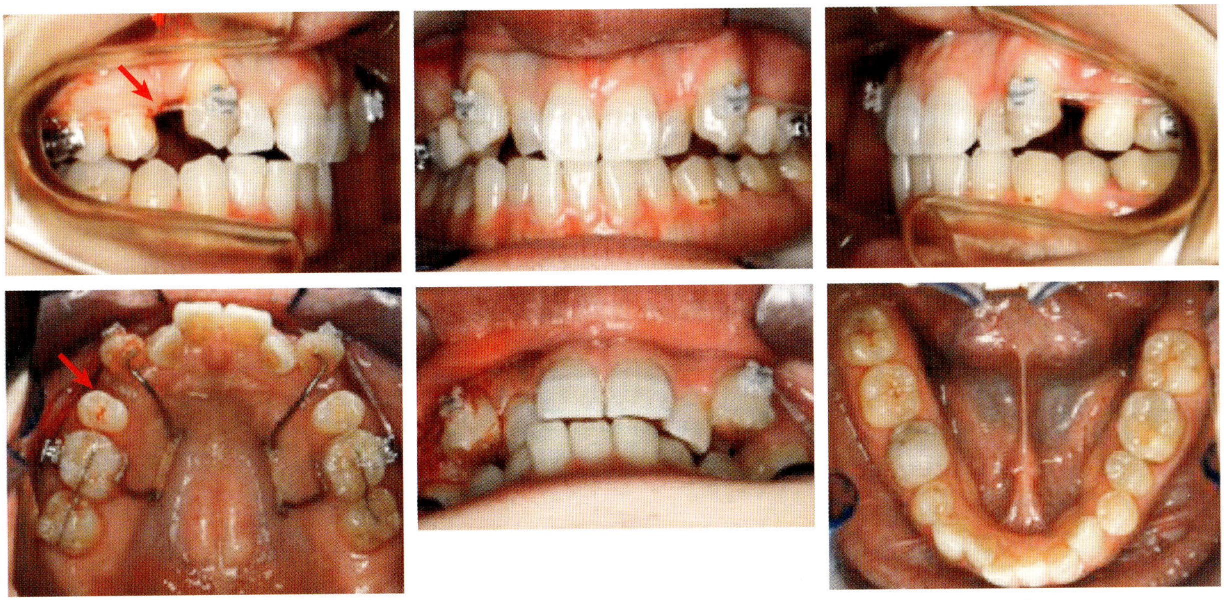

그림 10. MOP 시 구강 내 사진. 좌측은 대조측, 우측(빨간색 화살표)은 MOP측이다.

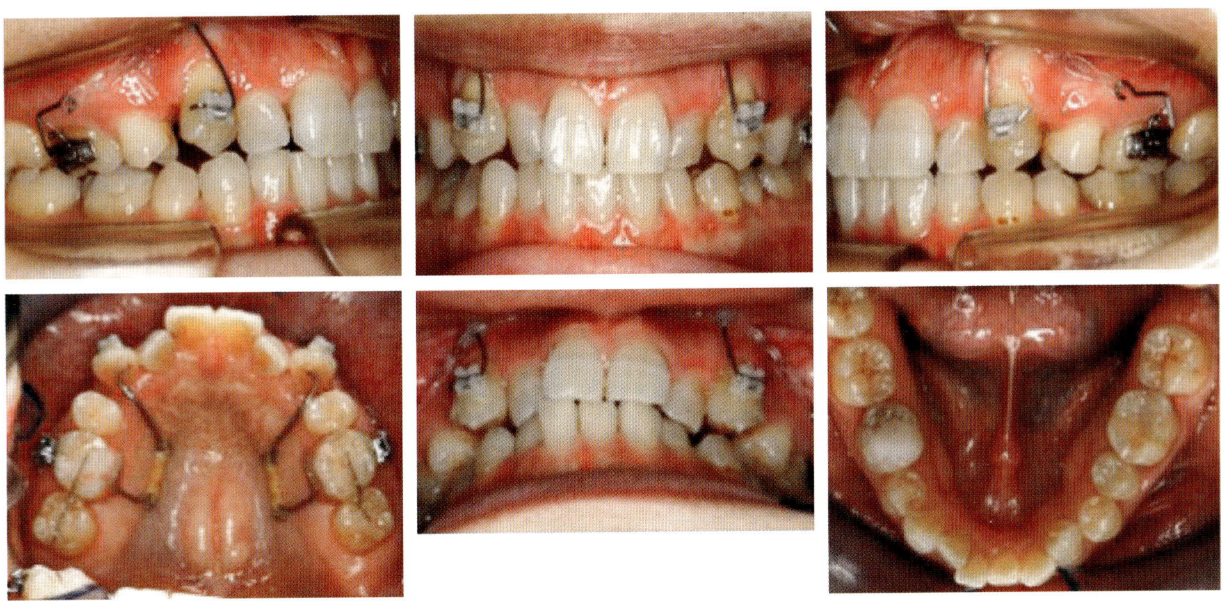

그림 11. MOP 1개월 후 구강 내 사진.

3개월 후(그림 12) 발치 공간을 거의 폐쇄했는데 좌측의 대조측과 비교하면 유의한 차이가 없다. 그림 13은 그 후 치료를 계속하고 9개월이 경과한 구강 내 사진이다. MOP 후 치아이동 속도가 빨라졌는데 3개월 후 서서히 감소하였다.

다음 증례는 17세 2개월의 남성이고, 상악 우측 제1소구치부 협측에서 구개측에 걸쳐 6곳에 MOP를 진행하였다(그림 14). 또한 앞의 증례처럼 좌측을 대조측으로 삼았다. 1개월 후, 2개월 후 양측 견치가 원심이동을 한 구강 내 모습을 볼 수 있는데, 대조측과 비교하면 치아이동이 유의하게 빨라진 현상은 확인할 수 없었다.

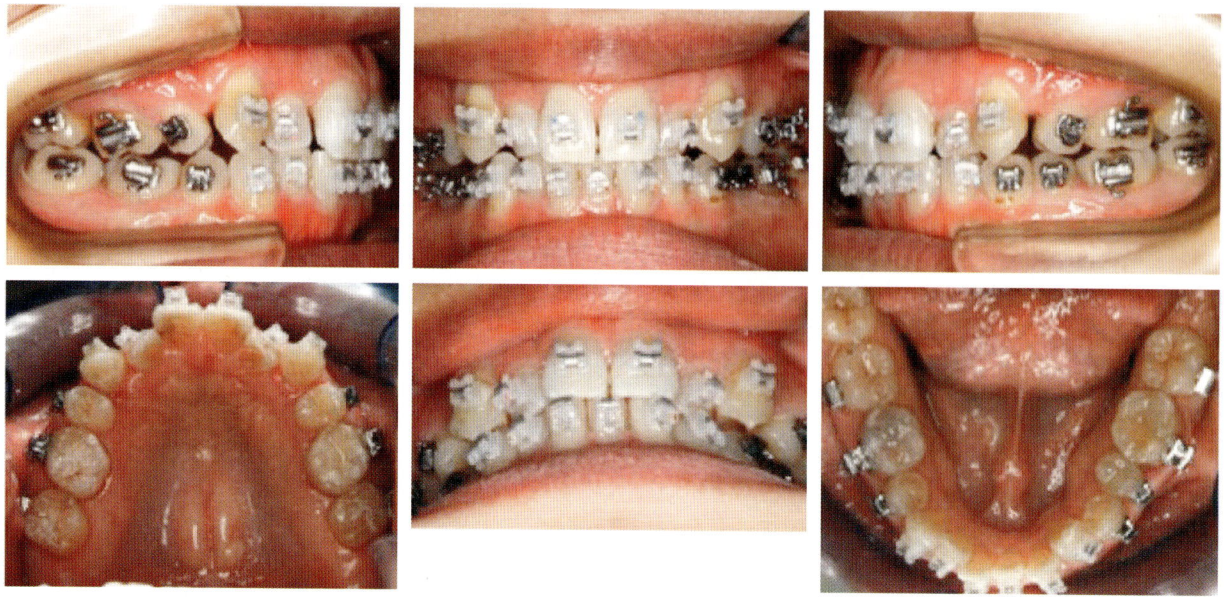

그림 12. MOP 3개월 후 구강 내 사진.

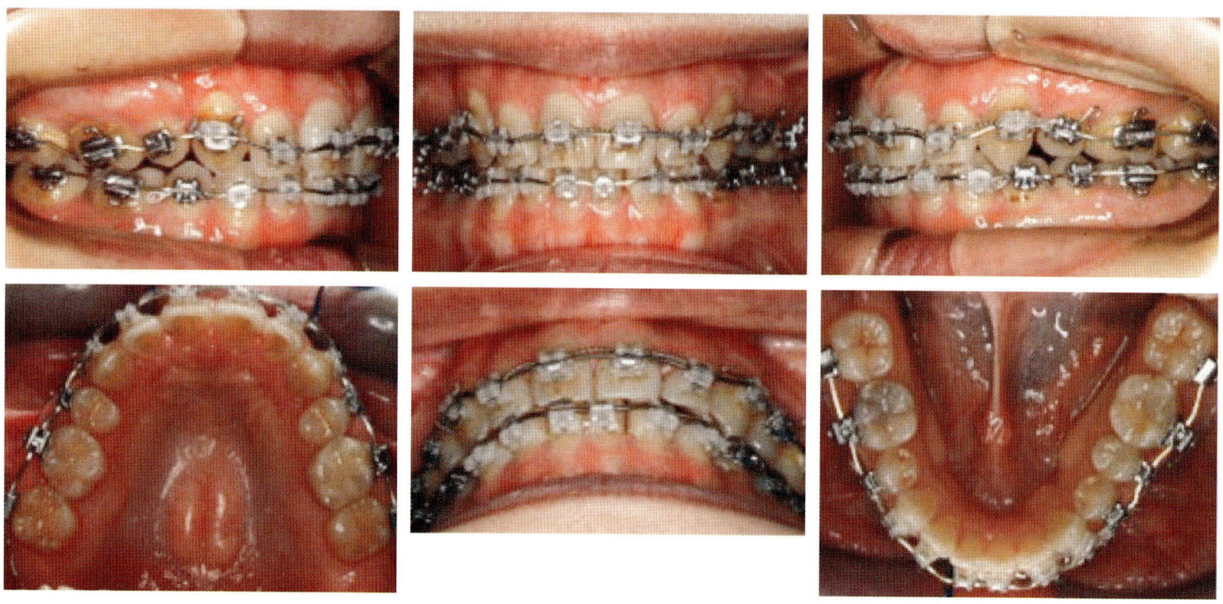

그림 13. MOP 9개월 후 구강 내 사진.

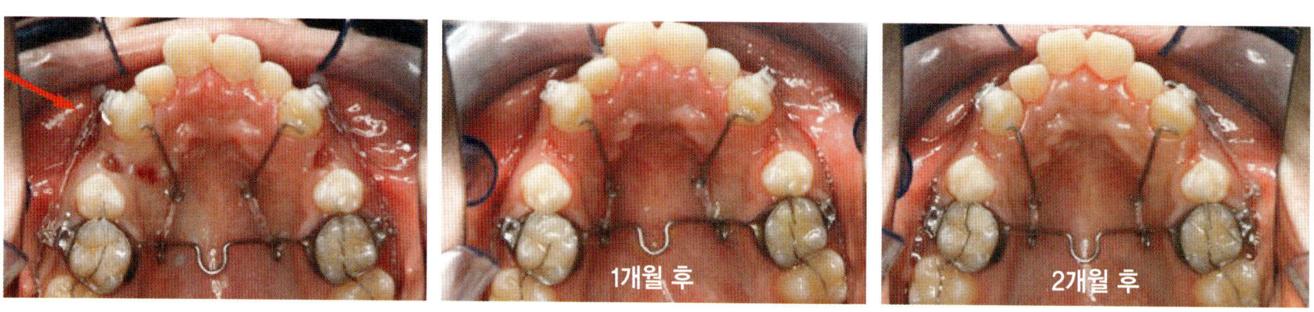

그림 14. MOP 증례(17세 2개월, 남성). 우측만 MOP를 시행하였다.

2. 하악 치아이동의 응용

하악의 치아이동도 시도하였다. 증례는 31세 8개월의 여성으로서 dolichofacial type이고, 하악 우측 제2소구치부만 MOP를 시행하였다. 제2소구치의 발치 공간 폐쇄를 관찰한 2개월 후에도 대조측과 유의한 차이가 없었다(그림 15, 16).

Propel사가 발표한 증례에서는 MOP의 유의성을 언급하였지만, 필자의 증례에서는 효과가 없었다. Propel사는 삼각형의 천공 형태를 권장한다. 향후 천공 형태·부위·개수·시기 등에 대한 검토가 필요할 것이다. 그러나 이 방법은 다른 방법보다 환자의 협조가 필요 없고 커다란 침습도 없어 간단하고 저렴한 방법이라 생각한다.

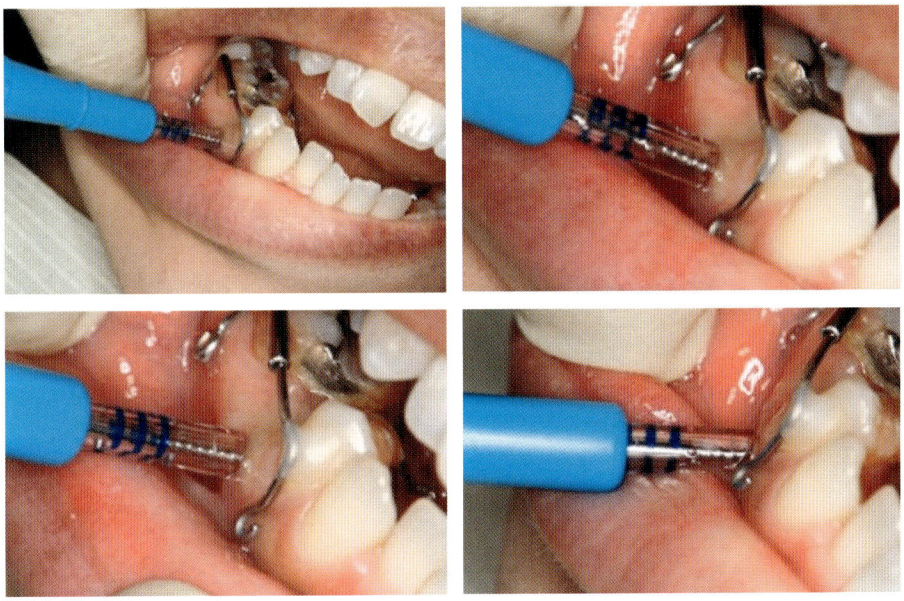

그림 15. Excellerator RT로 MOP를 시행하는 장면.

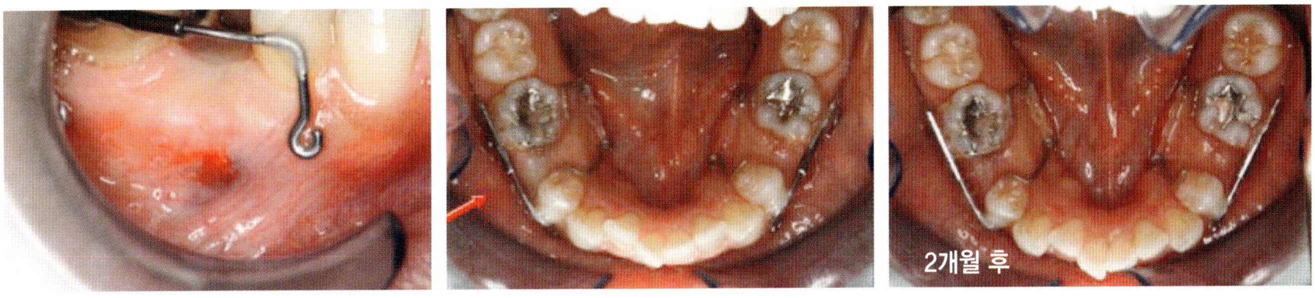

그림 16. MOP 증례(31세 8개월, 여성). 우측만 MOP를 시행한 장면.

[감사의 말] 이 글의 집필에 자료를 제공해주신 Propel Orthodontics사(NY, USA)에 감사드립니다.

참고문헌

1) Alikhani M, RaptisM, Zoidan B, Sangsuwon C, Lee YB, Alyami B, et al : Effect of micro-osteoperforations on the rate of tooth movement, Am J Orthod Dentofac Orthop 144 : 639-648, 2013.

2) Teixcira CC, Khoo E, Tran J, Chartres I, Liu Y, Thant LM, et al : Cytokine expression and accelerated tooth movement, J Dent Res 89 : 1135-1141, 2010.

제 3 장

사이토카인에 의한 급속교정치료 효과

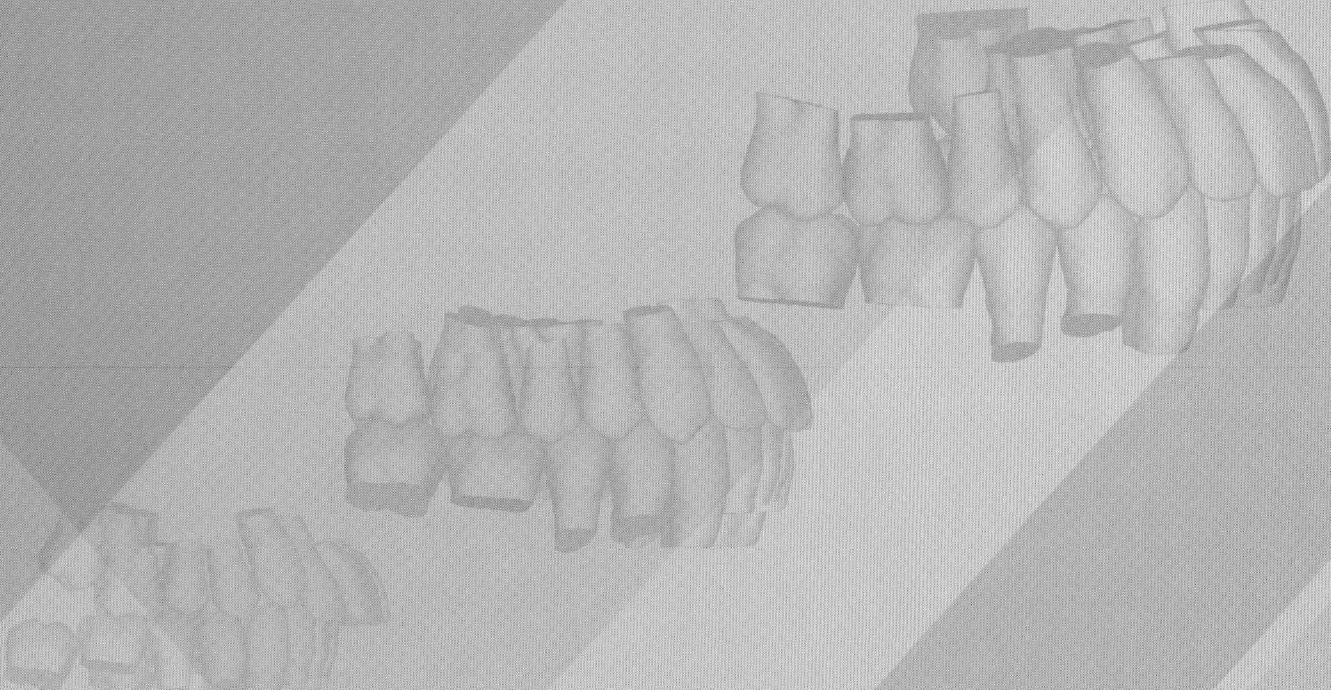

PRP(다혈소판혈장)를 응용한 치아이동의 촉진

Takao Kubota(久保田隆朗)
뉴어즈교정치과(후쿠오카현 야메시)

치아는 왜 이동할까? 교정치료의 경험이 쌓일수록 새로운 장치에 매료되어 단순한 의문을 망각하곤 한다. 세포가 힘을 받고 그 반응으로 골개조 현상이 발생하고 치아가 이동한다. 이 단순한 메커니즘을 충분히 해명하지 못한 채 우리는 매일 치아를 이동시킨다.

이번에는 생물학적 배경에 초점을 맞춰 치아이동을 효율적으로 촉진하는 수단에 대해 고찰하려고 한다.

I. 창상의 치유기전을 응용한 치아이동

조직의 치유·재생과정에 혈소판이 크게 관여하는 것은 주지하는 사실이다. 특히 혈소판은 창상조직의 재생과정에 관여하는 단백질(protein)의 매개체(carrier) 역할을 한다[1-3]. 이러한 단백질을 성장인자(cytokine)라고도 부른다. 혈소판 내부의 과립(α-granule)은 복수의 잠재적인 성장인자를 내포하며 활성화(activation)되면 즉시 그것들을 방출한다. 그리고 성장인자는 국소로 자기방출(autocrine)되어 미분화 간엽계세포를 수집하고 유사분열을 유도한다[4].

골절의 치유과정도 똑같이 이 혈소판이 크게 관여한다. 혈소판 내 성장인자에 의한 골아세포양세포의 증식과 미분화세포의 분화활성작용의 촉진을 보고한 연구가 있다(그림 1)[5].

치아이동에도 이들 성장인자가 크게 관여하는데, 성장인자의 일부를 제거한 생쥐에게서는 치아이동이 없었다[6]. 이런 보고는 성장인자가 치아이동에 관여하고, 이 성장인자를 조절할 수 있다면 치아이동을 제어할 수 있음을 시사한다.

성형외과에서 농축혈소판을 첨가하거나[7], 직접 골에 상해를 가해 골이나 피부의 재생을 추진하는 것도 혈소판의 역할을 증명하는 근거가 된다고 생각한다.

이번 장에서는 혈소판을 농축한 다혈소판혈장(platelet-rich plasma; PRP)을 응용한 치아이동의 촉진효과에 대해 소개한다.

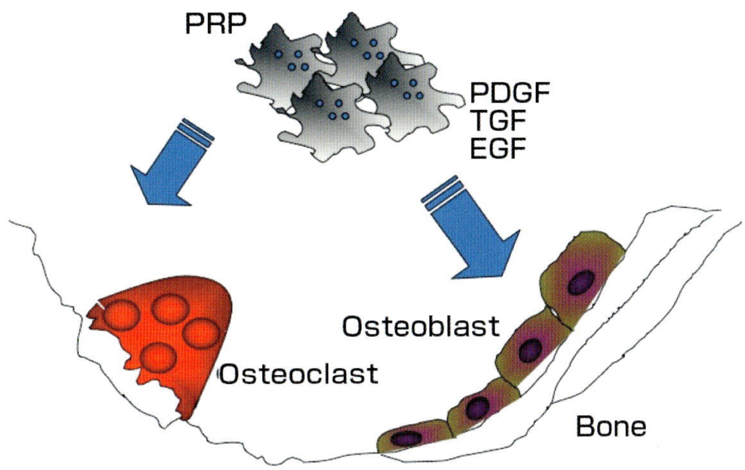

그림 1. 성장인자와 골개조 현상.

II. 혈소판에 포함된 성장인자(cytokine)

혈소판은 무핵의 세포이고, 생존기간은 적혈구의 120일보다 훨씬 짧은 7~10일이다. 그동안 사이토카인을 활발하게 합성해 응혈에 반응하고 그것을 방출한다. 혈소판의 α 과립에 들어 있는 사이토카인은 다음과 같다.

● 혈소판유래 성장인자(platelet-derived growth factor; PDGF)

PDGFs는 PDGFaa, PDGFbb, PDGFab 각각 25kd 단백질의 이성체이다. PDGFs는 창상치유의 일반적인 성장인자이며 세포분열인자이다. 골아세포, 섬유아세포, 내피세포 등의 증식을 촉진한다.

● 전환성장인자(transforming growth factor; TGF)

TGFβ1과 TGFβ2가 대표적인 예인데, BMP도 이 super family에 속한다. TGFβ는 주로 세포외기질 단백질의 합성을 촉진하고 간엽계세포의 연골이나 골의 분화도 유도한다.

● 혈관내피성장인자(vascular endothelial growth factor; VEGF)

VEGF는 단백질의 성장인자인데, 내피세포에 대해서만 작용하고 기저막의 합성을 촉진하며 신생혈관의 형성을 돕는다.

● 상피성장인자(epithelial growth factor; EGF)

EGF도 단백질 성장인자로서 피부와 점막의 기저세포에만 작용한다. 주로 상피세포의 성장촉진을 담당한다.

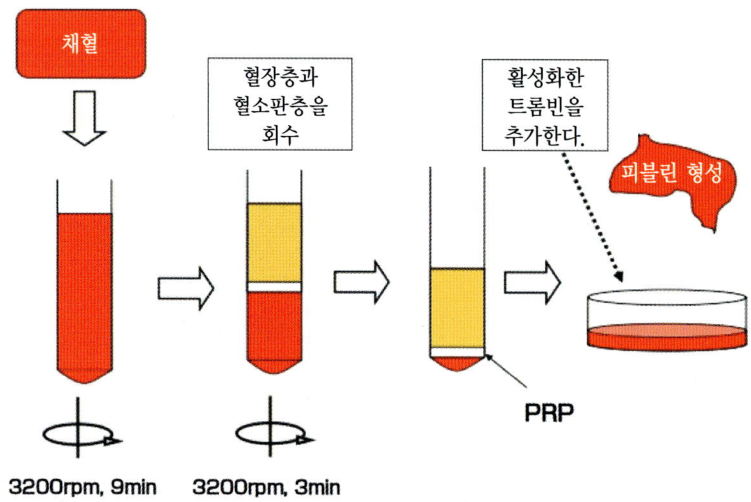

그림 2. PRP의 작성 순서.

III. 다혈소판혈장(platelet-rich plasma; PRP)

PRP는 다수의 혈소판을 가진 자가혈 혈병으로, 환자 자신의 혈액이다. 따라서 전염성도 없고 거부반응도 없다. PRP로 인정하는 혈병의 최소 혈소판 수는 통상 혈소판 수(20만/μL)의 4~7배이다. 혈소판 수를 늘리면 PRP는 치유와 골형성에 영향을 미치는 사이토카인의 작용을 강화한다.

1. PRP의 작성 순서[8](그림 2)

Step 1: 채혈

① 전 준비: IHY kit, 채혈대 등

② 채혈: 혈관의 주행을 확인하고 소독 후 표면마취를 한 다음, 응고지혈제가 들어 있는 채혈관(8cc)과 자가트롬빈의 채혈관(4cc)에 혈액을 채취한다(그림 3). 채혈 후 채혈관을 3회 정도 위·아래로 흔든다.

Step 2: 원심분리 1회 차

Step 1에서 채취한 채혈관(8cc)의 혈액을 3,200회전, 9분간 원심분리를 한다(그림 4).

Step 3: 혈장부분 분리

5mL 시린지에 긴 바늘(18G)을 연결해 원심분리를 한 채혈관에서 혈장과 혈구의 경계, 아래 3mm까지 빨아들여 다른 채혈관에 옮긴다(그림 5).

Step 4: 원심분리 2회 차

Step 3에서 채취한 채혈관을 설치하고 3,200회전, 3분간 원심분리를 한다.

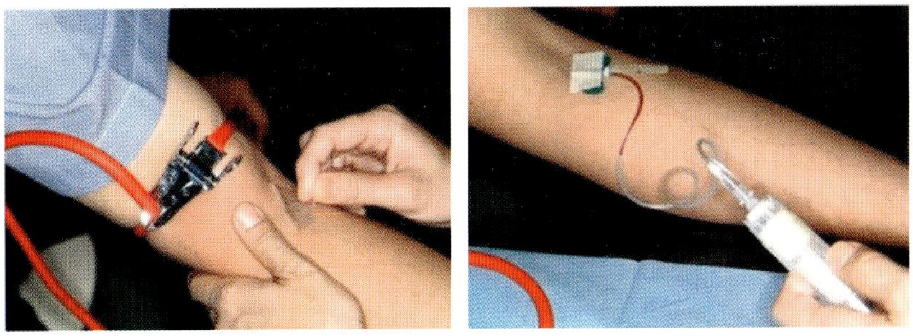

그림 3. PRP의 작성 순서. 정맥혈을 채혈한다.

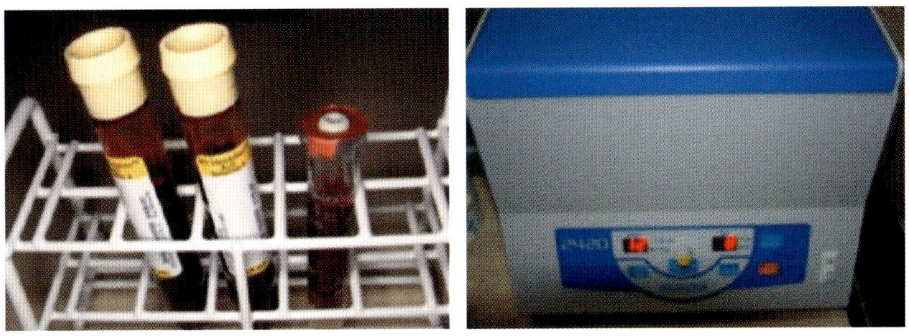

그림 4. PRP의 작성 순서. 채혈관의 원심분리를 시행한다.

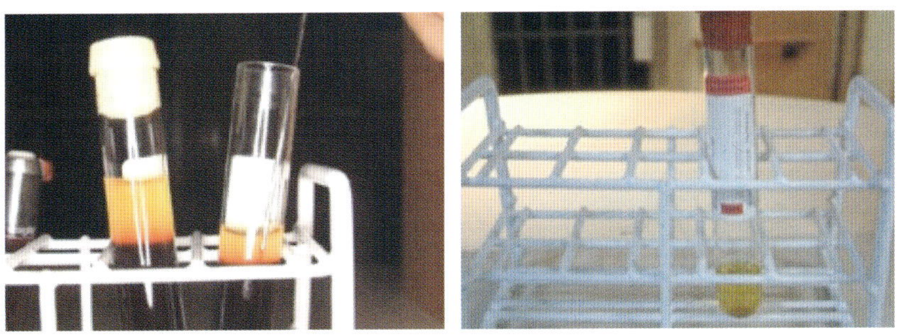

그림 5. PRP의 작성 순서. 혈장을 분리한다.

Step 5: PRP 채취

① 앞의 시린지로 위에서 서서히 1mL의 PRP를 남기고 빨아들인다.

② 섞은 PRP를 26G 시린지로 빨아들인다.

Step 6: 활성체 작성

① 자가트롬빈의 작성: 처음에 채혈해 방치한(30분) 자가트롬빈용 채혈관을 3,600회전, 12분간 원심분리를 시행한다(그림 6).

② 트롬빈 부분을 빨아들인다: 위에 맑게 뜬 혈청 부분을 0.75mL 빨아들인다.

③ 활성체의 조정: 26G 시린지로 10%의 염화칼슘을 0.25mL 빨아들여 ②의 자가트롬빈과 3 : 1 의 비율로 섞는다.

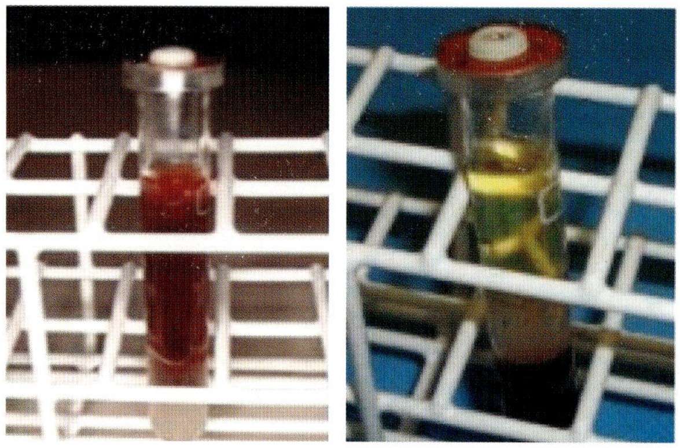

그림 6. PRP의 작성 순서. 활성체의 작성.

Step 7: PRP의 활성화

이 활성체(자가트롬빈)는 사용 직전에 PRP : 활성체=10 : 1의 비율로 섞는다(그림 7).

2. PRP의 치료 예

치은협점막 이행부에 소량의 국소마취 후 활성화한 PRP를 0.3~0.5mL 주입한다(그림 8). 활성화한 PRP는 즉시 응고를 개시하므로 신속한 조작이 필요하다. PRP는 피블린 형성으로 응혈하므로 골막하에 주입하기가 곤란하다. 그러나 이 응혈반응은 PRP를 오랫동안 국소에 머물게 해 세포의 활성을 촉진한다고 생각한다.

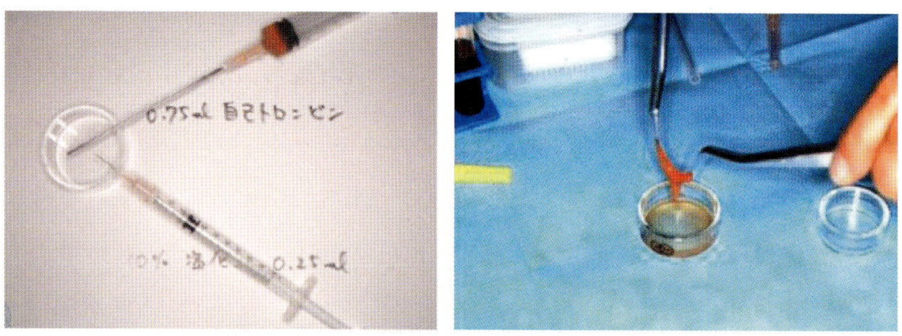

그림 7. PRP의 작성 순서. PRP의 활성화는 PRP:활성체=10 : 1의 비율로 사용한다.

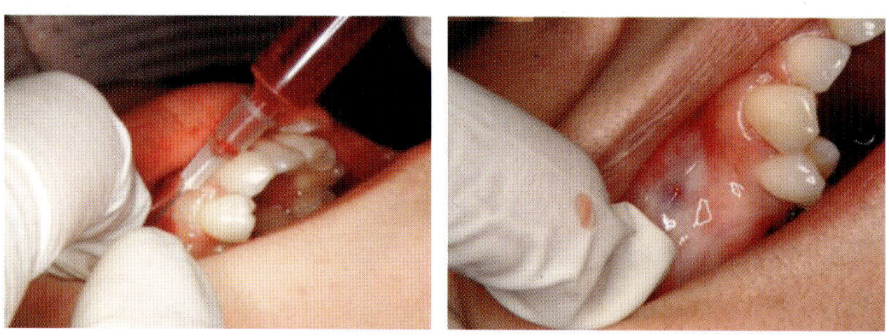

그림 8. PRP를 치은협점막 이행부에 주입한다(0.3~0.5mL).

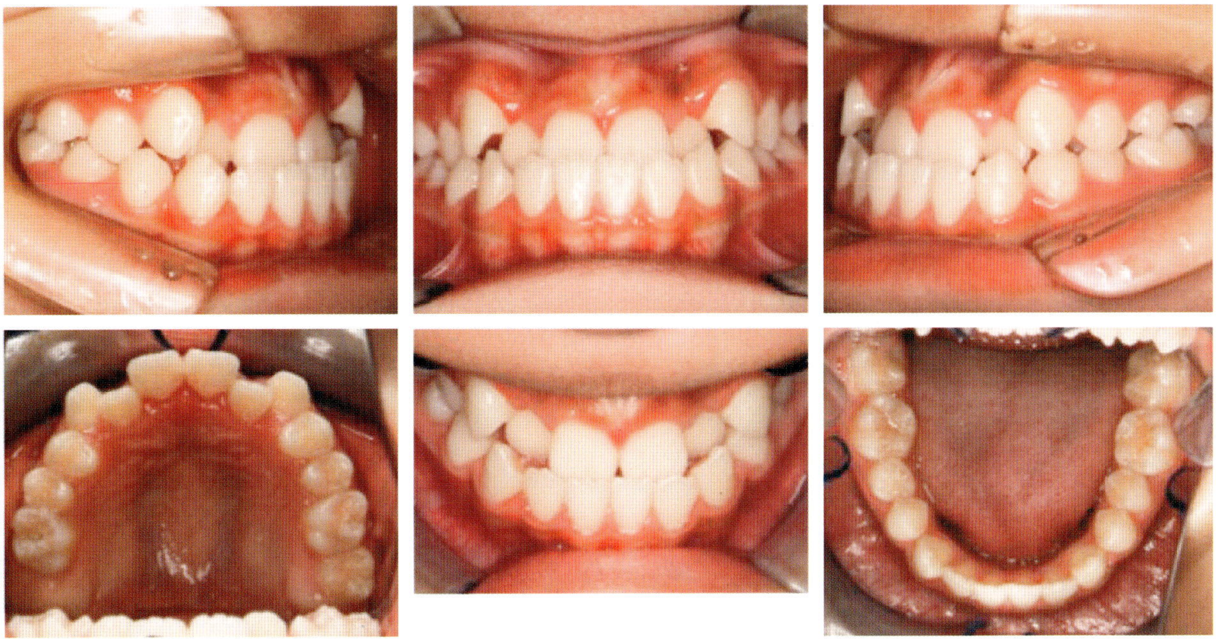

그림 9. PRP 증례: 술전 구강 내 사진(12세 10개월, 여아).

1) 성장기 반대교합 증례의 응용

증례는 12세 10개월의 여아로서 전치부 반대교합을 호소하며 내원하였다(그림 9).

구성교합은 채득이 불가능하고 측모 세팔로 분석 결과, McNamara line에서 A점은 −3mm, Pog도 −3mm로 상악 열성장과 하악골 과성장 경향을 보였다. 경추로 뼈 나이를 추정하는 Lamparski의 기준에 따르면, 사춘기성 성장의 정점에 있다고 추측하였다.

경과를 계속 관찰하고 하악의 성장이 종료되었다고 판단한 시점에 교정 또는 수술교정을 결정하자고 제안하였다. 그러나 부모는 수술교정을 강하게 거부해 사춘기에 접어든 이 시기에 상악 치조부 전방 견인장치를 사용해 피개를 개선하기로 하였다.

치료를 시작하고 4개월까지 소량이지만 치아가 이동하였다. 그러나 그 후 약 6개월간 견인장치의 사용에도 불구하고 피개에 변화가 없었고 더 이상의 개선은 곤란하다고 판단하였다.

따라서 PRP의 사용을 권장하였다. 동의를 얻어 정맥혈을 채취해 원심분리 후 활성화한 PRP를 국소마취상태에서 치은협점막 이행부에 주입하고 치아를 계속 이동시켰다(그림 10). 술후 통증 및 이질감을 호소하지 않았다. 주입 후 3개월까지 PRP의 효과를 확인할 수 있었는데 그 후에는 변화가 없었다. 이러한 경우에는 다시 PRP를 주입한다. 이 증례는 PRP를 2회 주입하고 약 1년 후 장치 철거, 제1기 치료를 종료하였다(그림 11).

술후 상악 치조부 전방 견인장치와 PRP를 사용해 측모를 개선하였다(그림 12). X선 소견에 치근흡수가 없었고, 측모 세팔로에서 A점의 약 2mm 성장을 확인하였다(그림 13). 이것은 PRP가 골개조 현상의 재활성화를 촉진한다고 생각할 수 있다. 즉 상악 전방 견인장치의 적응연령을 넘긴 14, 15세까지 PRP를 사용하면 적응 사례를 확대할 수 있을지도 모른다.

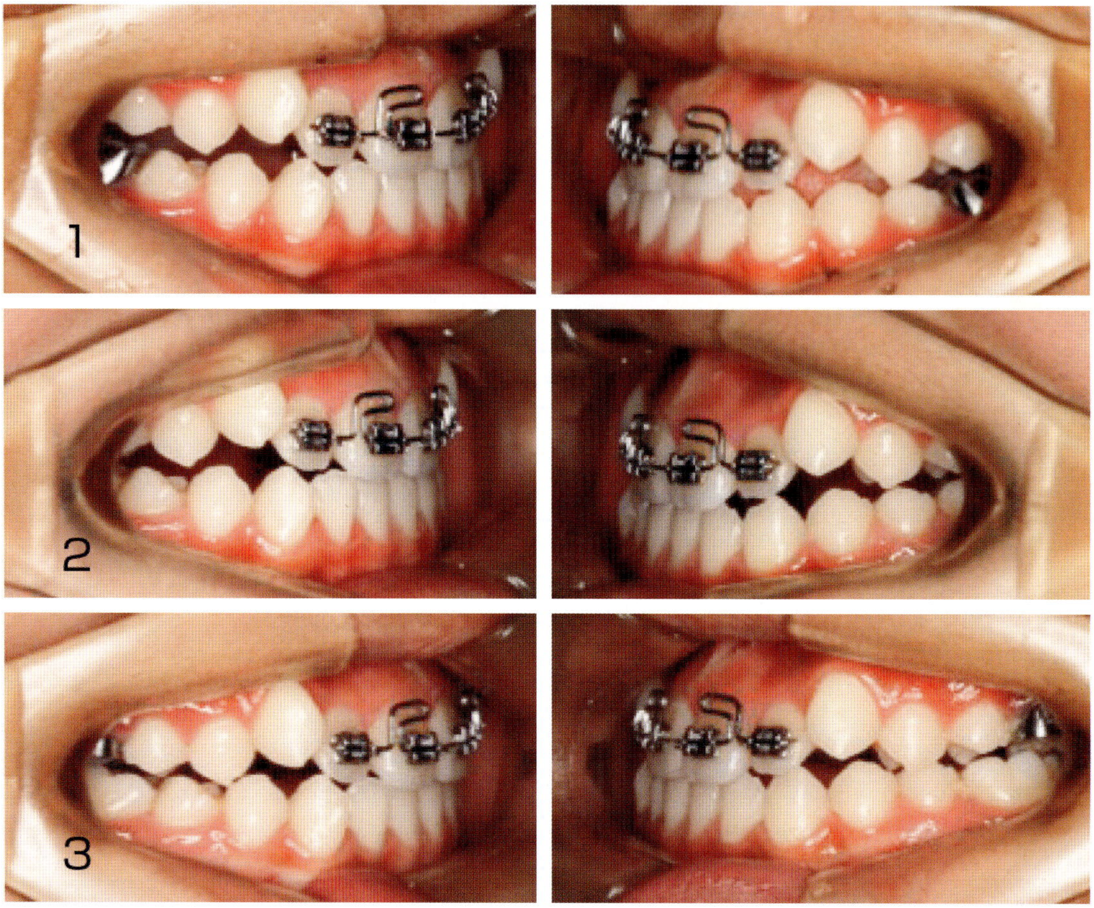

그림 10. 술중 구강 내 사진. **1,** 상악 치조부 전방 견인장치 사용(4개월). **2,** 6개월 후. **3,** PRP 주입 3개월 후.

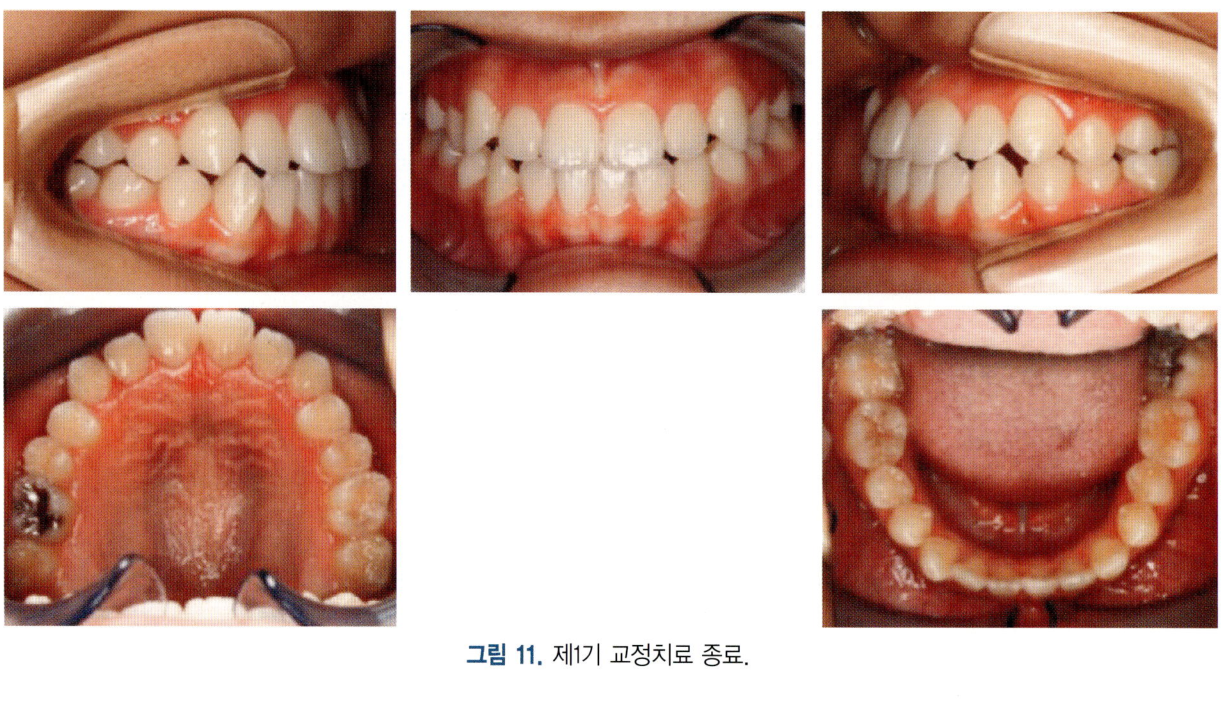

그림 11. 제1기 교정치료 종료.

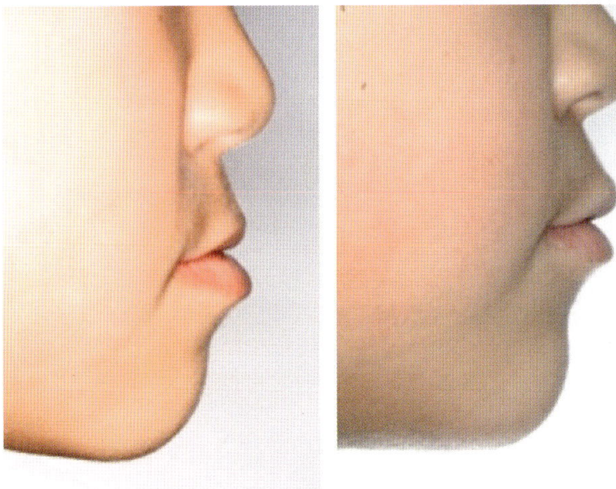

그림 12. 측모의 술전·술후 비교.

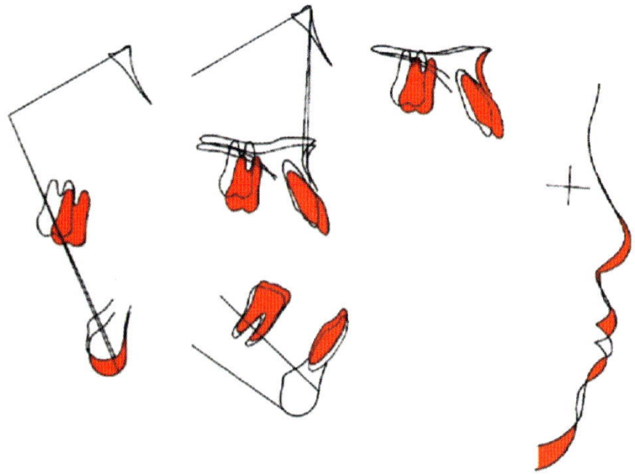

그림 13. 측모 두부규격 방사선사진의 중첩.

2) 성인 치아이동에 응용

증례는 29세 10개월의 여성으로 불규칙한 치열을 주소로 내원하였다(그림 14). 안모는 brachy-facial type이고, 골밀도와 나이를 생각하면 치아이동이 곤란한 증례였다. 구강 내 소견에서 과개교합과 하악 좌우 제2소구치의 설측전위, 중증 부조화를 확인하였다. 상·하악 제3대구치는 교합에 참여하고 형태도 양호하며 우식이 없었다.

따라서 부조화를 해소하기 위해 수복한 상·하악 제1대구치를 제거하기로 하였다(그림 15). PRP 사용에 동의를 구한 후 상·하악 제2소구치의 치은협점막 이행부에 PRP를 주입하였다. 주입 후 환자는 통증과 위화감을 호소하지 않았다. 약 3개월 후 발치 공간이 거의 폐쇄되었다(그림 16).

치아이동 속도가 1개월에 1.0mm 이상이었다. 일반 치아이동에 비해 속도가 상당히 빨랐다. 그 후 속도가 서서히 감소하였다.

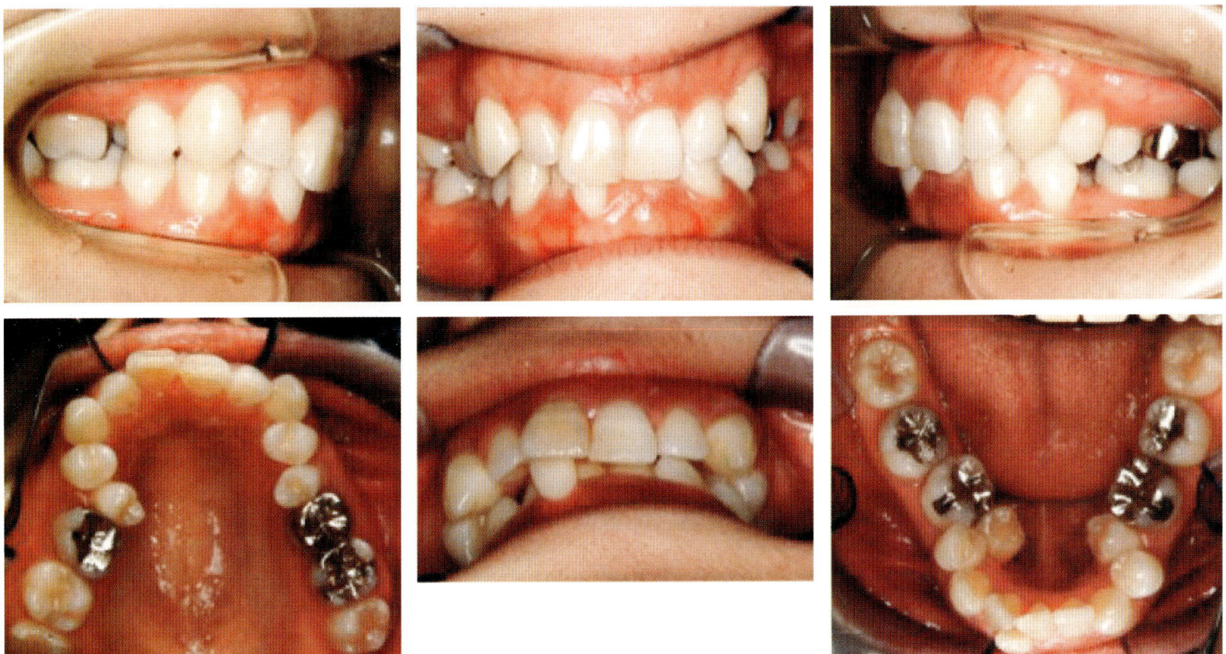

그림 14. PRP 증례: 술전 구강 내 사진(29세 10개월, 여성).

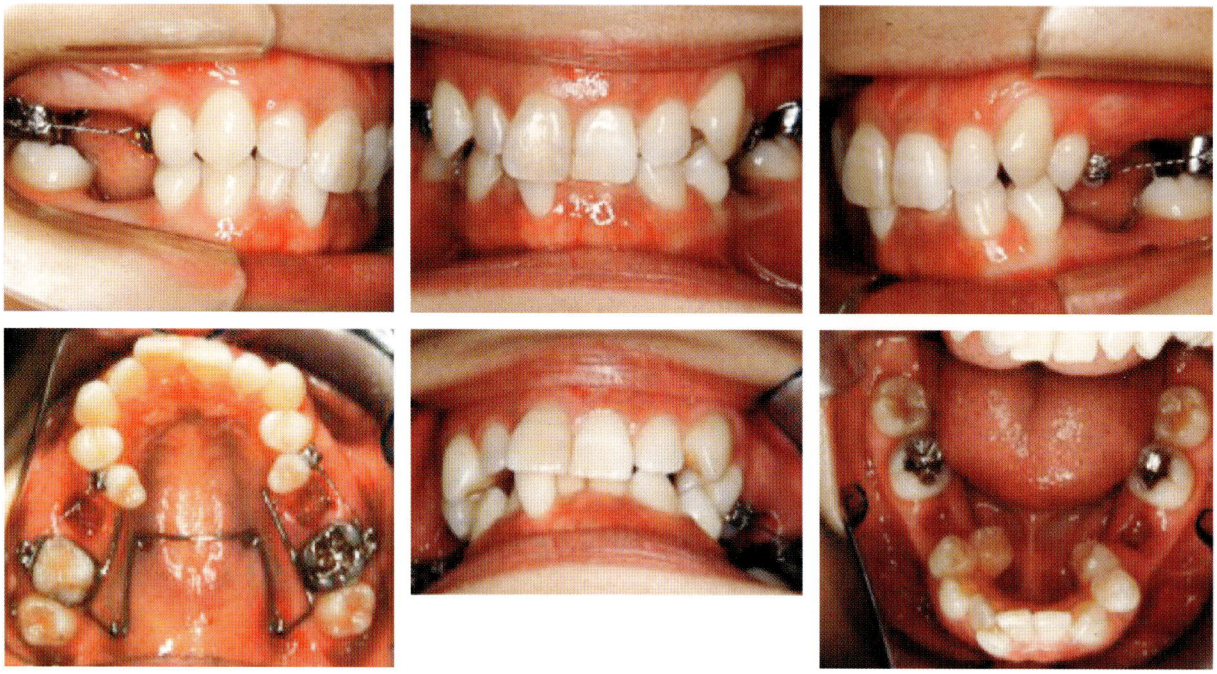

그림 15. 제1대구치 발거 후.

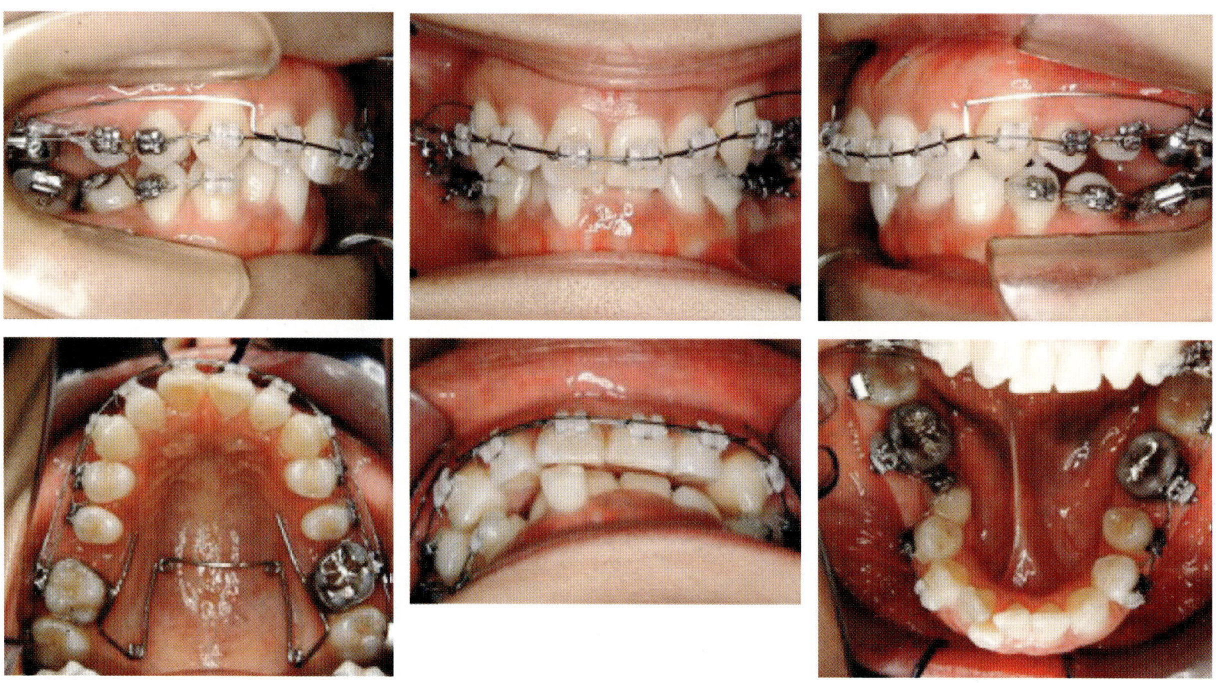

그림 16. PRP 주입 후 3개월.

3년 후 장치를 철거한 사진이다(그림 17). 파노라마 사진에 치근흡수 등 이상 소견이 없었다. 최종 교합을 조정하는 데 시간이 걸려 결과적으로 치료기간을 단축하지 못하였다. 그러나 치료 초기 발치 공간의 폐쇄를 촉진했다고 생각한다.

다음 증례는 45세 4개월의 여성으로, 상악 전치의 돌출을 호소하며 내원하였다. 안모는 brachyfacial type의 상·하악 전돌로 진단하였다(그림 18). 상악 제1소구치, 하악 제2소구치를 발거하고 치료를 개시하였다.

치료를 시작하고 1년 6개월 후 하악 전치와 상악 전치 사이에 overjet이 남아 있는 상태이고 상악 전치의 후방이동은 더디게 되었다(그림 19). 그 후 4개월 동안 TAD로 견인했지만 공간이 줄어들지 않았다.

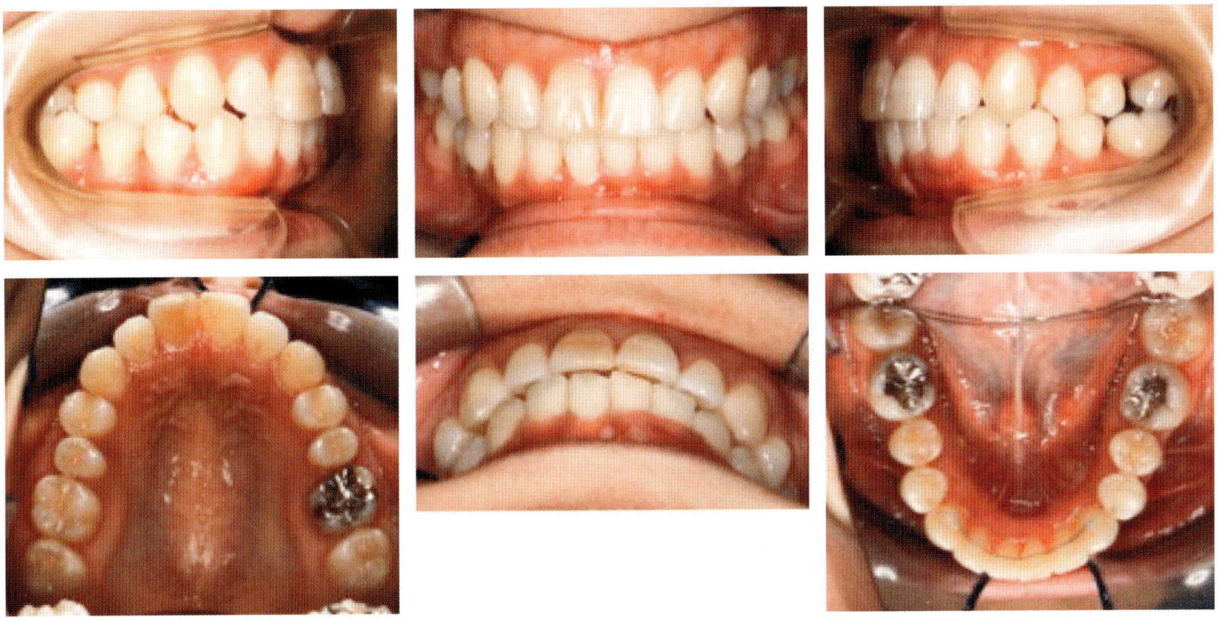

그림 17. 장치 철거 시 구강 내 사진.

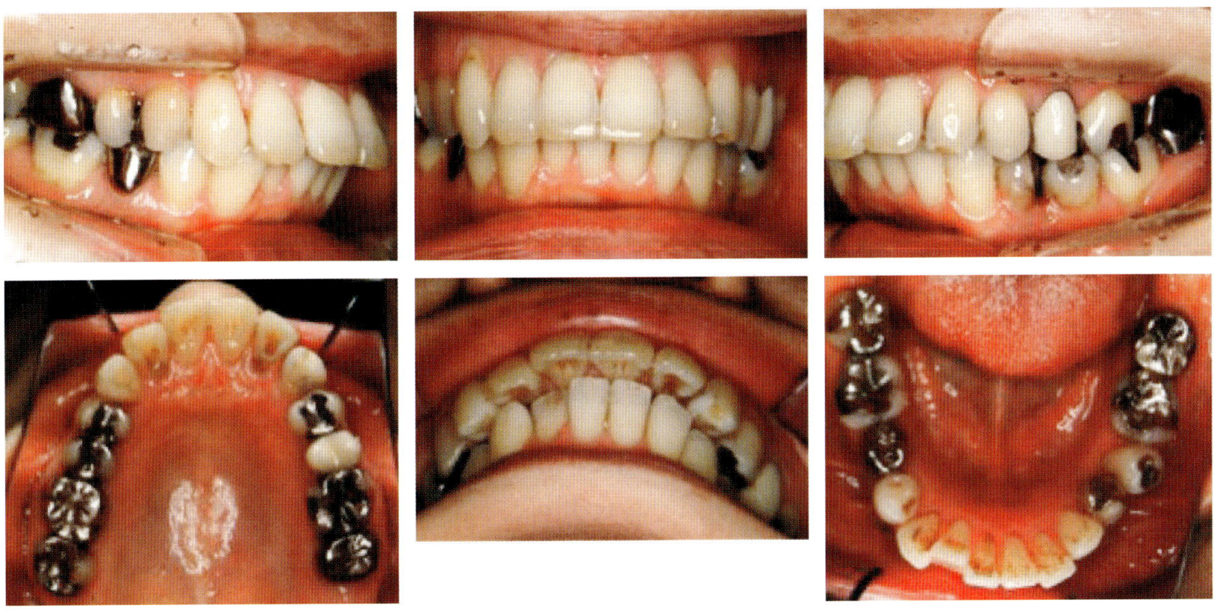

그림 18. PRP 증례: 술전 구강 내 사진.

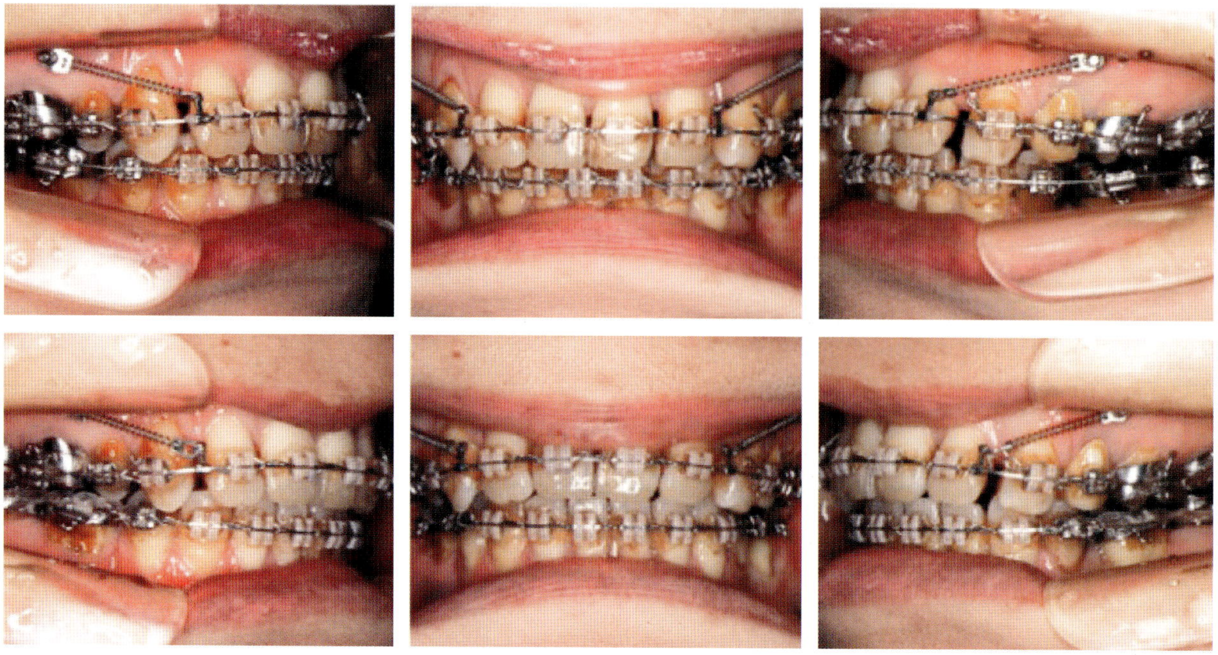

그림 19. 술중 구강 내 사진(위: 4개월, 아래: 1년 6개월 후).

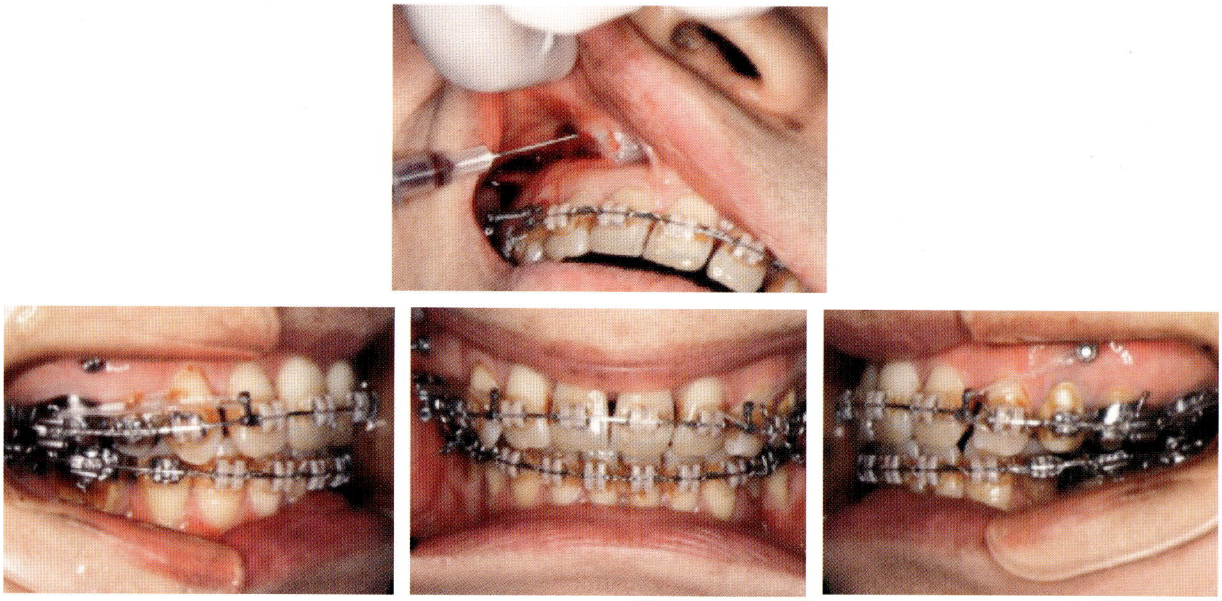

그림 20. PRP 주입 2개월 후.

전치부 협점막이행부에 PRP를 주입하였다(그림 20). 술후 2개월에 측절치와 견치 공간을 거의 폐쇄할 수 있었고, 치료 개시 2년 3개월 만에 장치를 철거하였다(그림 21).

이것은 PRP가 골의 재활성화를 유도했다고 볼 수 있다.

위의 내용은 골개조 현상을 활성화하고 치아이동을 촉진하는 PRP의 가능성을 시사한다. 또한 자가혈을 사용하므로 안전성도 높다. 향후 더 많은 임상 예를 추가하고, 모든 증례에 동일한 반응

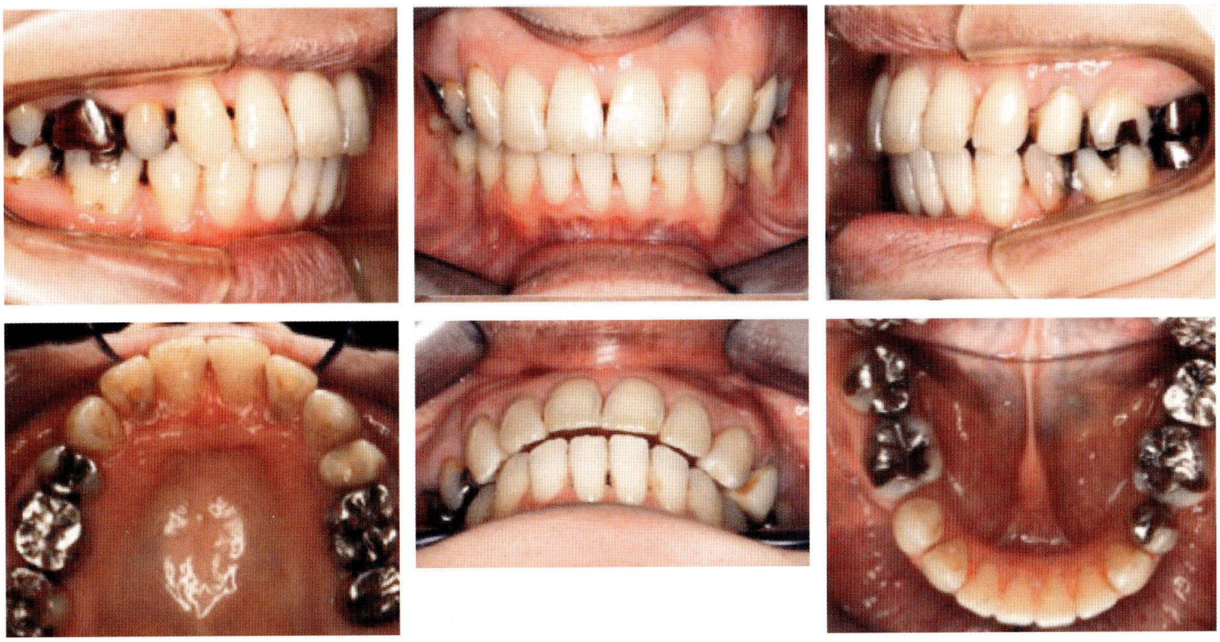

그림 21. 술후 2년 3개월의 구강 내 사진.

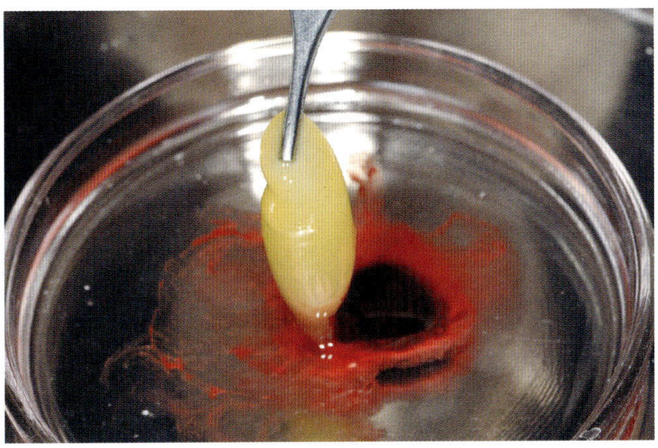

그림 22. CGF(concentrated growth factor).

을 유도할 수 있도록 투여량과 투여부위 등을 검토해야 할 것이다.

지금까지 설명한 PRP에는 항응고제, 트롬빈, $CaCl_2$를 사용하는 첨가물의 문제, 1·2차 원심분리 시 기술적 문제 등이 발생하기 쉽고, PRP 농도가 일정하지 않다는 문제도 남아 있다. 효과가 없었던 증례도 있다. 이러한 이유들로 최근 위의 물질을 사용하지 않고 원심분리를 한 번만 하는 PRP 개량형, 즉 platelet rich fibrin(PRF)과 concentrated growth factor(CGF) 법이 소개되었다(그림 22).

이 방법들은 PRP의 안정적인 작용을 기대할 수 있고 사이토카인의 작용을 증강한다. CGF는 피블린에 의한 겔화가 강해 치은협점막 이행부에 주입하기에는 문제가 있다.

IV. 반대교합 치료—상악골의 활성화

Modified Alternate Rapid Maxillary Expansion and Constriction(Alt-RAMEC)법[9]

반대교합을 치료할 때 chin cap 등 악외장치를 사용해도 하악의 성장을 억제할 수 없는 증례가 많다. 그래서 성장기라면 하악의 성장을 억제하기보다 상악의 전방성장을 적극적으로 유도하는 치료가 바람직하다.

상악 전방 견인장치는 그러한 개념의 치료에 적합하다. 그러나 상악의 전방성장을 촉진하는 방법은 나이의 제약을 받는다. 10세를 넘기면 상악골의 대사활성이 현저히 떨어지고 상악 전방 견인장치를 사용해도 전방성장을 크게 기대할 수 없다. 10세 이상의 환자는 골의 대사활성을 높일 필요가 있다.

상악 급속 확대장치는 정중구개봉합을 확장시킬 뿐 아니라 봉합부를 열어 상악골 자체의 세포활성을 높인다. 물론 확대나사를 개폐해 세포활성을 더 촉진할 수도 있다(Alt-RAMEC). 따라서 급속 확대장치로 골활성을 높인 후 상악 전방견인을 시행한다면 10세 이상의 환자에게서도 상악골의 전방성장을 기대할 수 있지 않을까? 이런 가정하에 접근한 반대교합 증례를 소개한다.

1. Alt-RAMEC의 치료 예

근처 치과의원에서 설측 호선장치를 사용해 반대교합을 치료하던 중 의뢰된 증례이다. 전치 피개를 어떻게든 획득하고 싶다며 내원하였다. 11세 5개월 남아의 전치부 반대교합 증례이다(그림 23).

연령을 생각하면 상악의 전방성장을 기대할 수 없는 증례이다. 측모를 보면 중안면부의 함몰감과 하순의 돌출이 있다(그림 24). 측모 세팔로 분석에서 dolichofacial type이고 McNamara

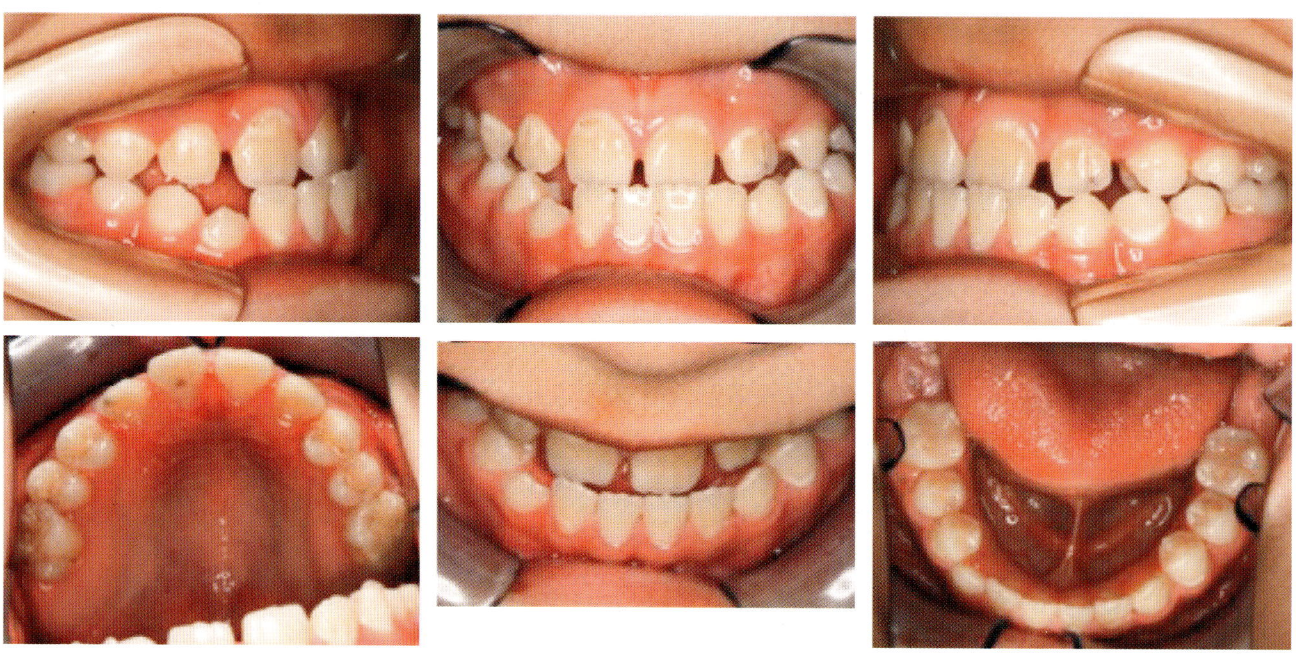

그림 23. Modified Alt-RAMEC 증례: 술전 구강 내 사진(11세 5개월, 남아).

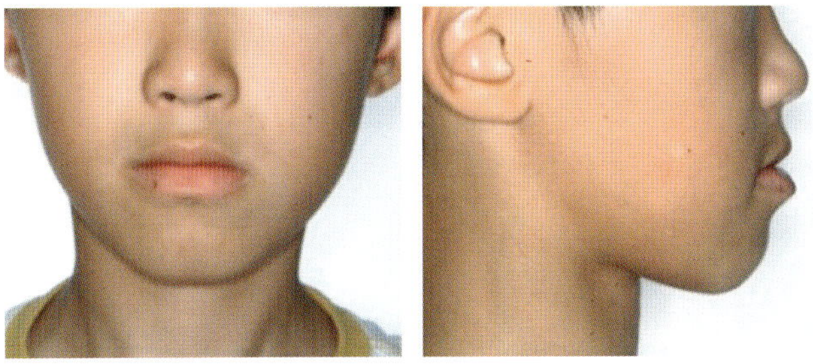

그림 24. 술전 안모 사진.

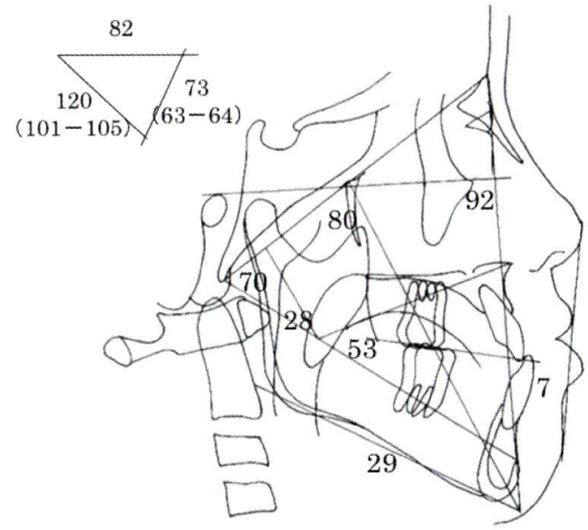

그림 25. 술전 세팔로 분석.

Line에서 Pog+4mm와 하악의 전방위, Harvold 분석에서도 하악의 과성장을 볼 수 있었다(그림 25).

또한 구성교합을 채득할 수 없어 골격성 하악전돌증을 의심하였다. 하악 전치는 구륜근의 압력을 받아 설측으로 경사지고, 상악은 견치의 맹출 여지가 부족하다고 판단하였다. 설소대가 짧고 혀도 저위이며 혀를 내미는 습관이 있었다. 이를 종합해 Angle Ⅰ급 골격성 하악전돌증으로 진단하였다.

2. 상악 치조부 전방 견인장치

치료에 앞서 높게 부착해 있는 설소대의 절제를 의뢰하였다. 그 후 LA with crib를 장착해 혀를 내밀지 않도록 하였다(그림 26). 동시에 상악 4전치에 브라켓을 장착하고 .012 NiTi sectional wire로 전치를 레벨링하였다.

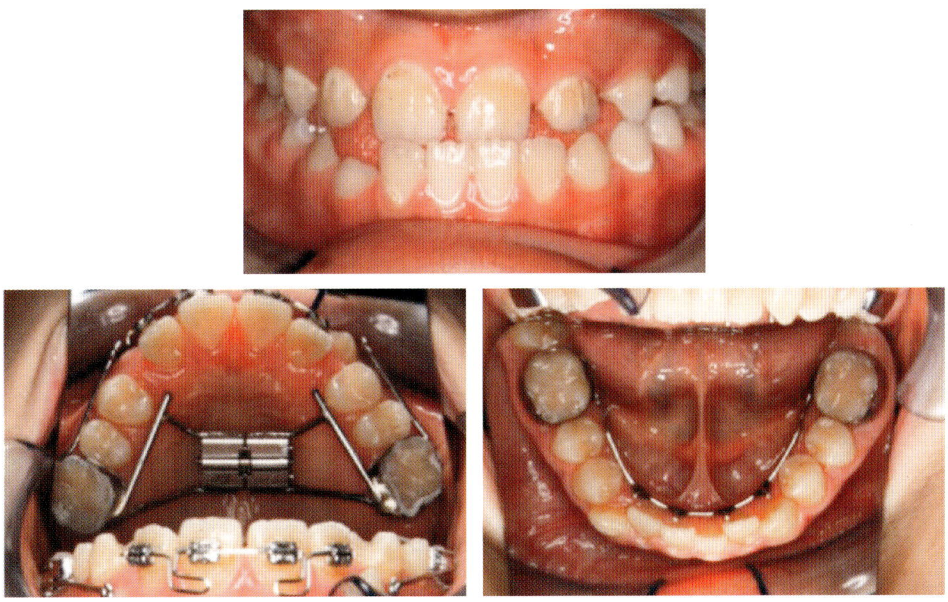

그림 26. 술중 구강 내 사진.

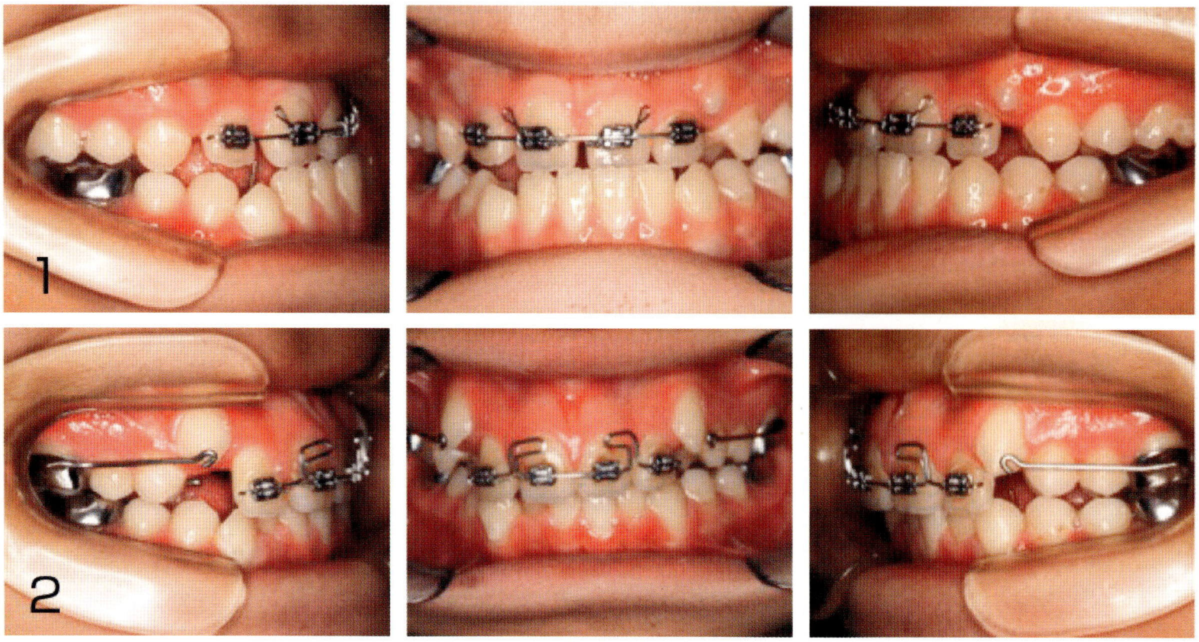

그림 27. 술중 구강 내 사진. **1,** 1개월 후. **2,** 3개월 후.

1개월 후 전치부를 .016×.016 NiTi wire로 교체하고 중절치에 장착한 고바야시 훅(hook)과 상악 치조부 전방 견인장치를 사용해 견인하였다(그림 27).

3개월 후 전치부 와이어를 .016×.022 CoCr wire로 교체하고 계속 레벨링하였다.

4개월 후 상악골의 활성화를 촉진하기 위해 급속 확대장치를 장착하였다. 확대 3주, 폐쇄 1주(1일 1회전) 진행하고 상악 치조부 전방 견인장치도 계속 사용하였다. 상악 구치부에 납착한 훅도 이 시점부터 견인을 개시하였다. 그 후 13개월간 계속 견인한 후 상악 장치를 철거해 1기 치료를 종료하였다.

3. 1기 치료의 평가

전치 피개를 개선하고 구치의 I급 관계도 유지하였다(그림 28). 입술을 다물면 턱의 긴장감이 남아 있지만 측모가 크게 개선되었다(그림 29). 술전·술후 세팔로의 중첩에서 Na-Ba line을 Na에서 중첩했을 때 1년간 A점이 전방으로 6mm 성장한 것을 확인할 수 있었다(그림 30).

또한 상악 전치는 순측경사 없이 전방으로 이동하였다. Alt-RAMEC의 Eric Liou는 하루에 1mm씩 1주일간 확대하고 그 후 1주일간 같은 양만큼 축소한다. 이 과정을 1년 계속할 것을 권장한다. 그렇게 하면 상악의 봉합을 완화할 수 있고 전방으로 견인하기 쉽다.

이 증례는 확대와 축소의 비율을 조절해 상당히 천천히 진행하였다. 또한 상악 4전치로부터의 견인으로는 봉합이 아무리 완화되어도 구치부 견인에 비해 상악골의 전방이동을 기대할 수 없다. 그러나 위의 반대교합 증례에서는 상악 치조부의 6mm 전방이동을 확인할 수 있었다. 이것은 봉합부를 느슨하게 해 동일 부위의 세포활성을 높이고, 그 결과가 상악골 전체의 재활성화를 촉진했는지도 모른다. 또한 임상에서는 치조부에서 견인하는 것이 구치부에서 견인하는 것보다 더 효

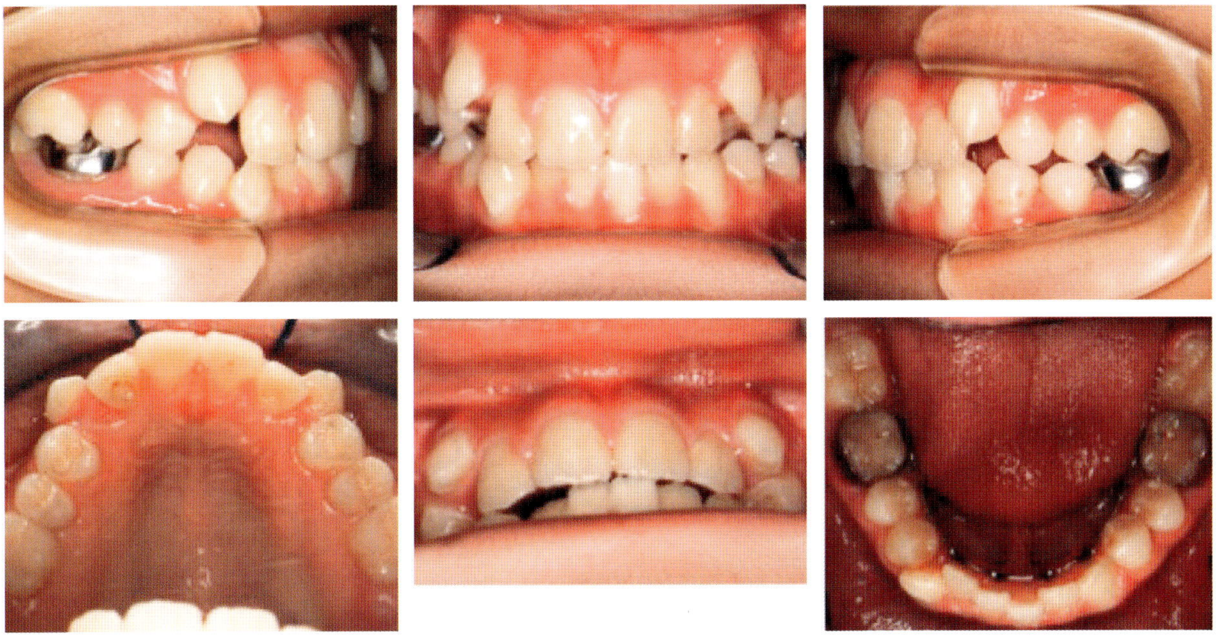

그림 28. 술후 구강 내 사진.

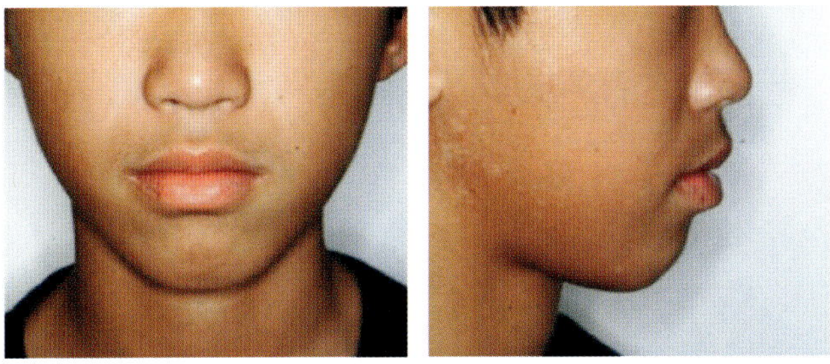

그림 29. 술후 안모 사진.

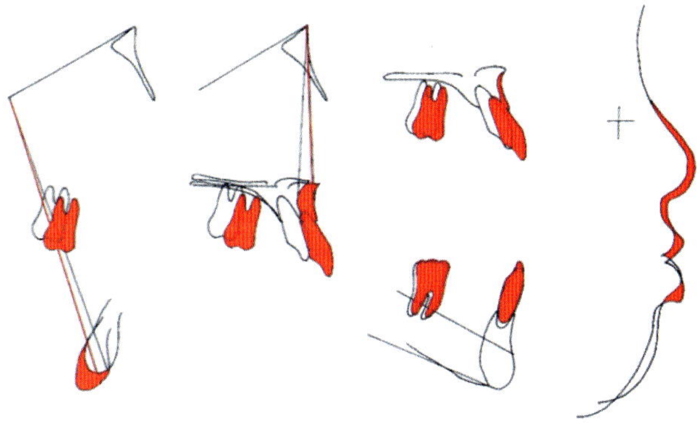

그림 30. 측모 두부규격 방사선사진의 중첩.

과적이라 생각한다. 물론 골격적 부정이 심각한 Ⅲ급 환자는 이 방법으로도 피개를 개선할 수 없고 외과적 수단이 필요하다. 그러나 이런 접근을 통해 상악골의 생물학적 활성을 응용하고 효율적인 치아이동이 가능하다고 생각한다.

V. 결론

선천성 결손치를 동반하는 성인 치료는 보철처치만으로는 효과를 기대할 수 없고, 교정치료를 병행하는 증례가 적지 않다. 이런 경우 사회적 환경이나 정신적인 면에서 교정치료기간의 연장은 큰 문제이다. 또한 생리학적으로 성인은 골의 대사활성이 낮아 치아이동이 곤란하다. 이때 PRP의 응용은 문제를 해결하는 데 도움을 줄 수 있을 것이다.

그러나 이 방법이 정말로 효과가 있는지에 대해서는 결론을 내리기 이른 감이 있다. 임상 예를 많이 확보하고 주의 깊은 관찰이 필요하다. Alt-RAMEC에 관해서도 봉합부의 세포활성이 가능한지 충분한 검토가 필요하다.

오늘날 생물학적 수단을 응용해 치아이동의 효율화를 기대하는 방법이 다양하게 보고되고 있다.

이처럼 다양한 방법을 이용해 보다 약한 힘으로 통증 없이 치아를 이동할 수 있는 시대가 곧 도래할 것이다.

참고문헌

1) Mark RE, Carlson ER, Eichstaedt RM, Schimmele SR, Strauss JE, Georgeff KR : Platelet-rich plasma, Growth factor enhancement for bone grafts, Oral Surg Oral Med Oral Pathol Oral Radiol Endod 85 (6): 638-646, 1998.
2) Monteleone K, Marx R, Ghurani R : Healing Enhancement of Skin Graft Donor Sites with Platelet-Rich Plasma, 82nd Annual American Academy of Oral and Maxillofacial Surgery Sept 22, San Francisco, Ca, 2000.
3) Cohen K, Diegelmann RF, Yager DR, Waren I, et al : Wound care and wound healing, In : Schwartz SI, Shires GT, Spencer FC, Daly JM, Fischer JE, Galloway AC (eds): Principles of Surgery 7th edition, New York, McGraw-Hill 263-296, 1999.
4) Becker WM, Kleinsmith LJ, Hardin J : The world of the cell, 4th edition. Boston, Addison Wesley Longman Inc 611-612, 2000.
5) Becker WM, Kleinsmith LJ. Hardin J : The world of the cell, 4th edition, Addison Wesley Longman Inc 282-284, 2000.
6) Oshimatsu M, Shibata Y, Kitaura H, Chang X, Moriishi T, Hashimoto F, et al : Experimental model of tooth movement by orthodontic force in mice and its application to tumor necrosis factor receptor-deficient mice, J Bone Miner Metab 24 : 20-27, 2006.
7) Marx ER, Garg AK, 監訳 香月 武, 林 佳明, 翻訳 糸瀬辰昌 : 多血小板血漿(PRP)の口腔内への応用, クインテッセンス出版 2006.
8) 久保田隆朗 : 効率的歯の移動による矯正歯科治療, 東京臨床出版 2012.
9) Liou, EJ : Effective maxillary orthopedic protraction for growing class Ⅲ patients, A clinical application stimulates distractive osteogenesis, Prog Orthod 6 : 154-171,

제 4 장

초음파를 이용한 급속교정치료

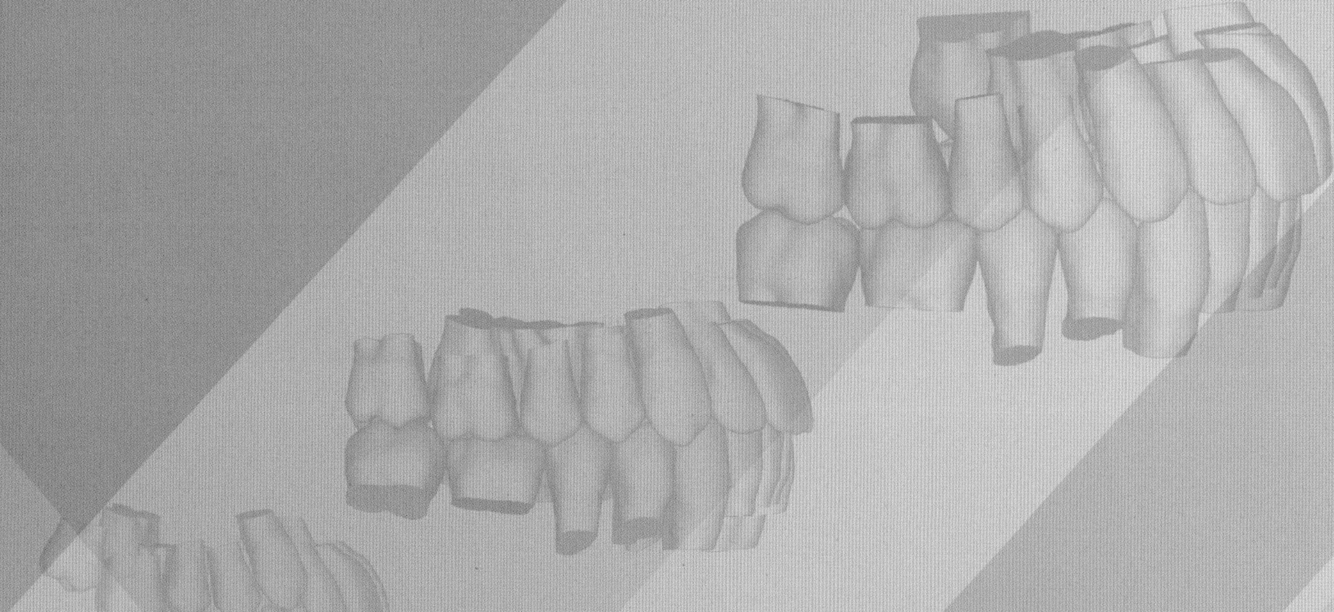

1

저출력 초음파 펄스 자극에 의한 골절·창상 치유 촉진 메커니즘

Kouji Naruse(成瀨康治)* Kouki Hidaka(日高恒輝)** Ryohei Takeuchi(竹内良平)*** Yuko Takagaki(高垣裕子)****
*키타사토대학 메디컬센터 정형외과 부장 **나라카와치과대학 대학원 구강기능수복학강좌 치주질환학분야 의원 ***요코스카시립시민병원 관절외과인공관절 센터장
****나라카와치과대학 대학원 구강과학강좌 경조직분자세포생물학분야 특임교수

I. 물리적 자극을 이용한 치유 촉진법

물리적 자극을 이용해 골관절질환, 골절의 치유를 촉진하는 방법은 치열교정술보다 역사가 훨씬 짧다.

근대 치과교정학을 살펴보면 1880년대 Norman W. Kingsley는 "A Treatise on Oral Deformities as a Branch of Mechanical Surgery"를 출간해 치과교정학을 통계적으로 기술하고, 20세기에 들어와 Edward H. Angle의 부정교합 분류, 발치 없이 교정하는 방법 및 발치를 이용한 Calvin S. Case의 교정술 등이 소개되었다[1].

한편 물리적 자극을 가해 골절 부위의 치유를 촉진하는 방법에는 1953년 전기자극[2], 이후 펄스 전자장(PEMF), 그 후 저출력 레이저(LLLT)와 저출력 초음파 펄스(LIPUS) 자극이 있고, 최근 들어 진동(vibration)이 추가되었다.

이번에는 저출력 초음파 펄스로 골절의 치유를 촉진한 경험을 중심으로 다른 물리적 자극의 효과에 대해서도 개설하고자 한다.

먼저 전자의 3가지 자극에 관해 2000년 이후 보고된 대표적인 메타분석을 표 1~3[3-21]에 정리하였다. 항상 말하듯이 전체적으로 자극의 세기와 특성, 치료부위와 목표 설정, 치료기간 등이 표준화되지 않아 서로 다른 자극법의 우열을 논할 수 없으므로 명확한 유의차를 보이는 실험의 특징을 가지고 각각의 유의성을 기술해 왔다. 비교적 새로운 진동자극과 골형성에 대해서는 다양한 효과가 보고되고 있지만[23,24], 치열교정 시의 치아이동이나 악안면에 대한 효과와 반드시 일치하지는 않았다[25,26].

표 1. 골관절질환 및 골절의 전기자극과 치유촉진의 메타분석

● 전기자극: 펄스 전자장(PEMF) 자극이 많다.

Akai M. 등, 2002[3]

척추고정술 후 전기자극의 효과를 5건의 시험으로 분석하고 X선에서 골유합을 평가, 442증례를 통해 유효성을 시사하였다.

Hulme J. 등, 2002[4]

변형성 관절증에 대해 전자장·직류전기자극을 이용한 3건의 시험을 분석하고, 총 259증례 중에 변형성 슬관절증에서는 13~23%의 유의한 변화가 관찰되었다. 변형성 경추증에서는 유효성을 거의 볼 수 없었다.

Mollon 등, 2008[5]

장관골 골절 지연치유·위관절에 관한 전자장 자극을 4건의 시험으로 분석하고(총 106증례), 상대 위험 1.76; 95% CI(신뢰구간) 0.8~3.8; P=0.150이고 유의차는 없었다. 개별적으로 대퇴골절개술의 가골 형성에서 유효성을 보인 예도 있다.

Goldstein C. 등, 2010[6]

골절치유 전반에 관한 4건의 메타분석을 시행하고, 그중에 1건의 신선골절, 골절개술, 지연치유·위관절을 다룬 분석에서는 전자장자극이 골유합률을 높이는 유효성이 없었지만 3건은 유효성이 있었다.

Schmidt-Rohlfing B. 등, 2011[7]

14건의 시험(915증례에서 대부분 펄스 전자장 이용) 중 기준을 만족한 9건의 시험에 따르면, 분석결과는 누적 오즈비 3.5; 95% CI 1.94~6.30이었다. 균질성에 문제가 있고 규격성이 높은 서브그룹 분석에도 유의차를 얻지 못하였다.

Griffin XL 등, 2011[8]

성인 장관골 골절의 지연치유·위관절에 관한 전자장 자극의 4건의 시험(이 중 3건의 시험은 펄스 전자장, 1건의 시험은 용량자극)을 Cochrane database로 분석하였다. 총 125증례 중 많은 증례가 경골 위관절의 골유합률을 평가한 것이고, 유의차에 도달하지 않았다(상대 위험 1.96; 95% CI 0.86~4.48). 기능적 평가 시험이 아니고 통증을 보고한 2건의 시험에서 경감을 볼 수 없었다.

Ebrahim S. 등, 2014[9]

2012년 4월까지 시험을 4건의 데이터베이스에서 검색, 신선골절 3건, 지연치유+위관절 5건의 시험을 평가하였다. 3개월의 지연치유+위관절에서는 상대 위험 2.05(95% CI 0.99~4.24; P=0.05)의 유의차를 얻었다.

Hannemann PF 등, 2014[10]

1980~2013년의 13건의 시험 분석결과에 따르면, 위관절에는 PEMF·LIPUS 모두 효과를 볼 수 없었다. X선으로 평가한 골절유합에 대해서는 비관혈적 처치와 상지 골절, 하지 골간부 골절에서 PEMF·LIPUS 모두 유의차를 보였다.

표 2. 골관절질환 및 골절의 초음파자극과 치유촉진의 메타분석

● 초음파: 저출력 초음파 펄스(LIPUS) 자극이 많다.

Busse J. W. 등, 2002[11]

각종 골절치유에 대한 6건의 시험을 조사하고 3건의 시험, 총 158증례의 골절을 분석했더니 대조에 비해 기간이 단축되었고 effect size 6.41(64일 차에 해당)이었다. 골수핀을 삽입한 치료에는 유효성을 보이지 않았다.

Busse J. W. 등, 2009[12]

각종 골절치유에 대한 13건의 랜덤화 비교시험을 조사하고 보존요법 5건의 시험, 수술요법 8건의 시험을 분석했는데 신선골절, 사지연장, 위관절을 대상으로 실시하였다. 부위가 다양하고 유효성이 없지는 않았지만 결과가 일정하지 않았다.

Rutjes A. W. 등, 2010[13]

변형성 관절증에 관한 5건의 랜덤화 비교시험을 조사한 총 341증례. 다소 이질성이 있지만 동통에 대해서는 10cmVAS에서 1.2cm의 차이, 10단계의 기능척도에서 1.3cm의 차이를 볼 수 있었다.

Griffin X. L. 등, 2012[14]

성인 신선골절에 대한 초음파 11건의 시험과 충격파 1건의 시험 등 총 622증례와 648증례의 골절을 Cochrane database로 분석하였다. 유효성이 없지는 않았지만 증명할 수 없었다는 결론을 내렸다. 균질성이 낮았다.

Bashardoust Tajali S. 등, 2012[15]

적격기준에서 선택한 23건의 시험을 신선골절, 지연골절치유+위관절, 가골연장술로 분류해 분석한 결과, 신선골절 7건의 시험이 메타분석에 적합하고 LIPUS는 변량효과모델에서 2.263(95% CI 0.183~4.343, P=0.033)으로 피질골 가교형성에 유의한 효과를 보였다. 지연골절치유와 위관절에서는 경향은 있지만 증례 수가 부족하다.

Ebrahim S. 등, 2014[9]

2012년 4월까지 진행한 시험을 4건의 데이터베이스에서 검색, 신선골절 6건, 지연치유+위관절 1건의 시험을 분석하였다. 6개월간 상대 위험 1.17(95% CI 0.97~1.41; P=0.09)에서 유의차가 없었지만 신선골절은 자연치유율이 높은 점을 고려해야 한다.

Hannemann P. F. 등, 2014[10]

1980~2013년의 13건의 시험 분석결과에 따르면, 위관절에는 PEMF·LIPUS 모두 효과가 없었다. X선에서 평가한 골절유합에 대해서는 비관혈적 처치와 상지 골절, 하지 골간부 골절에서 PEMF·LIPUS 모두 유의차를 보였다.

표 3. 골관절질환 및 골절의 레이저 자극과 치유촉진의 메타분석

- **레이저: 저출력(낮은 펄스) 레이저(LLLT)가 많다(광선이 도달하는 창상의 치유와 진통에 대한 효과가 주이고 골의 경우는 수근관증후군이나 류머티즘성 관절염 통증에 대한 치료 등).**

Brosseau L. 등, 2000[16]

변형성 관절증·류머티즘성 관절염에 대한 13건의 랜덤화 비교시험(총 212명의 조사에 대해 174명에게 플라세보 조사, 추가로 68명에게 한 손 조사와 반대측 플라세보 조사)을 진행하였다. 저출력 레이저의 특성, 치료부위와 결과가 표준화되지 않고, 류머티즘성 관절염의 동통과 아침 경직, 가동성에 대해서만 일정한 유효성을 보였다. 한 손에 플라세보 조사한 시험에서 조사측만 유효성이 없었고 양측에 진통효과가 있었다.

Woodruff L. D. 등, 2004[17]

저출력 레이저를 이용한 창상치유에 관한 24개 논문, 31건의 치료에 대해 조사해 상당히 높은 유효성이 있음을 보였다.

염증의 진행, 콜라겐합성, 창상의 축소·치유의 시간단축, 인장강도 등에서 효과가 확실했고, 동물실험도 포함한 분석에서 유효성을 시사하고 에너지 밀도의 범위도 좁혔다.

Enwemeka C. S. 등, 2004[18]

적격기준을 만족한 창상치유에 관한 34개 논문, 46건의 치료는 물론, 진통에 관한 9개 논문, 9건의 치료도 조사하고 다른 파장의 저출력 레이저가 창상치유·진통에 대해 높은 유효성이 있다고 보고하였다. Effect size를 계산하였다. 콜라겐합성, 창상폐쇄까지 시간단축, 인장강도, 인장응력, 비만세포 수, 피판 생존율 등에서 효과가 확실하였다.

Chow R. T. 등, 2009[19]

주로 적외선 레이저를 사용한 16개 논문을 평가하고 경부통에 대한 효과를 조사한 결과, 총 820명의 경부통 환자 중 급성 동통 2건의 시험에서 상대 위험 1.69, 만성 동통 5건의 시험에서 4.05였다. VAS를 사용한 11건의 시험에서는 100mm 스케일에서 11.86mm의 개선, 처치 후 1~22주간 추적한 7건의 시험에서는 처치 후에도 효과가 남고 평균 22.07mm의 개선을 보였다.

Brignardello-Petersen 등, 2012[20]

과거 5년간 매복 하악 제3대구치를 제거한 후 합병증 경감에 대한 LLLT의 효과를 변량효과모델에서 10건의 시험으로 (환자 수 193명) 메타분석한 결과, 2일과 7일 후 개구장애가 각각 4.2mm(95% CI 1.2 to 7.2), 5.2mm(95% 1.8 to 8.2)로 유의한 효과를 얻지 못하였다.

He W. L. 등, 2015[21]

2013년 10월까지 매복 하악 제3대구치를 제거한 후 합병증 경감에 대한 LLLT의 효과를 랜덤화 비교시험에 대해서만 6건의 시험(환자 수 193명)으로 좁혀 분석하였다. 진통효과는 1일 차부터 P=0.005의 유의차를 보이고 3일 차는 평균차 MD=−3.40, 95% CI −4.12 to −2.68, P<0.00001이었다. 당초 3일간 개구장애는 4.94mm(MD=4.94, 95% CI 1.53 to 8.34, P=0.004), 종창은 구강 외에서 조사했을 때 MD=−0.69, 95% CI −1.30 to −0.08, P=0.03, 구강 내·외 조사 시 MD=−0.65, 95% CI −1.15 to −0.15, P=0.01이었다.

Huang Z 등, 2015[22]

2000년부터 2014년 11월까지 변형성 관절증에 대한 LLLT의 효과에 대해 적격기준을 만족하는 9건의 랜덤화 비교시험(환자수 518명)을 메타분석한 결과, VAS 동통점수나 아침 경직 등의 기능이상도 단기, 장기 모두 유의차가 없었다.

II. 저출력 초음파 펄스 자극에 의한 골절치유와 내연골성 골화의 촉진

저출력 초음파 펄스(LIPUS)는 1983년 Duarte가 골절치유 촉진작용을 보고하고[27], 1994년 골절치유기로 미국 FDA의 의료기기 승인을 받았다(그림 1). 시판 후 조사에서 지연유합과 위관절을 포함해 높은 유합성공률을 거두었다.

일본에서는 1998년부터 사지의 난치성 골절에 보험이 적용되었고, 2006년 11월부터는 관혈적 수술을 실시한 사지 골절에 적용되는 '선진의료'로 인정되었다.

2001년 Azuma[28]는 10주령 Long-Evans rat 대퇴골 폐쇄성 골절 모델을 사용해 LIPUS 자극이 골절치유과정에 미치는 영향을 검토·보고하였다. 그는 골절 후 1일부터 25일까지의 기간을 3기로 구분해 LIPUS 자극을 가했을 때 골절치유과정의 변화를 X선상, 마이크로 CT상으로 검토하고, 역학강도시험과 조직학적 검토 후 LIPUS 자극이 골절치유과정에서 염증반응, 혈관신생, 연골형성, 막성 골화, 내연골성 골화, 골개조의 세포성 현상을 촉진하는 결과를 얻었다.

2004년 Sakurakichi[29]와 2006년 Chan C. W.[30]는 토끼 경골 골연장 모델을 사용해 LIPUS 자극이 연장가골에 미치는 영향을 검토하고, 골절치유과정에서 내연골성 골화에 해당하는 시기에도 조직형태학적으로 촉진효과를 보였다고 보고하였다.

한편 LIPUS 자극이 사지 발생·성장가골단에서 내연골성 골화에 미치는 영향을 조사한 보고 중, 2001년에 태생 17일령 생쥐의 하지조직배양계를 사용해 LIPUS 자극이 사지 발생 시 내연골성 골화에 미치는 영향을 검토한 Nolte[31]의 보고가 있다. 그 결과, 중족골 골간부의 골화부분장의 증가와 비대연골세포 주위 세포외기질의 석회화를 촉진했다고 하였다.

2004년 같은 그룹에서 Korstjens[32]이 같은 방법으로 비대연골세포 주위 세포외기질의 석회화 촉진에 대해 조직학적으로 검토한 결과를 상세하게 보고했는데, LIPUS 자극이 사지 발생에 있어서 내연골성 골화를 촉진할 가능성을 시사하였다.

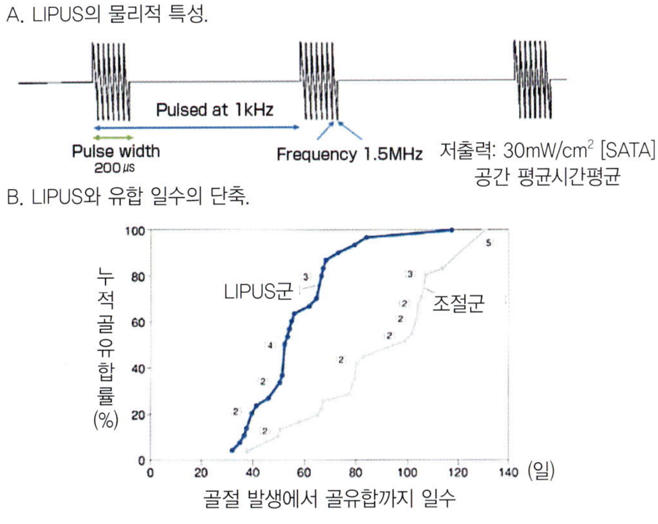

그림 1. **A,** LIPUS의 특성. **B,** LIPUS 조사와 요골 원위단 골절치유의 촉진. ( )는 같은 날 복수의 예가 골융합한 경우의 환자 수(Teijin-pharma 자료에서 인용). B는 Kristiansen에서 수정.

뉴질랜드 흰색 집토끼로 실시한 in vivo 실험에서, 2002년 Ogurtan[33]은 1개월령 전완원위의 성장골단선에 0.2W/cm^{2}와 0.5W/cm^2 LIPUS를 조사하고 진골·척골의 골단선 내연골성 골화에 영향력이 없다고 보고하였다.

2003년에는 Lyon이 6주령의 흰색 집토끼 슬관절부에 저출력 0.5W/cm^{2}와 고출력 2.2W/cm^{2}를 조사하고, 대퇴골원위·경골근위의 성장골단선에 대해 고출력에서는 조직손상과 수복상이 확인되었지만, 저출력에서는 내연골성 골화를 포함해 변화가 없었다고 보고하였다[34].

필자들은 2009년에 2일령 Wistar계 rat에서 대퇴골 전체를 분리하고, 일정한 방향에서 기관배양계에 저출력 30mW/cm^{2}의 LIPUS를 조사했을 때의 사지 발생, 성장골단선, 골단연골에서 내연골성 골화를 검토하였다[35]. 그 결과, 골막조직에서는 LIPUS 자극에 대해 방향성을 가지고 골형성 작용이 촉진되었지만, 골단에서는 내연골성 골화에 영향을 미치지 않음을 확인하였다. 전술한 생쥐와 결과가 다른 이유는 전자가 조직배양계이고 세포 구성이 제한된 점, 초음파자극법이 다르기 때문이라고 추측하였다.

III. 가령과 골절의 지연유합에 대한 LIPUS 자극의 효과와 작용기전

필자는 2010년 가령과 골절의 지연유합 모델 중의 하나인 고주령 생쥐 대퇴골 골절 모델을 사용해 LIPUS가 내연골성 골화 과정과 골절치유기간에 미치는 영향을 X선에서 분석하고 조직학적으로 검토하였다[36].

수많은 임상연구와 동물 모델을 사용한 기초 연구가 보고하듯이 이번 연구에서도 40주령 생쥐의 대퇴골 골절치유가 2장 1의 그림 3에 소개한 8주령보다 확실히 늦어졌고, 8주령에서는 골절 후 7~14일간 진행되던 연골 형성과 경성 가골가교 형성의 치유과정이 40주령에서는 골절 후 10~28일로 크게 연장되었다(그림 2, Control)[37].

이 기간에 발생하는 주요 세포 현상은 내연골성 골화이므로 동물 모델은 가령에 의한 내연골

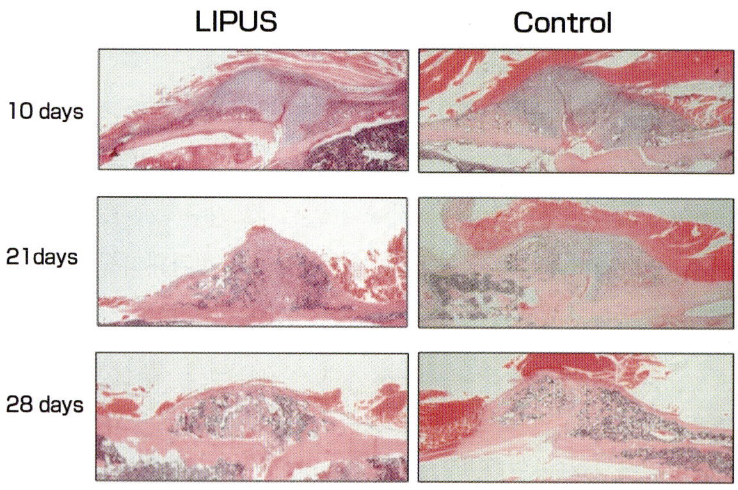

그림 2. LIPUS가 40주령 C57BL/6J 생쥐의 대퇴골 골절치유과정에 미치는 효과(HE 염색/Katano에서 수정).

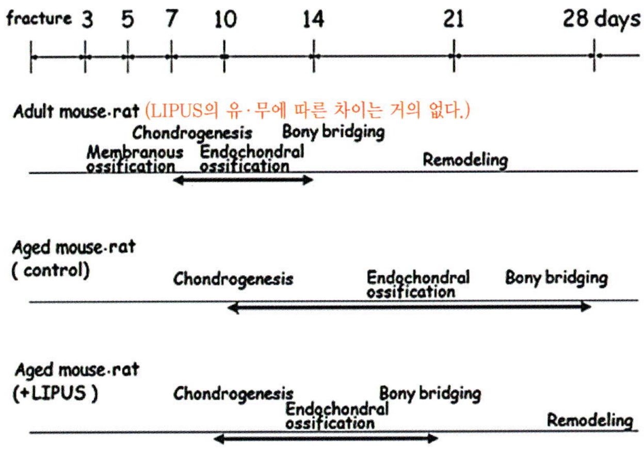

그림 3. 어린 나이와 가령의 설치류 골절치유과정과 LIPUS의 효과(Naruse에서 수정).

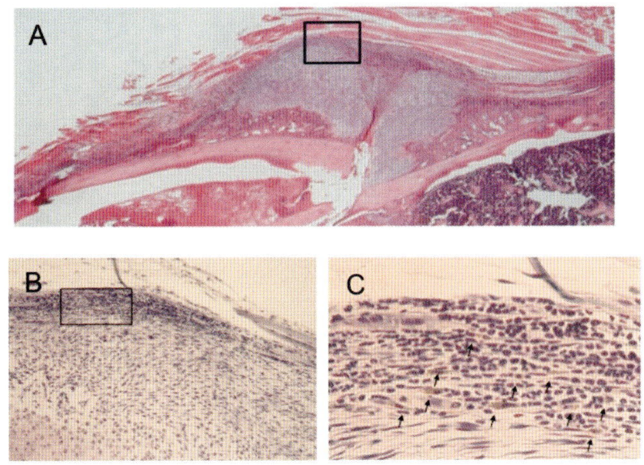

그림 4. LIPUS가 유도하는 가골변연부의 VEGF 발현. **A,** HE 염색. **B,** A의 네모 확대도(VEGF 면역염색). **C,** B의 네모 확대도(VEGF 면역염색)이고 화살표는 염색을 표시한다(Katano에서 수정).

성 골화를 확실히 늦출 수 있다. 위관절이나 지연유합처럼 난치성 골절에 대한 LIPUS 자극의 치유 촉진효과에 대해서는 보험적용이 시사하듯이 확립되었고 임상 성적에 관한 보고도 많이 있다.

다만 rat 경골 난치성 골절 모델 등 동물실험 결과도 포함한 앞선 보고들은 골절치유에 소요된 총기간을 검토하는 데 그쳐, 치유과정의 어느 기간이 단축되었는지 명확하지 않다. 이 때문에 본 연구진은 40주령 생쥐에 LIPUS를 조사해 내연골성 골화의 endpoint를 골절 후 28일에서 21일로 앞당겼고, 골절 후 20일이 지나 리모델링에 도달하였다는 것을 조직학적으로 밝혔다(그림 2, LIPUS)[37].

그림 3에서는 시계열적 조직변화를 소개한다. 가령과 골절치유지연에 대한 LIPUS의 효과는 내연골성 골화와 리모델링의 촉진으로 달성할 수 있다[36]. LIPUS 자극이 골절치유과정에서 내연골성 골화를 촉진하는 한편, LIPUS 자극을 가해도 골단연골 성장판에서 내연골성 골화나 연골세포분화에 영향이 없기 때문에 골절주위 연부조직에서 혈관신생이 치유 촉진에 중심 역할을 한다고 가정하였다. 실제로 항VEGF 항체를 사용한 면역염색 조직소견에서 LIPUS 조사군의 골막세포와 인접하는 연부조직에서 VEGF가 현저히 발현하고, VEGF 양성 영역에 일치해 많은 혈관이 생성되었다(그림 4)[37].

VEGF는 강력한 혈관생성인자 중의 하나이므로 LIPUS 자극이 골절부 근처에 혈관생성을 유도해, 그 결과 내연골성 골화의 주역인 파연골세포나 골아세포전구세포가 되는 골아세포의 공급이 증가했고 골절치유가 촉진되었다고 추측할 수 있다. 분리한 혈관내피세포를 사용한 in vitro 실험에서도 LIPUS 자극이 내피세포 유주를 촉진하는 결과를 얻었다[37].

지금까지의 연구결과는 치유과정 중에 특히 연골 형성에서 경성 가골가교까지 기간이 연장되어, 가령에 따른 골절의 지연유합이 발생한다는 것과 LIPUS 자극이 지연유합, 특히 내연골성 골화 기간을 단축한다는 것을 시사하였다.

IV. 골절치유의 세포 메커니즘과 COX2

LIPUS가 치유를 촉진하는 세포 메커니즘에 관해서는 1999~2001년에 국내외에서 활발하게 연구되었고, 그 결과가 다음과 같이 보고되었다.

① 연골세포의 기질생성[38], 골아세포·비대연골세포의 분화·활성화[39], 골절 공간의 연골골화경계의 파연골세포 수의 증가[28]가 내연골성 골화를 촉진한다.

② 염증이 있을 때 PGE_2 생성에 관여하는 유도형 효소인 COX2를 매개로 두개골 유래 MC3T3-E1세포[40] 또는 초대 골아세포, 골수 유래 ST2세포의 PGE_2 생성을 촉진한다(그림 5)[41].

③ 이런 세포가 골기질 생성을 촉진하고 COX2가 유도되어 결과적으로 더 증폭시키는[41,42] 두개골 유래 rat 골아세포의 증식을 촉진한다[43].

그 후 골막세포의 증식촉진[44], 콜라겐가교의 유도를 동반하는 MC3T3-E1세포의 분화촉진[45], 파골세포 활성화에 의한 골흡수촉진[46] 등 보다 다양한 작용을 가정하였다.

Azuma가 rat의 골절 모델에서 지적하듯이 치유과정의 모든 세포성 현상이 빨라진다[28]고 하면 다양한 세포의 LIPUS 특이적 세포응답·신호전달경로를 머릿속에 그릴 수 있다. 실제 골절치유의 골형성 촉진에 관해서는 LIPUS 조사 후 Runx2·Osterix가 증가함에 따라 골막이나 혈종(염증기) 세포에 ALP와 오스테오칼신이 출현해 석회화를 촉진한다. 항진한 VEGF가 혈행·혈관신생을 촉진해 가골을 석회화로 유도하면 연골육골화를 촉진한다고 보고하였다[44,47-49]. LIPUS에 의한 추간판 헤르니아 병변부의 흡수 촉진에서도[50,51] 혈관신생을 촉진해 마크로파지를 활성화시킨다고 주장하였다.

필자들은 연골 내 골화가 늦어지는 가령 생쥐를 대상으로 LIPUS를 조사하면 BMP2·4·6이나 FGF2, 특히 VEGF의 발현을 크게 촉진해 지연을 회복하고, 그것이 가령 생쥐의 치유지연을 해소하는 메커니즘이라고 보고하였다(그림 6)[36,37].

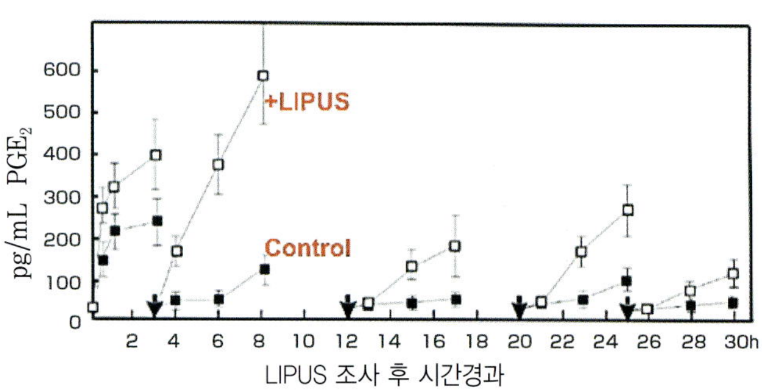

그림 5. LIPUS 조사 후 골아세포양세포가 배양액 중에 분비한 PGE_2. 20분간 조사 후 각 시점에서 배양액을 전부 회수하고 PGE_2를 측정하여 새로운 배양액으로 교체하였다(Naruse에서 수정).

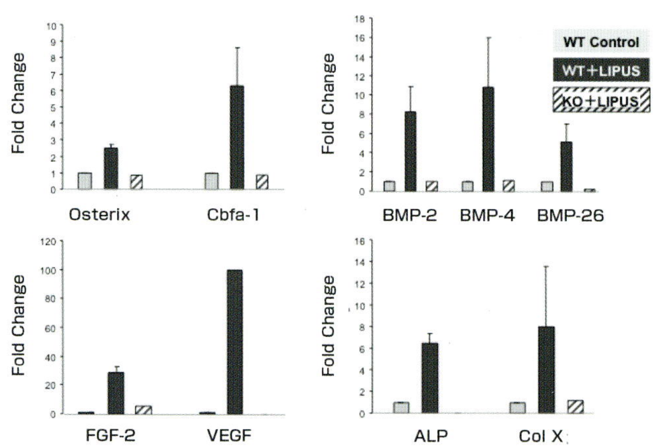

그림 6. COX2 녹아웃 생쥐와 야생형 생쥐 가골에서 유전자 발현. 24시간 간격으로 야생형 생쥐에게 LIPUS를 2회 조사하고, 2회 차 조사 종료 후 20분이 지나 가골을 꺼낸다. 신속하게 박리한 조직의 RNA를 회수해 cDNA로 역전사 후 실시간 PCR를 실시한 결과, 발현항진이 활발한 단백질이 출현하였다. 이것들은 COX2 녹아웃 생쥐에게 조사해도 항진하지 않는다(Naruse에서 수정).

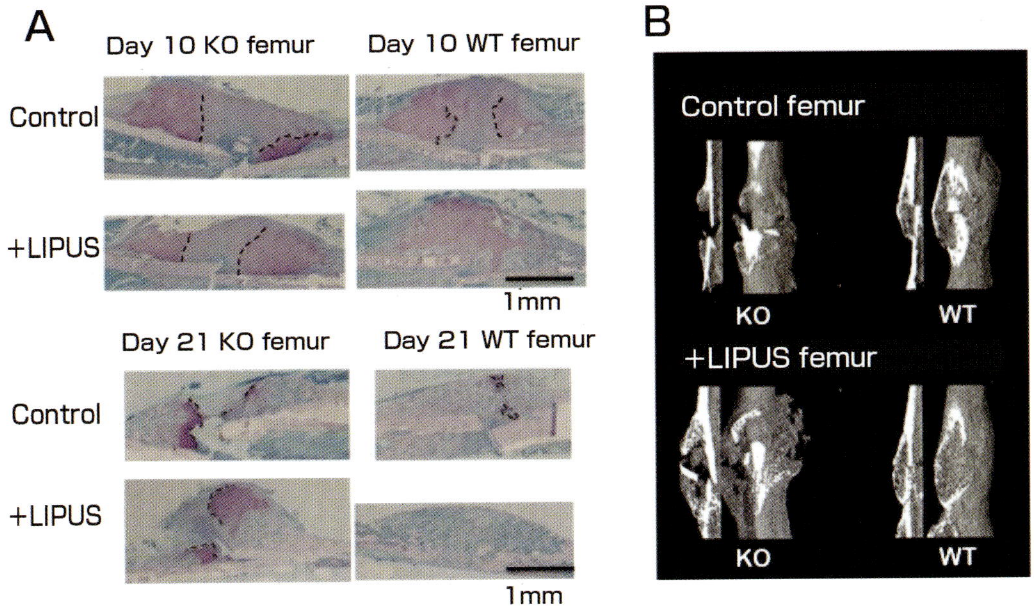

그림 7. 52주령 COX2 KO와 야생형 C57BL/6J 생쥐의 골절치유에 대한 LIPUS의 효과. COX2 KO 생쥐에게서 LIPUS는 골절치유 촉진효과가 없었다. **A**, 골절 후 10일, 21일 생쥐 대퇴골(톨루이딘블루염색 절편). 점선은 안쪽 연골단. **B**, 골절 후 21일의 52주령 생쥐 대퇴골 μCT상. (Naruse에서 수정)

앞에 설명한 ②와 ③에서 COX2의 관여와 골절치유에 COX2가 반드시 필요[52,53]하므로, 저해제인 NSAIDS의 투여와 COX2 녹아웃(KO) 생쥐 실험을 계속 진행해 인테그린의 하류에서 Akt의 인산화를 거쳐 NFkB, COX2에 이르는 경로를 보고하였다[54,36].

COX2 KO 생쥐에게서는 VEGF를 포함해 야생형에서 볼 수 있는 수많은 단백질의 발현 증강을 볼 수 없고 LIPUS의 골절치유 촉진효과도 없다(그림 6, 7)[36]. 그러나 KO 생쥐에게 PGE_2 수용체 중 EP2/EP4 antagonist를 사전 투여해 LIPUS의 골절치유 촉진효과를 부활시켰다[36].

세포막을 관통하는 단백질 중 세포외기질과 접점이 되어 내부에 정보를 전달하는 인테그린은 mechanosensor의 역할도 한다. 특히 $\alpha_5\beta_1$ 인테그린에 관해서는 세포막 당단백질(프로테오글리칸) syndecan-4가 인테그린을 세포막에 재배치하는 역할을 LIPUS가 대체할 수 있고[55], 구강 내 세균의 세포에 침입할 때 발판이 되며[56], 배엽성과 부위가 다른 골조직에서 악골특이적 역학자극수용 인테그린으로 관여한다[57]고 보고하였다.

V. LIPUS에 의한 골수세포의 분화유도와 체액성 동원

비교적 미분화한 골형성계 세포(골수간세포 BMSC) 실험에서 rat BMSC 조사의 경우에 초기 응답 유전자와 동시에 3시간 동안 OPN·ON이 상승하지만 $Runx^2$나 ALP를 유도적으로 발현시키지 않았다는 보고[58], LIPUS 조사 후 주화 C2C12세포·미분화세포가 골아세포로 분화유도되는 한편, 근육이나 지방분화인자의 발현을 억제한다는 보고[59,60], 골육종 유래 ROS17/2.8세포의 경우에 매일 조사하면 증식에는 영향을 미치지 않고 분화를 촉진한다(5일 이후 ALP 활성에 유의차가 있음)는 보고[61]가 있었고, 장기간 배양해 분화시킨 MC3T3-E1의 경우도 거의 경과가 동일하였다[62].

이(주화) 세포 단독에 대한 in vitro의 LIPUS 조사 실험에서는 복합적 작용인 혈관신생·혈류항진 또는 골·연골 흡수(리모델링) 촉진 등에 대한 효과를 평가할 수 없다. 복합적인 혈관신생과 골수세포의 동원기서에 대해서는 Kumagai, Takeuchi가 혈관을 접합시킨 2마리 생쥐의 편측에 작성한 골절부위에 LIPUS를 조사하면 건전한 비조사 GFP 생쥐의 골수에서 간세포가 체액성으로 동원되어 골절부위에 도달하고 치유에 공헌한다. 그 과정에는 CXCL12(SDF-1) 케모카인-CXCR4 수용체의 연계가 골수세포의 혈관투과·리쿠르트에 본질적인 역할을 한다고 하였다[63].

COX2 KO 생쥐에게서는 VEGF의 발현이 증가해도 LIPUS의 골절치유 촉진효과를 얻지 못한다고 한 Naruse의 보고와 함께, LIPUS→COX2→VEGF의 생성에 의한 혈관신생과 PGE_2의 체액성 전송→골수세포의 동원→골절치유에 이르는 새로운 경로가 작업가설로 부상하였다.

따라서 본 연구에서는 가령 rat 상악 제1대구치를 터빈으로 제거한 골결손부에 LIPUS를 조사하고 골결손부의 치유를 검토하였다[64]. 즉 LIPUS군에 대해 치아와 치조골을 제거(편의상 발치라 부름)한 다음 날부터 협측 외부에서 발치와를 향해 1일 1회 20분씩 2주간 LIPUS를 조사하고, 3, 7, 11, 14일 차에 laser Doppler 혈액계로 발치와와 원격에 있는 꼬리·발등의 혈류량을 측정해 대조군과 비교하였다.

LIPUS군에서는 조사 전 특정 베이스라인에 추가해 조사 20분 후를 기준으로 혈류량의 변화를 측정하였다. 그 결과, 면역염색조직상에서 LIPUS 조사 후 창상부위는 VEGF나 혈관내피세포 마커 CD34의 발현을 상승시켰고 7, 14일 차에는 발치와의 베이스라인 혈류량이 LIPUS군에서 유의하게 높았으므로 혈관신생의 촉진작용이 분명해졌다.

또한 7, 14일 차에 LIPUS군은 조사 종료 후 20분간 발치와의 혈류량이 일과성으로 저하하는 한편, 원격부에서는 LIPUS 조사 종료 후 20분간 혈류량이 베이스라인보다 상승하는 경향을 보이고 11, 14일 차에는 유의한 변화가 있었다(그림 8A)[64].

LIPUS를 조사해 생성된 생리활성물질이 혈류를 매개로 운반된 것이다. LIPUS 조사 후 발치와내 혈류량의 일과성 저하는 PGE_2 수용체 중에 EP4 수용체 길항제를 사전 투여한 rat에서는 소실되었지만, EP3 수용체 길항제의 사전 투여에서는 변화 없이 저하하였다(그림 8B). 또한 발치와에 PGE_2를 국소 미량 도포해 혈류의 일과성 저하를 재현할 수 있었지만, 손상이 없는 치은상피에 도포했을 때는 혈류의 변화가 없었다.

흥미로운 내용은 구강 내 발치와를 LIPUS 조사한 결과, 원격의 경골에서 골수세포의 CXCR4 양성 골수세포가 현저하게 증가했는데(그림 9), 이것은 LIPUS 조사에 응답한 COX2에 의해 국소 생성된 PGE_2가 발치와에서 방출되어 혈류를 매개로 경골골수세포에까지 작용했다고 생각한다.

이상을 통해 구강조직이 치유되는 동안 LIPUS의 역학적 자극을 받은 세포에서 액체성 인자가 방출되고 원격부위에 대해서는 체액성에 영향을 미치는 것이 밝혀졌다[64].

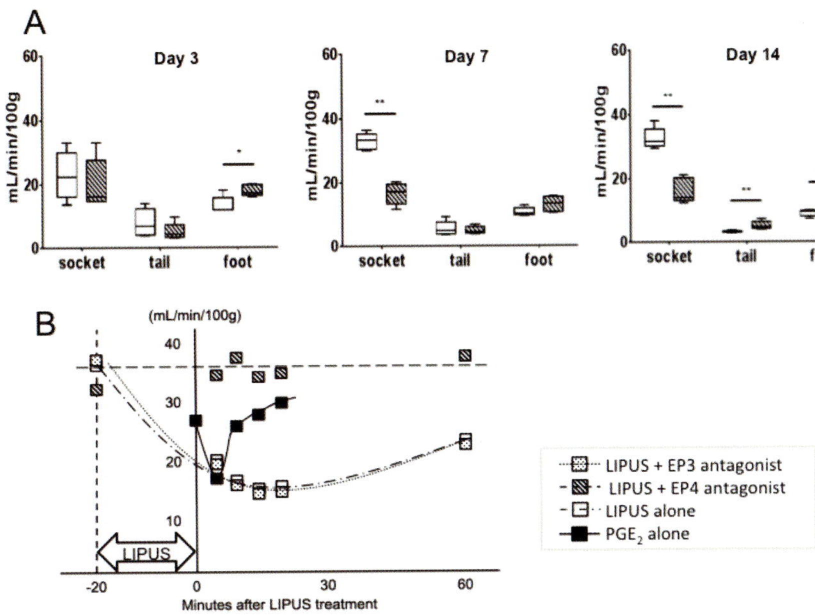

그림 8. LIPUS 조사 전과 비교한 조사 후 20분의 혈류량 변화. **A,** 발치 후 7, 11, 14일 차 LIPUS 조사군(사선)에서는 종료 20분 후 혈류량이 정시혈류량보다 일과성으로 유의하게 떨어졌다. 한편 조사부위에서 원격의 꼬리 부분과 발등은 혈류량이 상승하였다. *$P<0.05$, **$P<0.01$ Mann Whitney U-test. **B,** EP4, EP3 antagonist 국소투여의 영향. PGE$_2$의 EP4 수용체 antagonist를 사전 투여하면 일과성의 혈류저하가 소실되었는데, EP3 수용체 antagonist는 영향력이 없었다. 또한 PGE$_2$ 용액을 국소 도포한 경우에도 일과성의 혈류저하를 볼 수 있었다. (Hidaka에서 수정)

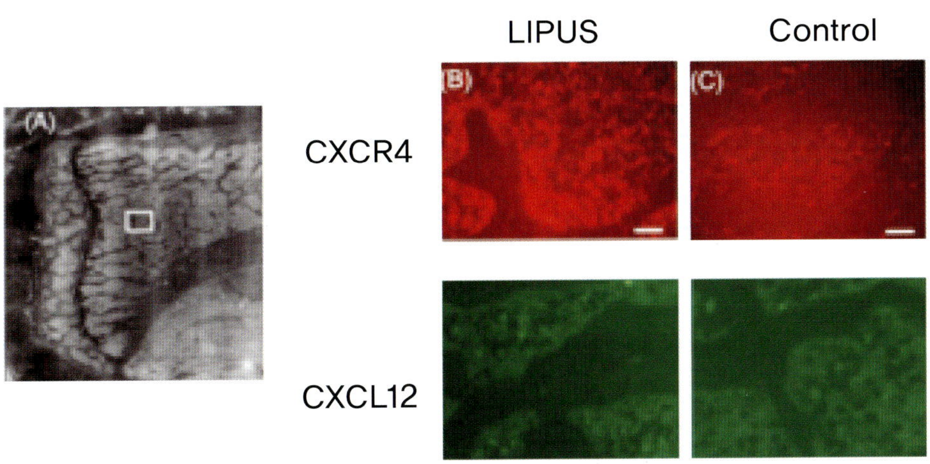

그림 9. 발치와를 14일간 LIPUS 조사한 결과, 원격의 경골골수에서 CXCR4 양성 골수세포가 증가하였다. **A,** 전체상-□ 영역은 면역염색을 관찰한 부위이다. **B,** CXCR4 염색상. **C,** CXCL12 염색상. Scale ba는 1mm(A)와 300㎛(B, C). (Hidaka에서 수정)

VI. 배엽성과 역학환경에 의존하는 골의 부위특이적 역학적 자극응답

골 부위마다 세포가 다르다는 보고로 골세포(osteocyte)에 관해서는 사지 장관골과 두개골 내 세포 형태를 비교한 것이 있다. 부하가 가해지는 전자에는 규칙적으로 배열된 가늘고 긴 골세포가 고밀도로 존재하고, 돌기가 길고 분기가 많지만 가늘다고 보고하였다[65-67]. 두개골은 부동의 상태에서는 골다공증이 출현하지[68] 않을 뿐 아니라 조성도 사지체간의 골과 다르며[69] 유전병의 이상도 특이적이다[70-72].

Rawlinson은 게놈와이드의 mRNA 발현과 클러스터 해석을 하고, 두개골과 하지골에서는 발생에 관련된 호메오박스 유전자군과 염기성 헬릭스-루프-헬릭스(basic helix-loop-helix) 전사인자가 성숙한 생쥐의 골에서든 골에서 박리한 세포에서든 뚜렷하게 구별되어 발현하는 것을 발견하였다. 이 세포들에서는 발생 관계뿐만 아니라 매트릭스 합성에 관련된 Cart-1 같은 유전자의 특이적 발현에서도 차이를 유지하였다[66].

일반적인 중배엽성 간엽이 아닌 신경제세포로 이루어진 외배엽성 간엽에서 유래하는 세포의 마커 유전자는 발생과정에서 볼 수 있는 구조인 치낭·치유두에서는 물론 치근막세포에서도 검출된다[73]. 성숙 후에도 배엽성 간엽의 유래가 중요하다는 것은 골결손을 수복할 때에 중배엽성 세포를 사용하면 경골에서는 골아세포로 분화하지만 하악골에서는 연골이 된다는 흥미로운 결과에서도 알 수 있다[74].

필자들은 같은 생쥐에서 두개골 전두부와 하악골(주로 외배엽성 간엽 유래)·하지골(중배엽성 간엽 유래)을 분리하고, 각각의 피질골에서 단계적인 collagenase 처리를 해 박리 조정한 세포를 1주일 배양한 3종류의 골아세포에 대해 LIPUS를 조사하였다.

단백질과 메시지의 발현 레벨의 변화를 동시에 효율적으로 관찰할 수 있도록 치료와 동일한 조건(24시간 간격, 20분간)에서 2회 조사하고, 2회 차 20분 후에 세포 내지는 골조직을 회수하였다. 그러자 RANKL 발현 레벨의 변동이 세포 유래에 따라 다르고 하지골에서는 RANKL·OPG 모두 상승(비는 불변), 하악골에서는 RANKL이 상승, 두개골에서는 유의한 변화가 없었다. RANKL 비의 고치(高值)는 골흡수의 항진을, 저치(低值)는 억제를 유발한다. 게다가 그 출현에 이르는 경로는 하악골에서는 $\alpha_5\beta_1$ 인테그린이 필요하였다[57].

골육종 유래 Saos-2 세포는 전자장 펄스에는 응답하지만 LIPUS에서는 OPG, RANKL, mRNA 레벨이 변하지 않는다는 보고[75], 매일 10분씩 연속 초음파 조사(비교적 고출력의 62.5 또는 125mW/cm^2) 11일 후 생쥐 골수세포 BMSC에서 RANKL 발현·MCSF 의존성의 파골세포 분화가 함께 방해를 받았다는 보고도 있다[76].

조사를 받은 세포의 분화단계(LIPUS를 조사)의 경우 골아세포는 증식에는 변화가 없고 골세포 방향으로 분화하고 마커가 되는 FGF-23, DMP-1, SOST, RANKL 등의 발현 레벨이 상승[57]하거나 주화세포의 경우는 확립 과정에서 발생한 세포 특성 등의 요소도 종합적으로 고려해야 한다고 생각하는데, 유래하는 배엽은 세포의 증식·분화에 관한 자극응답의 중요한 요소라고 필자는 생각한다[77].

VII. 결론

주로 골조직(세포)에 대해 LIPUS의 물리적 자극이 어떤 정보전달경로를 거쳐 골절이나 창상을 치유하고 조직형성을 촉진하는지 우리의 연구를 중심으로 해설하였다.

입구가 되는 역학적 자극이 다르더라도, 예를 들어 자장에 의한 자극에서는 구성세포별 정보전달경로나 조직 레벨의 outcome과 흡사한 점이 많아[78] 공통된 작용기전이 있음이 분명한다.

다른 자극에 대해서도 동일 조건에서 실험을 진행해 공통점과 차이점을 밝힌다면 각각의 장점을 활용하고 응용이 가능해지리라 생각한다.

참고문헌

1) Bernstein L : Edward H Angle, versus Calvin S, Case, extraction versus nonextraction, Historical revisionism, Part II, Am J Orthod Dentofac Orthop 102 : 546-551, 1992.
2) 保田岩男, 永山 寿, 加藤常行 : 骨折治癒に関する基礎的諸問題, 京都医学会雑誌 4 : 395-406, 1953.
3) Akai M, Kawashima N, Kimura T, Hayashi K : Electrical stimulation as an adjunct to spinal fusion, a meta-analysis of controlled clinical trials, Bioelectromagnetics 23 : 496-504, 2002.
4) Hulme J, Robinson V, DeBie R, Wells G, Judd M, Tugwell P : Electromagnetic fields for the treatment of osteoarthritis, Cochrane Database Syst Rev CD003523, 2002.
5) Mollon B, da S, V, Busse JW, Einhorn TA, Bhandari M : Electrical stimulation for long-bone fracture-healing, a meta-analysis of randomized controlled trials, J Bone Joint Surg Am 90 : 2322-2330, 2008.
6) Goldstein C, Sprague S, Petrisor BA : Electrical stimulation for fracture healing, current evidence, J Orthop Trauma 24 Suppl 1 : S62-S65, 2010.
7) Schmidt-Rohlfing B, Silny J, Gavenis K, Heussen N : Electromagnetic fields, electric current and bone healing -what is the evidence?, Z Orthop Unfall 149 : 265-270, 2011.
8) Griffin XL, Costa ML, Parsons N, Smith N : Electromagnetic field stimulation for treating delayed union or non-union of long bone fractures in adults, Cochrane Database Syst Rev CD008471, 2011.
9) Ebrahim S, Mollon B, Bance S, Busse JW, Bhandari M : Low-intensity pulsed ultrasonography versus electrical stimulation for fracture healing: a systematic review and network meta-analysis, Can J Surg 57 : E105-E118, 2014.
10) Hannemann PF, Mommers EH, Schots JP, Brink PR, Poeze M : The effects of low-intensity pulsed ultrasound and pulsed electromagnetic fields bone growth stimulation in acute fractures, a systematic review and meta-analysis of randomized controlled trials, Arch Orthop Trauma Surg 134 : 1093-1106, 2014.
11) Busse JW, Bhandari M, Kulkarni AV, Tunks E : The effect of low-intensity pulsed ultrasound therapy on time to fracture healing, a meta-analysis, CMAJ 166 : 437-441, 2002.
12) Busse JW, Kaur J, Mollon B, Bhandari M, Tornetta P, III, Schunemann HJ, Guyatt GH : Low intensity pulsed ultrasonography for fractures, systematic review of randomised controlled trials, BMJ 338 : b351, 2009.
13) Rutjes AW, Nüesch E, Sterchi R, Juni P : Terapeutic ultorasound for osteoarthritis of the knee or hip, Cochrane Database Syst Rev 1, Jan 20 (1) CD003132, 2010.
14) Griffin XL, Smith N, Parsons N, Costa ML : Ultrasound and shockwave therapy for acute fractures in adults. Cochrane Database Syst Rev 2 : CD008579, 2012.
15) Bashardoust TS, Houghton P, MacDermid JC, Grewal R : Effects of low-intensity pulsed ultrasound therapy on fracture healing, a systematic review and meta-analysis, Am J Phys Med Rehabil 91 : 349-367, 2012.
16) Brosseau L, Welch V, Wells G, Tugwell P, de BR, Gam A, Harman K, Shea B, Morin M : Low level laser therapy for osteoarthritis and rheumatoid arthritis, a meta-analysis, J Rheumatol 27 : 1961-1969, 2000.
17) Woodruff LD, Bounkeo JM, Brannon WM, Dawes KS, Barham CD, Waddell DL, Enwemeka CS : The efficacy of laser therapy in wound repair, a meta-analysis of the literature, Photomed Laser Surg 22 : 241-247, 2004.
18) Enwemeka CS, Parker JC, Dowdy DS, Harkness EE, Sanford LE, Woodruff LD : The efficacy of low-power

lasers in tissue repair and pain control, a meta-analysis study, Photomed Laser Surg 22 : 323-329, 2004.
19) Chow RT, Johnson MI, Lopes-Martins RA, Bjordal JM : Efficacy of low-level laser therapy in the management of neck pain, a systematic review and meta-analysis of randomised placebo or active-treatment controlled trials, Lancet 374 : 1897-1908, 2009.
20) Brignardello-Petersen R, Carrasco-Labra A, Araya I, Yanine N, Beyene J, Shah PS : Is adjuvant laser therapy effective for preventing pain, swelling, and trismus after surgical removal of impacted mandibular third molars? A systematic review and meta-analysis, J Oral Maxillofac Surg 70 : 1789-1801, 2012.
21) He WL, Yu FY, Li CJ, Pan J, Zhuang R, Duan PJ : A systematic review and meta-analysis on the efficacy of low-level laser therapy in the management of complication after mandibular third molar surgery, Lasers Med Sci 30 : 1779-1788, 2015.
22) Huang Z, Chen J, Ma J, Shen B, Pei F, Kraus VB : Effectiveness of low-level laser therapy in patients with knee osteoarthritis, a systematic review and meta-analysis, Osteoarthritis Cartilage 23 : 1437-1444, 2015.
23) Judex S, Rubin CT : Is bone formation induced by high-frequency mechanical signals modulated by muscle activity? J Musculoskelet Neuronal Interact 10 : 3-11, 2010.
24) Rubin C, Turner AS, Bain S, Mallinckrodt C, McLeod K : Anabolism, Low mechanical signals strengthen long bones, Nature 412 : 603-604, 2001.
25) Woodhouse NR, DiBiase AT, Johnson N, Slipper C, Grant J, Alsaleh M, Donaldson AN, Cobourne MT : Supplemental vibrational force during orthodontic alignment, a randomized trial, J Dent Res 94 : 682-689, 2015.
26) Judex S, Gupta S, Rubin C : Regulation of mechanical signals in bone, Orthod Craniofac Res 12 : 94-104, 2009.
27) Duarte LR : The stimulation of bone growth by ultrasound, Arch Orthop Trauma Surg 101 : 153-159, 1983.
28) Azuma Y, Ito M, Harada Y, Takagi H, Ohta T, Jingushi S : Low-intensity pulsed ultrasound accelerates rat femoral fracture healing by acting on the various cellular reactions in the fracture callus, J Bone Miner Res 16 : 671-680, 2001.
29) Sakurakichi K, Tsuchiya H, Uehara K, Yamashiro T, Tomita K, Azuma Y : Effects of timing of low-intensity pulsed ultrasound on distraction osteogenesis, J Orthop Res 22, 395, 2004.
30) Chan CW, Qin L, Lee KM, Cheung WH, Cheng JC, Leung, KS : Dose-dependent effect of low-intensity pulsed ultrasound on callus formation during rapid distraction osteogenesis, J Orthop. Res., 24, 2072, 2006.
31) Nolte PA, Klein-Nulend J, Albers GH, Marti RK, Semeins CM, Goei SW, Burger EH., Low-intensity ultrasound stimulates endochondral ossification in vitro, J Orthop Res 19 : 301, 2001.
32) Korstjens CM, Nolte PA, Burger EH, Albers GH, Semeins CM, Aartman IH, Goei SW, Klein-Nulend J : Stimulation of bone cell differentiation by low-intensity ultrasound-a histomorphometric in vitro study, J Orthop Res 22 : 495, 2004.
33) Ogurtan Z, Celik I, Izci C, Boydak M, Alkan F, Yilmaz K : Effect of experimental therapeutic ultrasound on the distal antebrachial growth plates in one-month-old rabbits, Vet J 164 : 280, 2002.
34) Lyon R, Liu XC, Meier J : The effects of therapeutic vs high-intensity ultrasound on the rabbit growth plate, J Orthop Res 21 : 865, 2003.
35) Naruse K, Mikuni-Takagaki Y, Urabe K, Uchida K, Itoman M : Therapeutic ultrasound induces periosteal ossification without apparent changes in cartilage, Connect Tissue Res 50 : 55, 2009.
36) Naruse K, Sekiya H, Harada Y, Iwabuchi S, Kozai Y, Kawamata R, Kashima I, Uchida K, Urabe K, Seto K, Itoman M, Mikuni-Takagaki Y : Prolonged endochondral bone healing in senescence is shortened by low-intensity pulsed ultrasound in a manner dependent on COX-2, Ultrasound Med Biol 36 : 1098-1108, 2010.
37) Katano M, Naruse K, Uchida K, Mikuni-Takagaki Y, Takaso M, Itoman M, Urabe K : Low intensity pulsed ultrasound accelerates delayed healing process by reducing the time required for the completion of endochondral ossification in the aged mouse femur fracture model, Exp Anim 60 : 385-395, 2011.
38) Parvizi J, Wu CC, Lewallen DG, Greenleaf JF, Bolander ME : Low-intensity ultrasound stimulates proteoglycan synthesis in rat chondrocytes by increasing aggrecan gene expression, J Orthop Res 17 : 488-494, 1999.
39) Nolte PA, van der KA, Patka P, Janssen IM, Ryaby JP, Albers GH : Low-intensity pulsed ultrasound in the treatment of nonunions, J Trauma 51 : 693-702, 2001.
40) Kokubu T, Matsui N, Fujioka H, Tsunoda M, Mizuno K : Low intensity pulsed ultrasound exposure increases prostaglandin E2 production via the induction of cyclooxygenase-2 mRNA in mouse osteoblasts, Biochem Biophys Res Commun 256 : 284-287, 1999.

41) Naruse K, Miyauch M, Mikuni-Takagaki Y : Disitinct anabolic response of osteoblast to low-intensity pulsed ultrasound, J Bone Miner Res 18 : 360-369, 2007.

42) Naruse K, Mikuni-Takagaki Y, Azuma Y, Ito M, Oota T, Kameyama K, Itoman M : Anabolic response of mouse bone-marrow-derived stromal cell clone ST2 cells to low-intensity pulsed ultrasound, Biochem Biophys Res Commun 268 : 216-220, 2000.

43) Sun JS, Hong RC, Chang WH, Chen LT, Lin FH, Liu HC : In vitro effects of low-intensity ultrasound stimulation on the bone cells, J Biomed Mater Res 57 : 449-456, 2001.

44) Leung KS, Cheung WH, Zhang C, Lee KM, Lo HK : Low intensity pulsed ultrasound stimulates osteogenic activity of human periosteal cells, Clin Orthop Relat Res 253-259, 2004.

45) Saito M, Soshi S, Tanaka T, Fujii K : Intensity-related differences in collagen post-translational modification in MC3T3-E1 osteoblasts after exposure to low- and high-intensity pulsed ultrasound, Bone 35 : 644-655, 2004.

46) Lirani-Galvao AP, Jorgetti V, da Silva OL : Comparative study of how low-level laser therapy and low-intensity pulsed ultrasound affect bone repair in rats, Photomed Laser Surg 24 : 735-740, 2006.

47) Pounder NM, Harrison AJ : Low intensity pulsed ultrasound for fracture healing, a review of the clinical evidence and the associated biological mechanism of action, Ultrasonics 48 : 330-338, 2008.

48) Hasegawa T, Miwa M, Sakai Y, Niikura T, Kurosaka M, Komori T : Osteogenic activity of human fracture haematoma-derived progenitor cells is stimulated by low-intensity pulsed ultrasound in vitro, J Bone Joint Surg Br 91 : 264-270, 2009.

49) Lee SY, Koh A, Niikura T, Oe K, Koga T, Dogaki Y, Kurosaka M : Low-intensity pulsed ultrasound enhances BMP-7-induced osteogenic differentiation of human fracture hematoma-derived progenitor cells in vitro, J Orthop Trauma 27 : 29-33, 2013.

50) Iwabuchi S, Ito M, Chikanishi T, Azuma Y, Haro H : Role of the tumor necrosis factor-alpha, cyclooxygenase-2, prostaglandin E2, and effect of low-intensity pulsed ultrasound in an in vitro herniated disc resorption model, J Orthop Res 26 : 1274-1278, 2008.

51) Iwabuchi S, Ito M, Hata J, Chikanishi T, Azuma Y, Haro H : In vitro evaluation of low-intensity pulsed ultrasound in herniated disc resorption, Biomaterials 26 : 7104-7114, 2005.

52) Giannoudis PV, MacDonald DA, Matthews SJ, Smith RM, Furlong AJ, De BP : Nonunion of the femoral diaphysis, The influence of reaming and non-steroidal anti-inflammatory drugs, J Bone Joint Surg Br 82 : 655-658, 2000.

53) Simon AM, Manigrasso MB, O'Connor JP : Cyclo-oxygenase 2 function is essential for bone fracture healing, J Bone Miner Res 17 : 963-976, 2002.

54) Tang CH, Yang RS, Huang TH, Lu DY, Chuang WJ, Huang TF, Fu WM : Ultrasound stimulates cyclooxygenase-2 expression and increases bone formation through integrin, focal adhesion kinase, phosphatidylinositol 3-kinase, and Akt pathway in osteoblasts, Mol Pharmacol 69 : 2047-2057, 2006.

55) Mahoney CM, Morgan MR, Harrison A, Humphries MJ, Bass MD : Therapeutic ultrasound bypasses canonical syndecan-4 signaling to activate rac1, J Biol Chem 284 : 8898-8909, 2009.

56) Amano A : Molecular interaction of Porphyromonas gingivalis with host cells, implication for the microbial pathogenesis of periodontal disease, J Periodontol 74 : 90-96, 2003.

57) Watabe H, Furuhama T, Tani-Ishii N, Mikuni-Takagaki Y : Mechanotransduction activates alpha (5) beta (1) integrin and PI3K/Akt signaling pathways in mandibular osteoblasts, Exp Cell Res 317 : 2642-2649, 2011.

58) Sena K, Leven RM, Mazhar K, Sumner DR, Virdi AS : Early gene response to low-intensity pulsed ultrasound in rat osteoblastic cells, Ultrasound Med Biol 31 : 703-708, 2005.

59) Ikeda K, Takayama T, Suzuki N, Shimada K, Otsuka K, Ito K : Effects of low-intensity pulsed ultrasound on the differentiation of C2C12 cells, Life Sci 79 : 1936-1943, 2006.

60) Kusuyama J, Bandow K, Shamoto M, Kakimoto K, Ohnishi T, Matsuguchi T : Low intensity pulsed ultrasound (LIPUS) influences the multilineage differentiation of mesenchymal stem and progenitor cell lines through ROCK-Cot/Tpl2-MEK-ERK signaling pathway, J Biol Chem 289 : 10330-10344, 2014.

61) Takayama T, Suzuki N, Ikeda K, Shimada T, Suzuki A, Maeno M, Otsuka K, Ito K : Low-intensity pulsed ultrasound stimulates osteogenic differentiation in ROS 17/2.8 cells, Life Sci 80 : 965-971, 2007.

62) Unsworth J, Kaneez S, Harris S, Ridgway J, Fenwick S, Chenery D, Harrison A : Pulsed low intensity ultrasound enhances mineralisation in preosteoblast cells, Ultrasound Med Biol 33 : 1468-1474, 2007.

63) Kumagai K, Takeuchi R, Ishikawa H, Yamaguchi Y, Fujisawa T, Kuniya T, Takagawa S, Muschler GF, Saito T : Low-intensity pulsed ultrasound accelerates fracture healing by stimulation of recruitment of both local

and circulating osteogenic progenitors, J Orthop Res 30 : 1516-1521, 2012.
64) Hidaka K, Miyamoto C, Wada-Takahasi S, Saita M, Kawata A, Kawamata R, Maehata Y, Minabe M, Takahashi S-S, Mikuni-Takagaki Y : Humoral response to therapeutic low-intensity pulsed ultrasound (LIPUS) treatment of rat maxillary socket after the removal of a molar tooth, Int J Anal Bio-Sci 3 : 17-24, 2015.
65) Vatsa A, Breuls RG, Semeins CM, Salmon PL, Smit TH, Klein-Nulend J : Osteocyte morphology in fibula and calvaria---is there a role for mechanosensing? Bone 43 : 452-458, 2008.
66) Rawlinson SC, McKay IJ, Ghuman M, Wellmann C, Ryan P, Prajaneh S, Zaman G, Hughes FJ, Kingsmill VJ : Adult rat bones maintain distinct regionalized expression of markers associated with their development, PLoS One 4 : e8358, 2009.
67) Himeno-Ando A, Izumi Y, Yamaguchi A, Iimura T : Structural differences in the osteocyte network between the calvaria and long bone revealed by three-dimensional fluorescence morphometry, possibly reflecting distinct mechano-adaptations and sensitivities, Biochem Biophys Res Commun 417 : 765-770, 2012.
68) Garland DE, Stewart CA, Adkins RH, Hu SS, Rosen C, Liotta FJ, Weinstein DA : Osteoporosis after spinal cord injury, J Orthop Res 10 : 371-378, 1992.
69) van den Bos T, Speijer D, Bank RA, Bromme D, Everts V : Differences in matrix composition between calvaria and long bone in mice suggest differences in biomechanical properties and resorption, Special emphasis on collagen, Bone 43 : 459-468, 2008.
70) Bruska M : Migration zone during the development of the trigeminal motor nucleus, Part I Embryos at developmental stages 13 to 17, Folia Morphol (Warsz) 50 : 49-57, 1991.
71) Abdolmaleky HM, Smith CL, Faraone SV, Shafa R, Stone W, Glatt SJ, Tsuang MT : Methylomics in psychiatry, Modulation of gene-environment interactions may be through DNA methylation, Am J Med Genet B Neuropsychiatr Genet 127B : 51-59, 2004.
72) Ralston SH, de CB : Genetic regulation of bone mass and susceptibility to osteoporosis, Genes Dev 20 : 2492-2506, 2006.
73) Luan X, Ito Y, Holliday S, Walker C, Daniel J, Galang TM, Fukui T, Yamane A, Begole E, Evans C, Diekwisch TG : Extracellular matrix-mediated tissue remodeling following axial movement of teeth, J Histochem Cytochem 55 : 127-140, 2007.
74) Leucht P, Kim JB, Amasha R, James AW, Girod S, Helms JA : Embryonic origin and Hox status determine progenitor cell fate during adult bone regeneration, Development 135 : 2845-2854, 2008.
75) Borsje MA, Ren Y, de Haan-Visser HW, Kuijer R : Comparison of low-intensity pulsed ultrasound and pulsed electromagnetic field treatments on OPG and RANKL expression in human osteoblast-like cells, Angle Orthod 80 : 498-503, 2010.
76) Yang RS, Lin WL, Chen YZ, Tang CH, Huang TH, Lu BY, Fu WM : Regulation by ultrasound treatment on the integrin expression and differentiation of osteoblasts, Bone 36 : 276-283, 2005.
77) 高垣裕子：5章 口腔におけるメカノバイオロジー, メカノバイオロジー, 化学同人 京都：193-202, 2015
78) 後藤 毅：基礎II 生体電気・物理刺激の細胞応答, 2磁場刺激による細胞応答, 生体電気・物理刺激による骨・軟部組織修復法, 金芳堂 京都：90-96, 2013

2

AcceleDent®를 사용한 치아의 교정이동법

Kenji Ojima(尾島賢治)
스마일 이노베이션 교정치과(도쿄도 신주쿠구)

I. 교정치과의 70%가 관심을 갖다: AJO-DO 설문조사

'교정치료가 얼마나 오래 걸릴까요?', '언제 교정장치를 뺄까요?'는 교정치료 상담을 할 때나 치료 중에 자주 듣는 질문이다.

환자가 교정치료를 희망하는 이유는 결혼식이나 졸업식처럼 인생에서 중요한 날에 멋진 사진을 찍고 싶다, 구직 활동에 도움이 된다, 업무상 타인에게 좋은 인상을 주기 위해서 등 다양하다.

최근 AJO-DO(American Journal of Orthodontics and Dentofacial Orthopedics)의 설문조사 결과에 따르면, 치과교정의 평균 치료기간은 약 2년이었다[1]. AJO-DO 설문조사에 대답한 70%의 교정치과의는 치열배열 기간을 단축하는 보조수단에 관심이 있었고, '그런 테크닉이 있는지 몰랐다', '치료기간을 20~40% 단축하는 치료법이 있으면 좋겠다'고 대답하였다.

만약 급속교정이 가능하다면 치료기간을 단축할 수 있고 장기간의 교정치료에 따른 우식, 치주질환, 치근흡수 등의 발병 위험을 낮출 수도 있다[2]. 그러나 치아이동 속도를 높이는 새로운 접근법은 거의 개발되지 않았다.

OrthoAccel Technologies, Inc.(OA-TI)의 AcceleDent®는 교정치료를 가속하는 비침습의 혁신적인 해결법이다. AcceleDent®는 FDA의 승인을 받은 Class Ⅱ 의료기구로서 의사의 처방이 있어야 사용할 수 있다.

매일 20분간 사용하면 Soft Pulse Technology®로 치아이동 속도를 최대 50%까지 높일 수 있다. 치아에 미세한 진동, 마이크로펄스를 주어 교정의의 계획대로 치아이동을 촉진한다. 이 기계는 소형에 경량이고 휴대가 간편하다. AcceleDent®를 사용하면 치과교정의 치료기간을 단축해 교정치료를 효율적으로 진행할 수 있다.

II. AcceleDent®란

AcceleDent®는 기존의 교정장치와 함께 사용해 치아이동 속도를 촉진하는 교정치료 보조기기

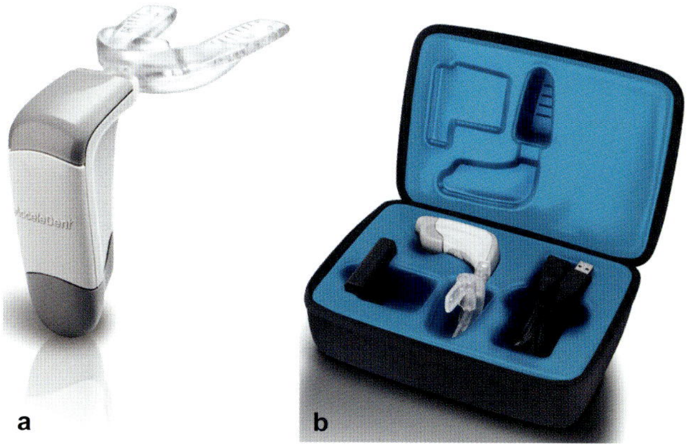

그림 1. AcceleDent®. **a,** 액티베이터와 마우스피스. **b,** AcceleDent® system과 케이스.

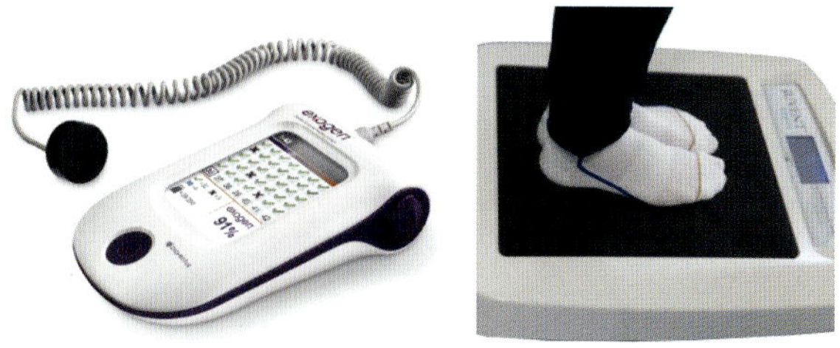

그림 2. 다른 분야의 응용 예. **a,** 초음파를 이용한 골재생 시스템(Smith & Nephew Exogen®). **b,** 전신 바이브레이션 시스템.

로서 액티베이터, 마우스피스, 케이스 등 3개의 부품으로 구성된다.

시스템에 USB 케이블과 전원 어댑터도 들어 있다(그림 1). 환자가 마우스피스를 가볍게 물어 구강 내에 고정한다. 액티베이터는 마우스피스를 통해 치아에 진동을 가한다. USB 포트를 사용해 컴퓨터나 전원에 접속하면 충전이 가능하다. 컴퓨터에 접속하면 매일 사용 상황을 확인할 수 있다.

0.25N(25g)이라는 낮은 진폭의 포스와 주파수로 고정되어 있다. 액티베이터와 마우스피스는 경량이고(1.4oz: 39g), 쾌적하며 핸즈프리다. 따라서 일상생활 중에 '다른 것을 하면서 사용'할 수 있다.

환자는 TV를 보면서, 책을 읽으면서, 컴퓨터를 하면서, 음악을 들으면서, 숙제를 하면서 사용한다는 보고가 있다.

III. AcceleDent®의 과학·임상 자료

정적인 상태보다 진동을 가하는 편이 골의 재형성에 효과적이라는 것은 연구를 통해 증명되었다. AcceleDent®는 진동력을 이용해 기존의 교정치료 효과를 높이고 골의 재형성 속도를 높여 치아이동을 촉진한다.

장치를 사용하면 치아, 치근을 매개로 치주조직, 치열에 직접적으로 미세한 진동을 제공한다. 이 메커니즘은 일본에서 이미 오래전부터 정형외과와 다른 분야에 응용되어 골절의 치유속도를 높였고, 장골의 골밀도를 높이는 데도 사용되었다(그림 2).

또한 동물실험에서 이 메커니즘을 확인했고, 미국의 다수 임상연구에서 AcceleDent®의 유효성과 안전성을 인정하였다.

1. 동물실험

두개봉합은 치과교정의 치아이동을 가정하고 관찰하기에 적합한 실험모델이다. Meikle은 집토끼 두개봉합에 물리적인 힘을 가하는 기관배양계를 개발하였다[3]. 이 간단한 실험모델을 사용하면 교정치료가 치근막이나 두개골의 봉합, 관절에 어떤 영향을 미치는지 연구할 수 있다. 일리노이대학의 Jeremy Mao는 이 모델을 사용해 미세진동이 치아이동에 미치는 영향을 연구하였다.

Kopher와 Mao는 집토끼를 사용해 1Hz 진동에서 5N[4], Peptan과 Mao도 8Hz에서 1N의 맥동 하중, Vij와 Mao는 rat을 사용해 4Hz에서 300mN[5]의 맥동 하중을 가해 실험하였다[6].

위의 연구에서는 맥동 하중과 맥동이 없는 정적인 하중을 대조군으로 실험하였다. 동물실험 결과를 인간에게 적용하면 정적 하중에 맥동 하중을 더한다. 결과를 요약하면 1Hz에서 8Hz의 진동과 0.3N에서 5N의 맥동 하중을 가하자 봉합부의 이동이 증가하였다. 이동의 비율은 연구기법마다 다르지만 진동을 가한 실험군에서는 이동이 약 2.5배 증가하였다.

Mao의 연구 이후, 일본의 Nishimura도 진동에 의한 급속교정치료의 효과를 확인하였다. 그는 rat의 치아이동 실험에서 60Hz의 진동을 제공하였다[7]. 즉 rat의 대구치 사이에 스프링을 사용해 '표준적 교정치료'를 진행하였다.

21일의 실험기간 중 1, 7, 14일 차에 대구치에 60Hz의 주파수 진동을 10분씩 제공하였다. 진동을 준 실험군은 대조군(스프링만)에 비해 유의하게 치아이동이 빨라지고(그림 3) 파골세포(그림 4)의 증가를 확인할 수 있었다. 진동을 가한 실험군은 대조군보다 치근흡수 경향이 적었다.

마케트대학(위스콘신주 밀워키) 소속의 Dawei Liu 박사는 최근 두 연구에서 물리적인 진동이 교정적 치아이동을 촉진한다고 증명하였다[8]. 최초 연구에서 생쥐를 다음의 4그룹으로 분류하였다.

① 조절군

② 물리적 진동군

③ 치과교정적 이동군

④ 치과교정적 이동과 진동을 가한 군

오메가 형태의 확대 루프가 20g의 초기 하중을 가하도록 치아이동을 설계하였다. 0, 3, 6, 9, 12, 15, 18, 21일 차에 5분씩 4Hz의 물리적 진동을 주었다.

①과 ②의 그룹에는 유의차를 확인할 수 없었다. ③의 그룹에서도 큰 차이가 없었다. 그러나 치

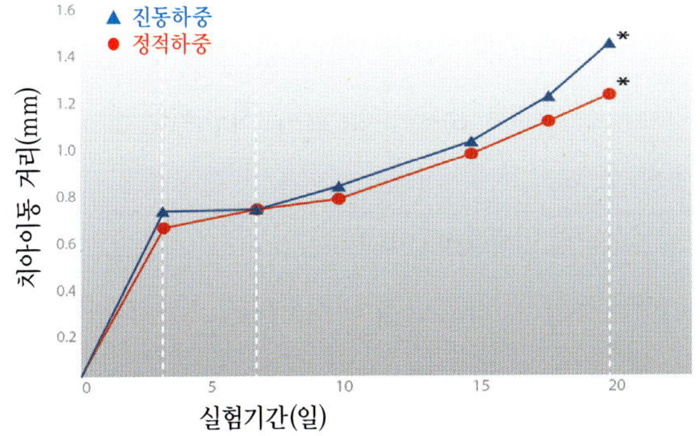

그림 3. 진동을 이용한 치아이동(자료: Nishimura et al./P<0.01).

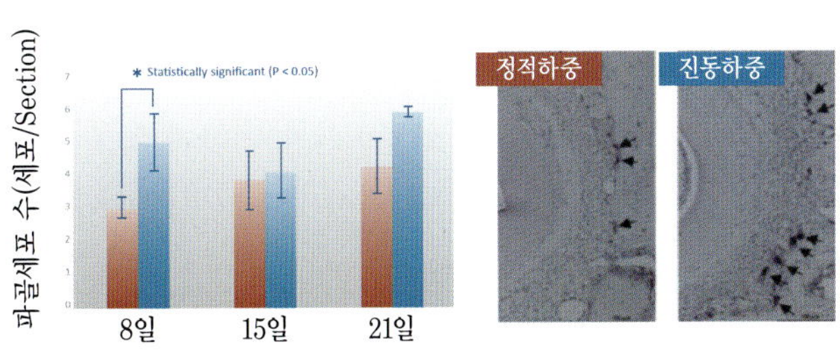

그림 4. 진동을 이용한 파골세포의 증가(자료: Nishimura 등/P<0.05).

아이동과 진동을 준 ④의 그룹은 다른 군보다 치아이동이 40% 증가하였다.

Liu 박사는 다음 연구에서도 물리적 진동이 치과교정에 미치는 영향을 연구하였다[9]. 생쥐를 앞의 연구에서처럼 ① 조절군, ② 물리적 진동군, ③ 치과교정적 이동군, ④ 치과교정적 이동과 진동을 가한 군 등 4그룹으로 분류하였다.

하중과 주파수는 앞의 연구처럼 연구기간을 27일까지 연장하였다. 형광 마커를 사용해 신생골형성능을 측정하였다. 결과는 앞의 연구처럼 ①과 ②의 그룹 간에 신생골형성능과 치근흡수의 유의차를 볼 수 없었다. 그러나 ④의 그룹은 ③의 그룹에 비해 신생골형성량이 71%(P=0.021) 증가하였다.

2. 임상연구

2008년에 OrthoAccel사는 텍사스대학 휴스턴교에서 AcceleDent®의 초기 조사를 진행하였다. 즉 장치의 리스크, 장기안전성, 단일 시설에서의 비유의(非有意) 리스크 연구이다[10]. 연구에 사용한 장치는 0.25N, 주파수 30Hz이고, 상품화된 기기보다 가벼운 진동수였다. 치아이동 속도를 높이기 위해 매일 20분간, 교정장치와 함께 사용하도록 환자에게 지시하였다.

17명의 환자가 지원해 연구에 참여했는데 3명은 개인적인 이유로 도중에 중단하였다. 최종 14명이 조사를 마쳤다. 환자의 평균 나이는 21.5세(중간치 16.3, 범위 12.1에서 56.6)였다.

참가자는 진동기기를 하루에 20분 사용했을 뿐인데 교정기간의 치아이동 속도가 과거의 문헌보다 70% 빨라졌다. CBCT 영상을 분석한 결과, 치근흡수가 0.5mm보다 적고 그에 따른 부작용도 없어 결과적으로 AcceleDent®의 높은 안전성을 증명하였다.

AcceleDent®를 병용한 교정치료와 기존의 치료를 대상으로 치아이동 속도의 촉진 여부를 조사하기 위해 2009년 2월부터 2010년 12월까지, 무작위·위대조시험·맹검·단일시설연구를 진행하였다[11].

45명의 참가자를 대상으로 IDE(Investigational Device Exemption)에 준해 연구를 진행하였다. 환자는 두 그룹으로 무작위로 분류하였다. 즉 AcceleDent® 사용군(n=23)과 대조군(n=22)이다. 연구에 참가한 환자는 상악 제1소구치 발치 증례로 3mm 이상의 공극이 있고 종래의 교정치료를 받는 것을 조건으로 하여 선택하였다.

참가자에게 무작위로 AcceleDent® 또는 가짜 기계를 나눠주고 조사를 마칠 때까지 1일 20분씩 사용하도록 하였다. 견치와 제2소구치 공극이 1mm까지 폐쇄한 시점에 조사를 종료하였다. 치료 시작 시의 기록을 채득한 후 참가자들은 기계를 사용하기 시작했다. 4주 주기로 내원하게 해 측정하고 삶의 질을 가시적 척도로 평가하였다. 또한 치아이동의 측정과 함께 부작용에 대해서도 관찰하였다. 치근흡수를 확인하기 위해 조사 개시와 종료 시점에 X선을 촬영하였다.

첫 번째 평가에서는 발치공극을 폐쇄할 때 AcceleDent® 사용군과 대조군의 1주일간 치아이동 거리의 차이를 비교하였다.

두 번째 평가에서는 발치공극이 1mm까지 폐쇄되는 기간과 완전히 폐쇄된 환자 수를 비교하였다. 추가로 교정기간 중 치아이동에 따른 RM Little의 Irregularity Index의 변화, 전치부 치열

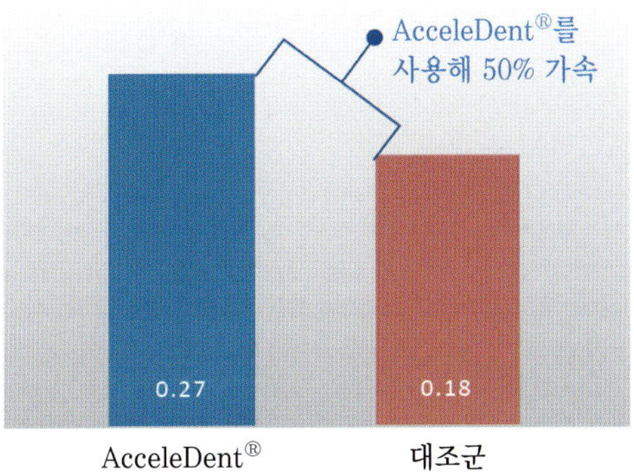

그림 5. 치아이동 거리(mm/주).

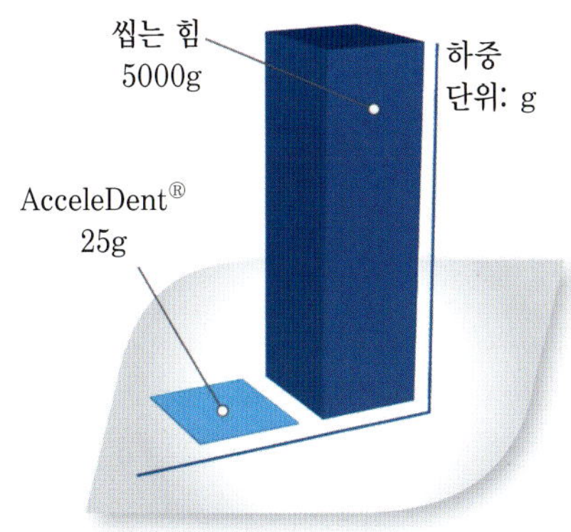

그림 6. 합리적이고 안전한 AcceleDent®의 진동.

궁 길이의 변화, 전체 치료기간에 걸쳐 삶의 질을 평가하였다. 안전성에 대해서는 기계의 고장과 유해항목을 평가하였다.

각 그룹에서 2mm 이상의 치근흡수를 보이는 평균량과 고정원 미니 임플란트(temporary anchorage device; TAD)의 상실량(TAD의 탈락 또는 고정력 상실로 정의함)을 측정하였다.

위의 임상연구에서 AcceleDent®를 기존의 치아교정과 병용해 치아이동 속도를 높일 수 있었다. AcceleDent® 사용군에서는 한 주 동안 0.27mm(95% CI 0.20~0.34) 이동하고 대조군의 0.18mm보다 속도가 유의하게 빨랐다(그림 5). 기계의 안전성에 대한 문제와 치근흡수는 확인하지 못하였다.

AcceleDent®의 진동은 치아이동의 가속에 합리적이며 안전한 접근이다. Soft Pulse Technology를 실현하기 위해 치아에 가하는 25g의 하중은 평소 교합 하중의 1/200로 약하다(그림 6).

치아를 안전하게 가속이동시킬 뿐 아니라 AcceleDent®의 미세한 진동은 교정장치에 수반하는 감수성과 불쾌감을 완화시킬 가능성도 있다. 매일 사용하는 AcceleDent®가 교정치료에 동반하는 불쾌감을 크게 완화시키는 데 효과가 있다고 말하는 치과교정의와 환자의 보고가 여러 번 있어 왔다. 하루 20분 사용으로 내원 당일 브라켓을 조정하거나 조일 때 발생하는 통증을 줄일 수 있다는 보고도 있어 교정치료를 이차적으로 지원하는 수단이라고 생각한다.

IV. AcceleDent®의 공급과 급속교정의 임상응용

AcceleDent®는 2009년부터 유럽과 오스트리아에서 판매되었다. FDA(미국식품의약국)의 Class Ⅱ 의료기구 승인을 얻어 2012년에는 미국에서 판매되고, 2013년 봄에 캐나다에서 발매되었다.

2013년 9월에 AcceleDent®는 미국 상무성 특허상표청의 승인을 취득하였다. 2014년 "JCO(Journal of Clinical Orthodontics)"지의 설문조사에 따르면, AcceleDent®는 치과교정의가 가장 선호하는 급속교정치료법이고, 62%의 교정의가 AcceleDent®를 '증례를 선별해 사용'하거나 '거의 모든 증례'에 사용하고 있었다[12].

또한 최근에는 다양한 급속교정치료에 관한 강연·발표·임상 보고를 접할 기회가 많아졌다.

2016년 미국치과교정학회에서는 첫째 날 'New Frontier in Accelerated Orthodontics', 둘째 날 'Accelerated Tooth movement'를 이틀에 걸쳐 시간을 할애할 정도로 미국 치과교정의에게 일반적인 관심사가 되었다(그림 7).

2014년 발표된 "JCO"지의 통계 보고에서 미국 치과교정의의 약 43%가 급속교정치료를 선택한다고 대답했고, 그중에 가장 많이 사용하는 방법이 미세진동(micro vibration=pulsatile forces)이었다(그림 8).

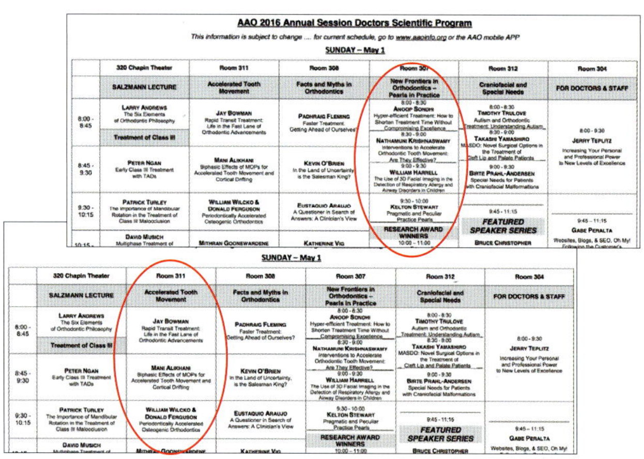

그림 7. 미국치과교정학회 프로그램.

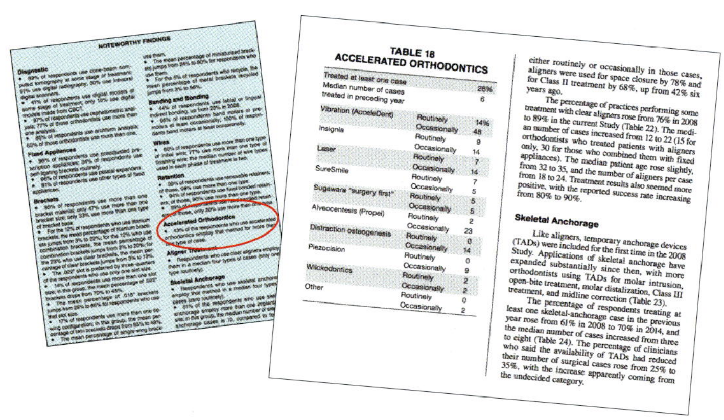

그림 8. 급속교정치료의 실태를 조사한 "JCO".

V. 증례

마지막으로 미세진동으로 골대사를 활성화하는 장치를 응용한 인비절라인 시스템[13-24]의 치료 예를, 구강 내 스캐닝 데이터 또는 정밀인상을 토대로 작성하는 얼라이너 제작용 3D 영상(ClinCheck 영상)을 보고한다.

게재된 세 증례는 AcceleDent®를 매일 20분 사용하고, 인비절라인 시스템의 얼라이너를 5일 주기로 교체해 교정치료를 종료한 증례이다.

[증례 1]

- 20대 여성
- 상·하악 전치 총생을 호소하며 내원. 심미적 교정장치를 희망하였다.
- 인비절라인 시스템[25-31]을 선택하였다.
- Total 부조화를 고려하여 측방확대에 의한 비발치 치료계획을 세웠다.

인비절라인 시스템의 얼라이너 개수 23장, 리파인먼트 얼라이너 10장 등 총 33장의 얼라이너형 교정장치를 사용하였다. 보통은 1장의 얼라이너를 14일간 사용하고 다음 얼라이너로 교체한다. 따라서 1개월에 2장씩 진행한다. 총 33장의 얼라이너를 사용한다고 했을 때 대충 계산하면 치료기간은 약 16개월이다.

그러나 우리는 AcceleDent®를 사용해 얼라이너 1장의 사용 일수를 5일로 단축, 따라서 한 달에 6장을 사용한다. 33장의 얼라이너를 사용한다면 약 6개월의 계산이 나온다.

이 환자는 매일 AcceleDent®를 사용하고 우리가 지시한 대로 하루 20시간 장착해 인비절라인 얼라이너를 5일 주기로 교체하고 6개월 만에 치료를 마쳤다.

[증례 2]

- 20대 여성
- 상악 전치의 전돌감을 호소하며 내원. 심미적 교정장치를 희망하였다.
- 인비절라인 시스템을 선택하였다.
- 동일 시스템으로 상악 대구치를 원심이동시키고 비발치해 Class Ⅰ급 관계를 확립하는 계획을 세웠다.

Class Ⅱ의 상악전돌 증례에서 상악 대구치 원심이동[32,33]에 의한 비발치 치료계획은 치료기간을 연장하고 대구치, 소구치, 견치, 전치 순으로 후방이동시키므로 조절의 난이도가 높다.

또한 얼라이너 개수의 증가에 따른 얼라이너와 치아의 부적합, 환자의 주 호소인 전치 조절을 교정치료 마지막 단계에 개시해 치료기간이 길어지고 얼라이너 장착의 compliance 저하 등 문제가 많다.

[증례 1]

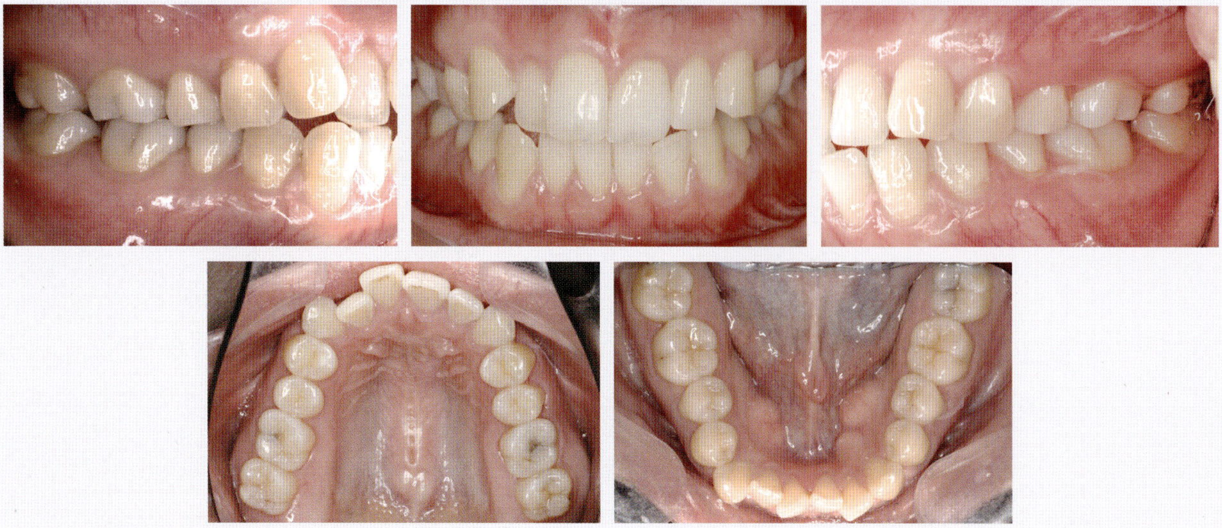

초진 시 구강 내

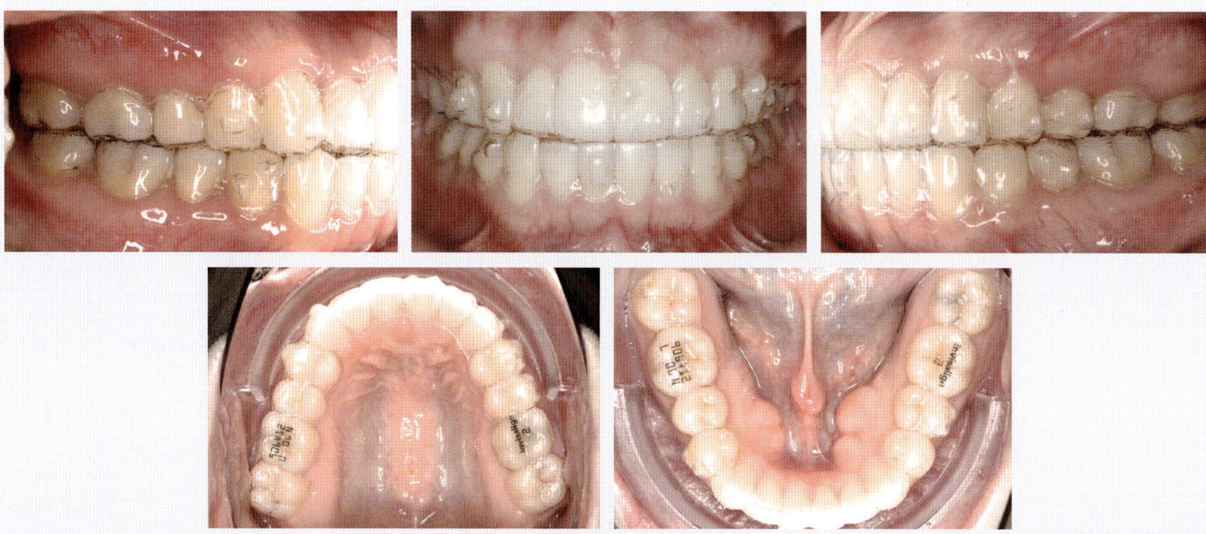

얼라이너를 장착한 구강 내

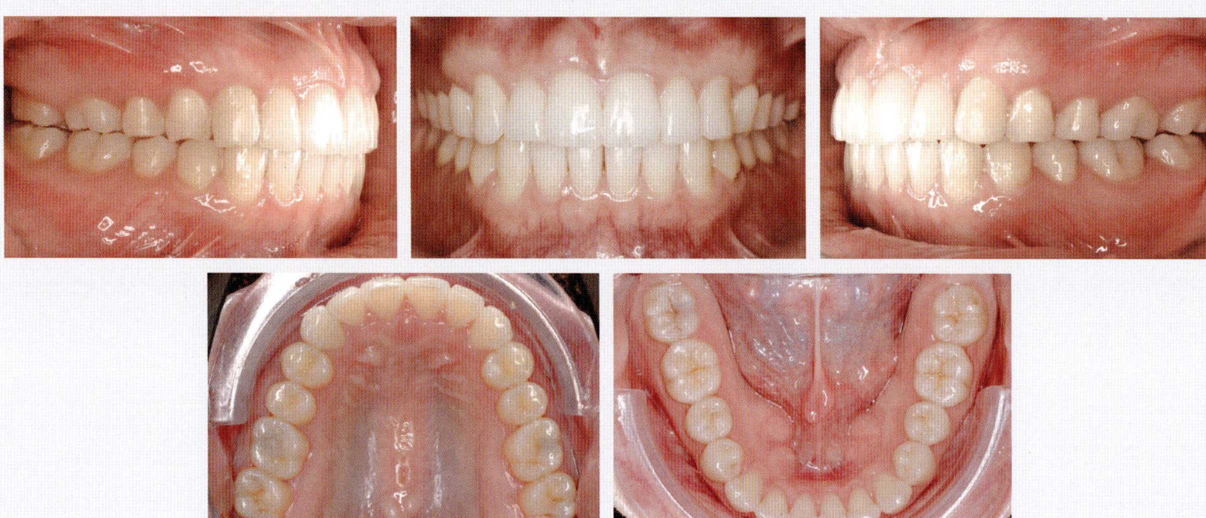

치료종료 시 구강 내

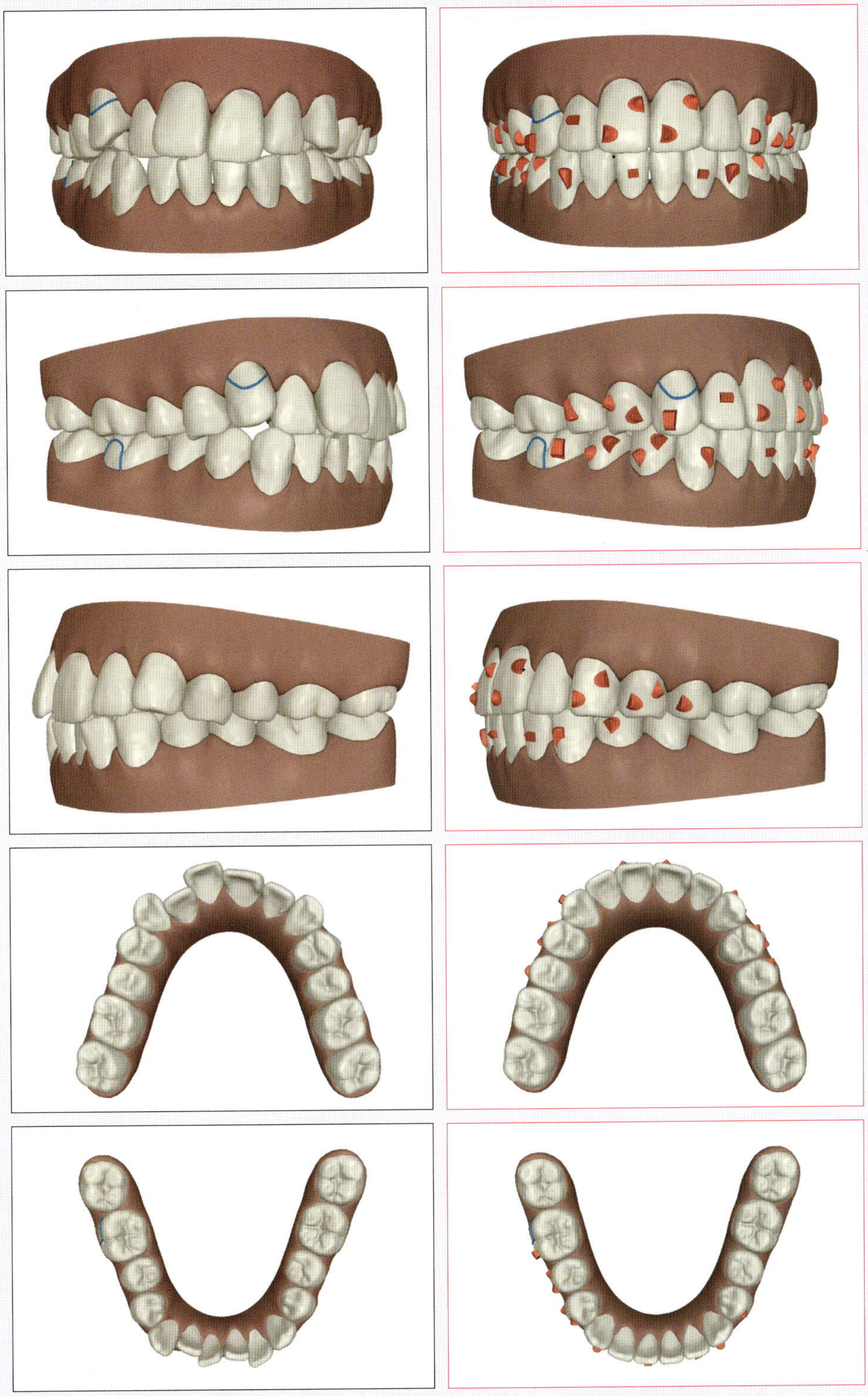

술전 술후

[증례 2]

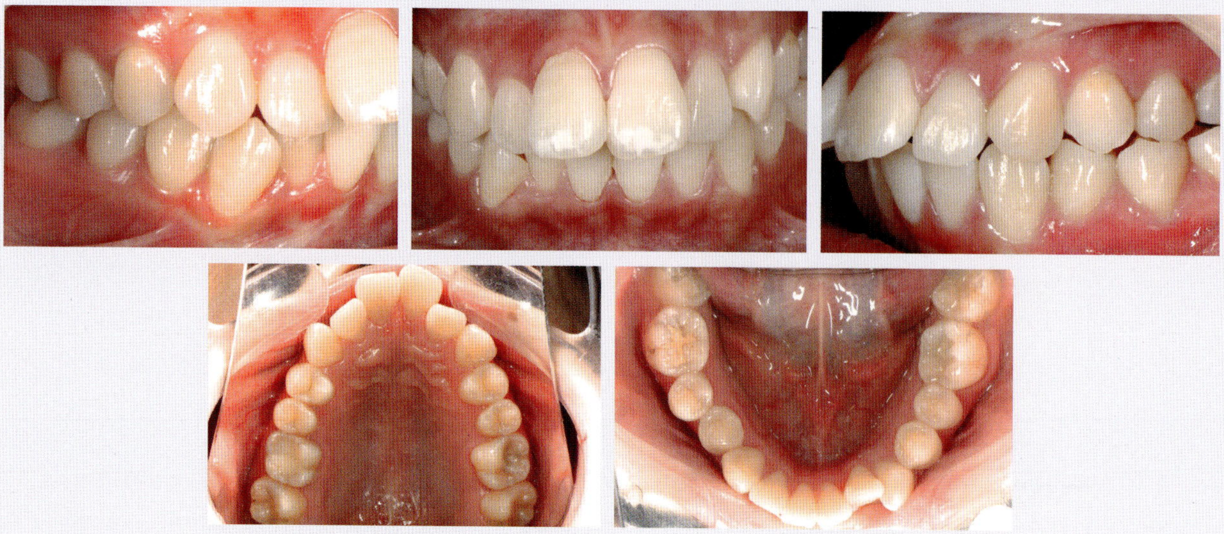

초진 시 구강 내

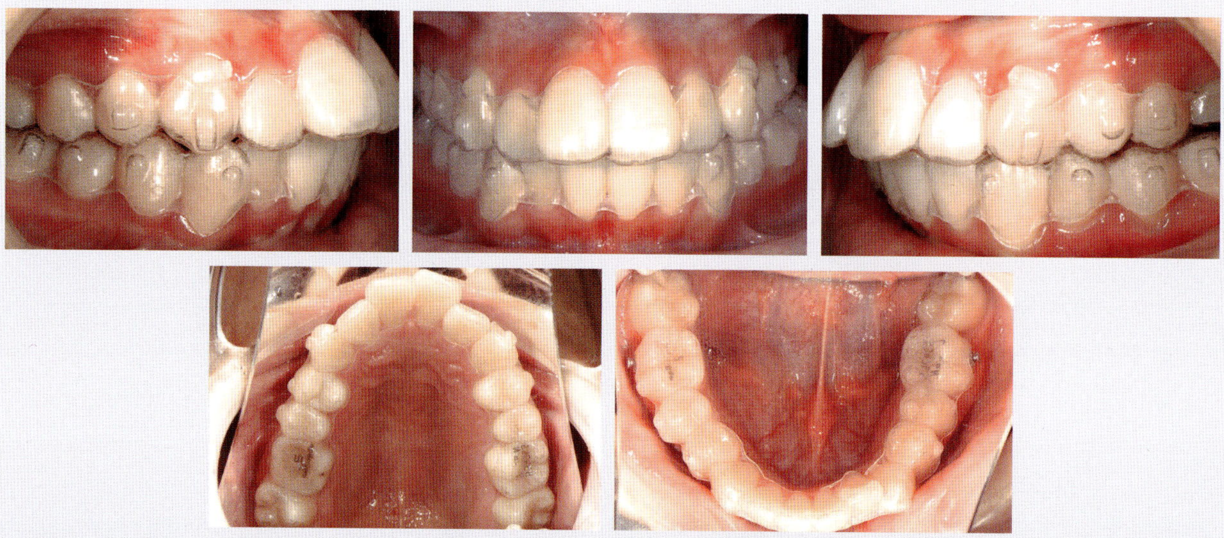

얼라이너를 장착한 구강 내

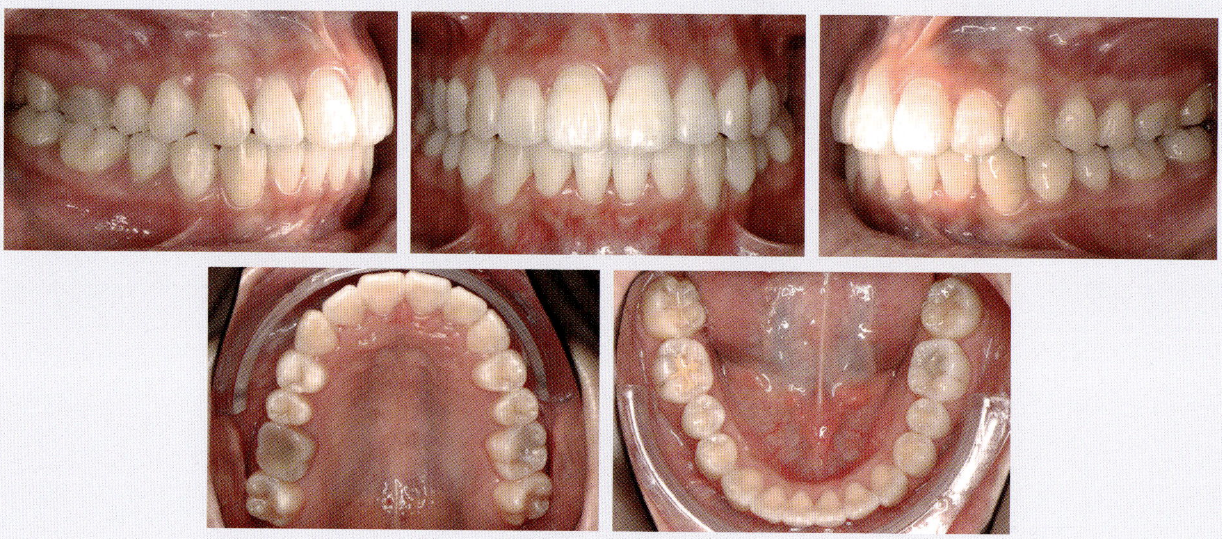

치료종료 시 구강 내

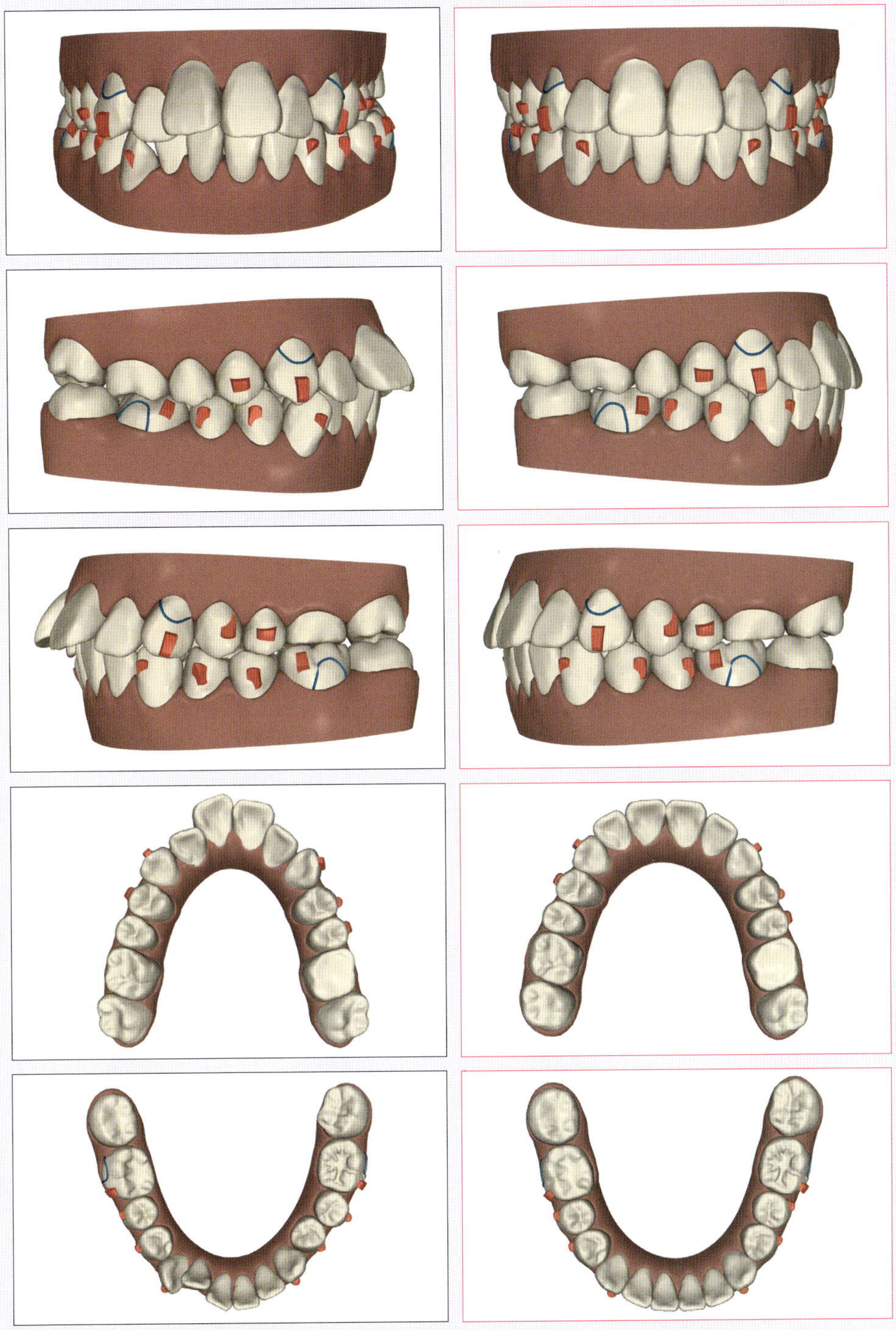

술전 술후

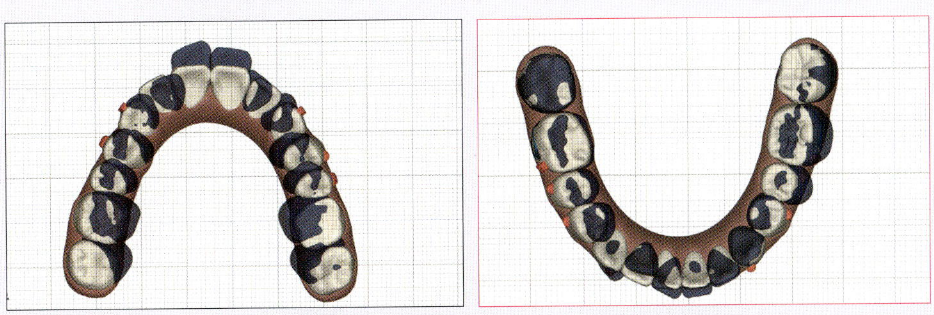

치료 전·후 중첩(파란색: 치료 전, 흰색: 치료 후)

그러나 AcceleDent®와 인비절라인 시스템을 병행하는 급속교정치료라면 대구치 원심이동 같은 대규모의 이동도 12개월 만에 끝낼 수 있다. 비발치에 의한 대구치 원심이동에 사용하는 인비절라인의 얼라이너 개수는 총 72~86장이다. 72장의 얼라이너를 사용하는 경우에 1장의 얼라이너를 14일간 사용한다면 치료기간은 36개월이 필요하다.

그러나 AcceleDent®를 사용하고 얼라이너를 5일 주기로 교체한다면 72장의 얼라이너를 사용해 12개월 만에 치료를 종료할 수 있다. 따라서 AcceleDent®를 사용하면 상악전돌 Class Ⅱ 환자의 대구치 원심이동에 대한 인비절라인 시스템의 적응을 높일 수 있다. 대구치의 원심이동에 AcceleDent®와 인비절라인 시스템을 병행한다면 수준 높은 결과를 기대할 수 있다.

이 환자는 얼라이너 72장, 리파인먼트 얼라이너 12장을 사용하였다. 1장의 얼라이너를 14일 주기로 교체한다면 치료기간은 42개월이 된다. 그러나 AcceleDent®를 병용하고 5일 주기로 교체해 15개월 만에 치료를 종료할 수 있었다.

[증례 3]

- 20대 여성
- 상악 좌우 견치의 저위 순측전위와 하악 전치의 총생을 주 호소로 내원. 직업상 눈에 띄지 않는 교정장치를 희망하였다.
- 인비절라인 시스템을 선택하였다.
- Total 부조화를 고려해 발치 교정치료를 계획하였다.

당초 상하 좌우의 제1소구치 발치[34-40]를 계획하였다. 환자는 교정치료 후 상악 좌우 견치의 치은퇴축을 걱정했는데, 치주 전문의에게 의견을 구하고 교정치료 이후 상악 좌우 견치의 치은퇴축부에 FGG 치은이식도 검토하였다.

그러나 부분적으로 골의 흡수가 깊고 나이를 생각했을 때 치은 마진의 불규칙한 마무리를 피했으면 하여, 골 상태가 더 좋고 낭의 깊이도 정상치인 상악 좌우 4번을 보존하고 골흡수가 심각한 상악 좌우 견치를 발치하는 내용을 환자에게 설명하고 결정을 내렸다.

얼라이너 60장, 리파인먼트 얼라이너 25장, 총 85장의 얼라이너형 교정장치를 사용하였다. 14일 주기로 교체한다면 약 43개월의 기간이 필요한데, AcceleDent®를 사용하고 5일 주기로 얼라이너를 교체해 약 18개월 만에 치료를 종료하였다.

[증례 3]

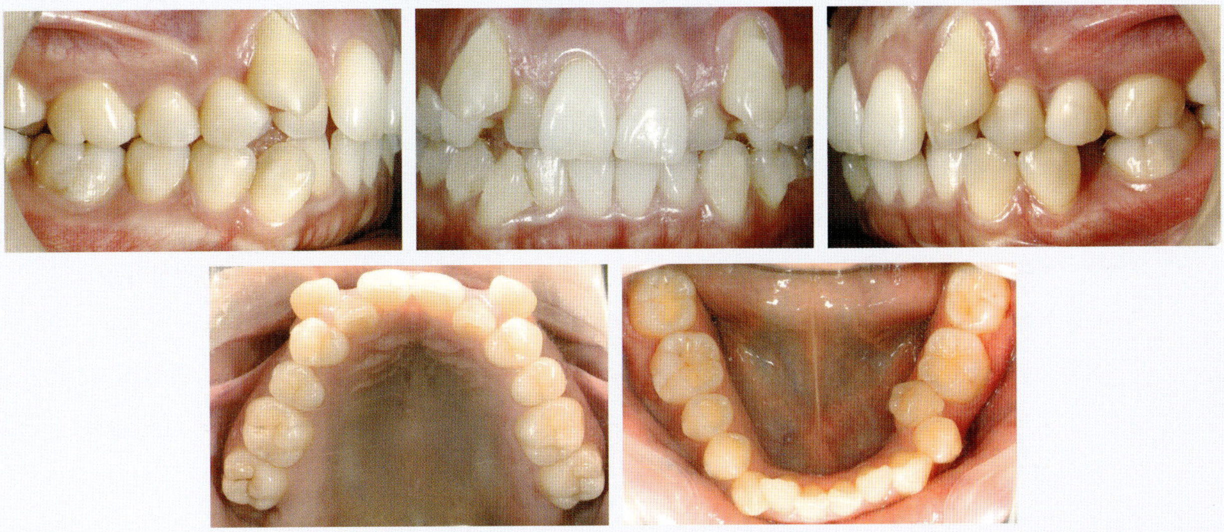

초진 시 구강 내

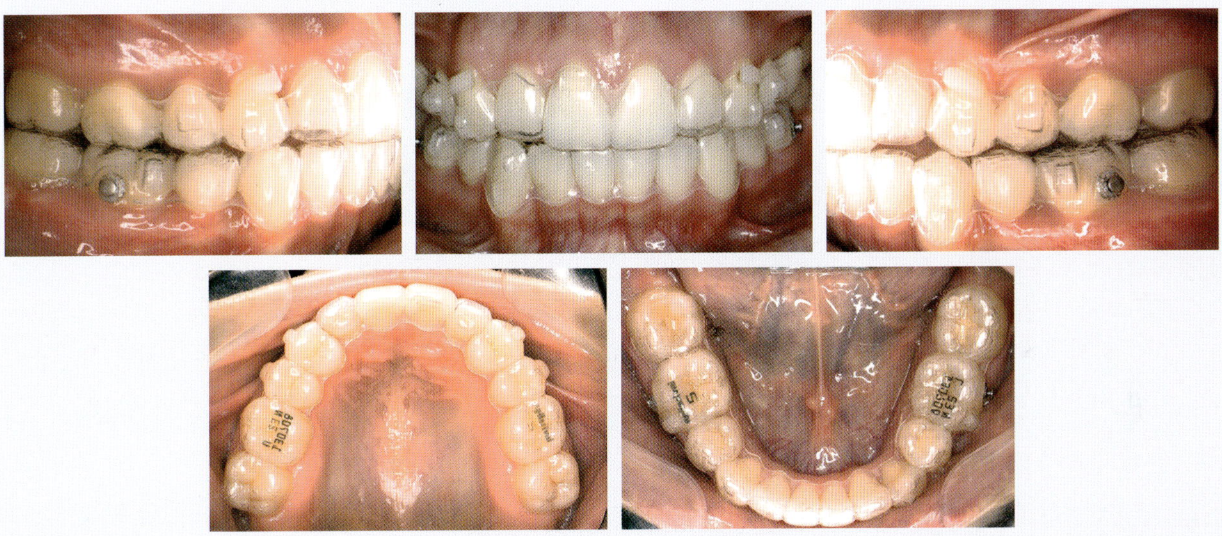

얼라이너를 장착한 구강 내

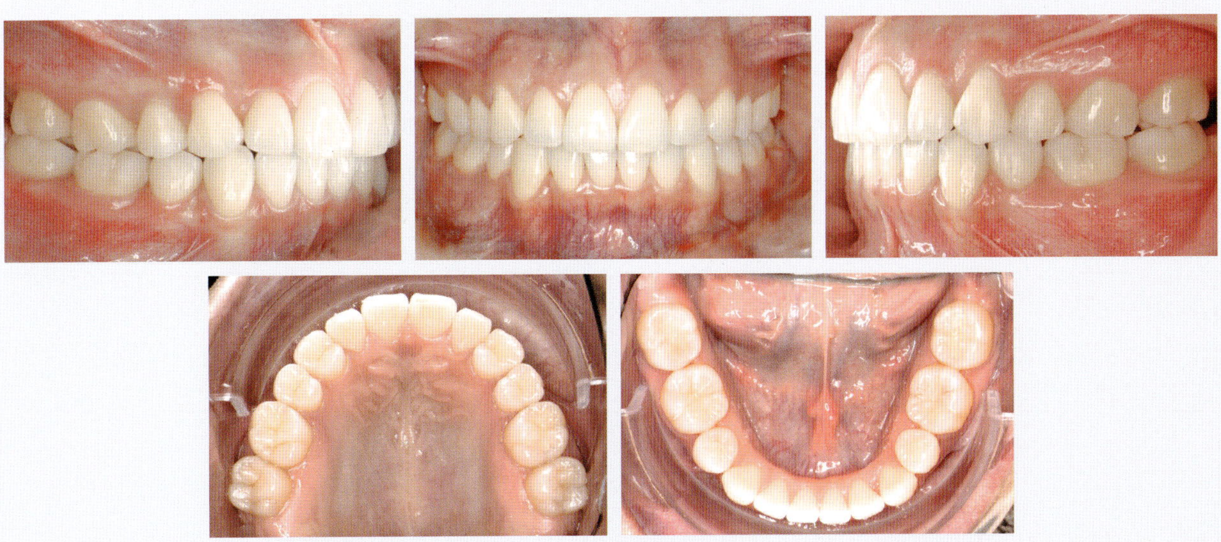

치료종료 시 구강 내

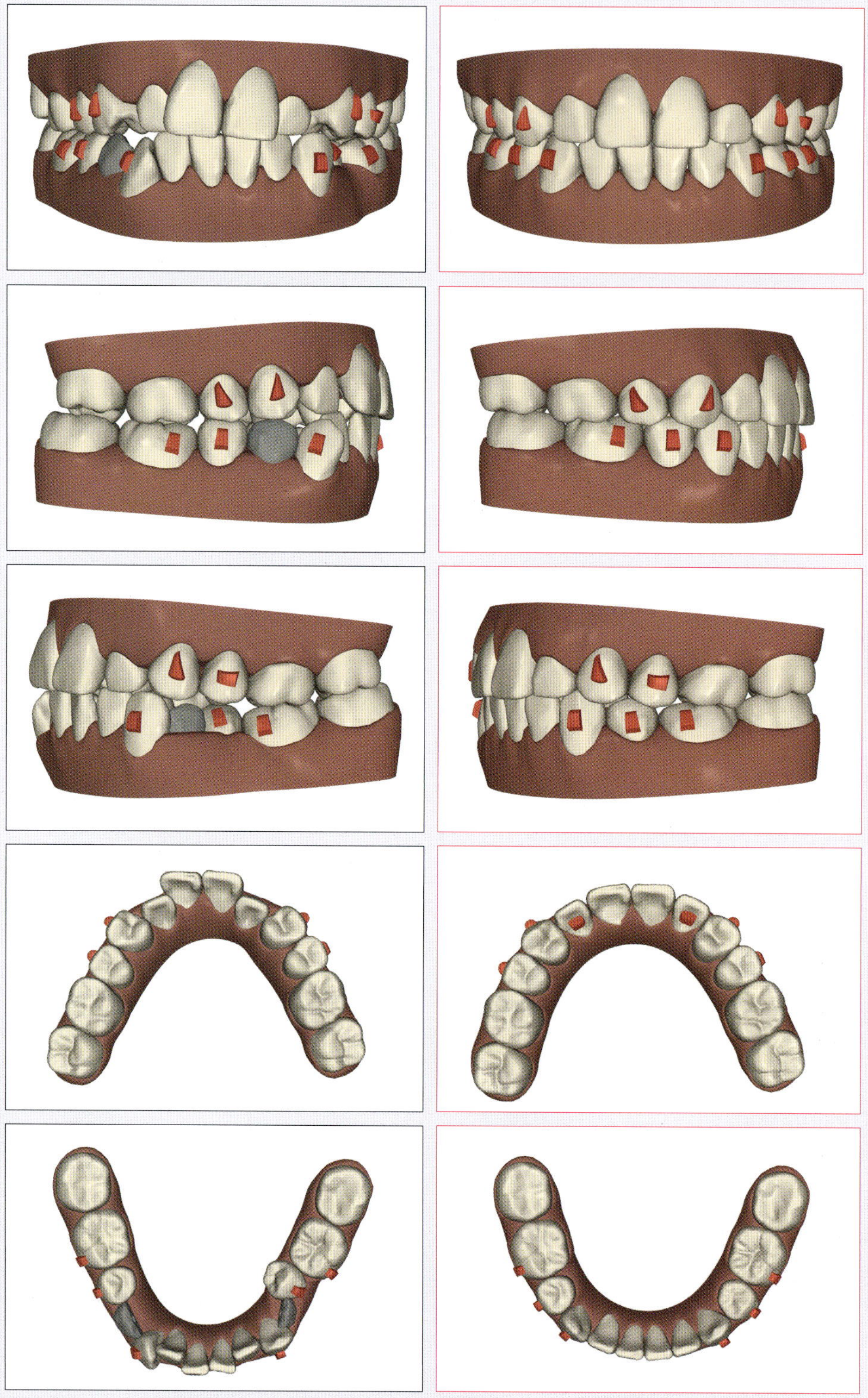

술전 술후

참고문헌

1) Uribe F, Padala S, Allareddy V, Nanda R : Patients', parents', and orthodontists' perceptions of the need for and costs of additional procedures to reduce treatment time, Am J Orthod Dentofac Orthop 145 : S65-73, 2014.
2) Segal GR, Schiffman PH, Tuncay OC : Meta-analysis of the treatment-related factors of external apical root resorption, Orthod Craniofac Res 7 : 71-78, 2004.
3) Meikle MC, Reynolds JJ, Sellers A, Dingle JT : Rabbit Cranial Sutures in Vitro, A New Experimental Model for Studying the Response of Fibrous Joints to Mechanical Stress, Calcif Tissue Int Oct 31, 28 (2) : 137-144, 1979.
4) Kopher RA, Mao JJ : Suture growth modulated by the oscillatory component of micromechanical strain, J Bone Miner Res Mar 18 (3) : 521-528, 2003.
5) Peptan AI, Lopez A, Kopher RA, Mao JJ : Responses of intramembranous bone and sutures upon in-vivo cyclic tensile and compressive loading, Bone(42) 432-438, 2008.
6) Vij K, Mao, JJ : Geometry and cell density of rat craniofacial sutures during early postnatal development and upon in-vivo cyclic loading, Bone(38) 722-730, 2006.
7) Nishimura M, Chiba M, Ohashi T, Sato M, Shimizu Y, Igarashi K, Mitani H : Periodontal tissue activation by vibration: Intermittent stimulation by resonance vibration accelerates experimental tooth movement in rats, Am J Orthod Dentofac Orthop 133 (4) : 572-583, Apr 2008.
8) Liu D : Acceleration of Orthodontic Tooth Movement by Mechanical Vibration, AADR Annual Meeting, Washington DC, 2010.
9) Liu D : Histomorphometric Study of Orthodontic Tooth Movement under Mechanical Vibration, AADR General Session, San Diego CA, 2011.
10) Kau CH, Nguyen JT, English JD : The clinical evaluation of a novel cyclical force generating device in orthodontics, Orthodontic Practices, 10-15, 1, 1, 2010.
11) Pavlin D, Anthony R, Raj V, Gakunga PT : Cyclic Loading (Vibration) Accelerates Tooth Movement in Orthodontic Patients, A Double-Blind, Randomized Controlled Trial, Semin Orthod http://dx.doi.org/10.1053/j.sodo.2015. 06.005.
12) Keim RG, Gottlieb EL, Vogels DS 3rd, Vogels PB : 2014 JCO study of orthodontic diagnosis and treatment procedures, Part 1, results and trends, J Clin Orthod Oct 48 (10) : 607-630, 2014.
13) Vlaskalic V, Boyd RL : Orthodontic treatment of a mildly crowded malocclusion using the Invisalign System, Austral Orthod J 17 (1) : 41-46, 2001.
14) Schupp W, Haubrich J, Hermens E : Möglichkeiten und Grenzen der Schienentherapie in der Kieferorthopädie, Zahnmedizin up2date 2, 171-184, 2013.
15) Schupp W, Haubrich J, Neumann I : Treatment of anterior open bite with the Invisalign system, J Clin Orthod 44 : 501-507, 2010.
16) Guarneri MP, Oliverio T, Silvestre I, Lombardo L, Siciliani G : Open bite treatment using clear aligners, Angle Orthod 83 : 913-919, 2013.
17) Giancotti A, Farina A : Treatment of collapsed arches using the Invisalign system, J Clin Orthod 44 : 416-425, 2010.
18) Sachan A, Chaturvedi TP : Orthodontic management of buccally erupted ectopic canine with two case reports, Contemp Clin Dent 3 : 123-128, 2012.
19) Schupp W, Haubrich J, Neumann I : Invisalign treatment of patients with craniomandibular disorders, Int Orthod 8 : 253-267, 2010.
20) Miller KB, McGorray SP, Womack R, Quintero JC, Perelmuter M, Gibson J, Dolan TA, Wheeler TT : A comparison of treatment impacts between Invisalign aligner and fixed appliance therapy during the first week of treatment, Am J Orthod 131 : 302e1-9, 2007.
21) Boyd RL : Complex orthodontic treatment using a new protocol for the Invisalign appliance, J Clin Orthod 41 : 525-547, 2007.
22) Vlaskalic V, Boyd RL : Clinical evolution of the Invisalign appliance, J Calif Dent Assoc 30 : 769-776, 2002.
23) Frongia G, Castroflorio T : Correction of severe tooth rotations using clear aligners, A case report, Austral Orthod. J 28 : 245-249, 2012.
24) Eckhart JE : Sequential MARAInvisalign treatment, J Clin Orthod 43 : 439-448, 2009.
25) Boyd RL, Miller RJ, Vlaskalic V : The Invisalign System in Adult Orthodontics, Mild Crowding and Space Closure Cases, J Clin Orthod 34 (4) : 203-212, 2000.
26) Giancotti A, Di Girolamo R : Treatment of severe maxillary crowding using Invisalign and fixed appliances, J Clin Orthod 43 (9) : 583-589, 2009.
27) Krieger E, Seiferth J, Marinello I, Jung BA, Wriedt S, Jacobs C, Wehrbein H : Invisalign treatment in the anterior region, J Orofac Orthop 73 : 365-376, 2012.
28) Boyd RL : Esthetic orthodontic treatment using the Invisalign appliance for moderate to complex malocclusions, J Dent Educ 72 : 948-967, 2008.

29) Castroflorio T, Garino F, Lazzaro A, Debernardi C : Upper-incisor root control with Invisalign appliances, J Clin Orthod 47 : 346-351, 2013.

30) Hahn W, Zapf A, Dathe H, FialkaFricke J, Fricke-Zech, S Gruber R, Kubein-Meesenburg D, SadatKhonsari R : Torquing an upper central incisor with aligners, Acting forces and biomechanical principles, Eur J Orthod 32 : 607-613, 2010.

31) Krieger E, Seiferth J, Saric I, Jung BA, Wehrbein, H : Accuracy of Invisalign treatments in the anterior tooth region, First results, J Orofac Orthop 72 : 141-149, 2011.

32) Schupp W, Haubrich J, Neumann I : Class II correction with the Invisalign system, J Clin Orthod 44 : 28-35, 2010.

33) Fischer K : Invisalign treatment of dental Class II malocclusions without auxiliaries, J Clin Orthod 44 : 665-672, 2010.

34) Fiorillo G, Festa F, Grassi C : Upper canine extraction in adult cases with unusual malocclusions, J Clin Orthod 46 : 102-110, 2012.

35) Womack WR : Four-premolar extraction treatment with Invisalign, J Clin Orthod 40 : 493-500, 2006.

36) Hönn M, Göz G : A premolar extraction case using the Invisalign system, J Orofac Orthop 67 : 385-394. 2006.

37) Giancotti A, Greco M, Mampieri G : Extraction treatment using Invisalign technique, Prog Orthod 7 : 32-43, 2006.

38) S Jay Bowman, DMD, MSD, Frank Celenza, DDS, John Sparaga, DMD, Moschos A, Papadopoulos, DDS, DMD, Kenji Ojima, DDS, James Cheng-yi Lin, DDS : Creative Adjuncts for Clear Aligners, Part 3, Extraction and Interdisciplinary Treatment 49 (4) : 249, 2015.

39) S Jay Bowman, DMD, MSD, Frank Celenza, DDS, John Sparaga, DMD, Moschos A, Papadopoulos, DDS, DMD, Kenji Ojima, DDS, James Cheng-yi Lin, DDS : Creative Adjuncts for Clear Aligners, Part 2, Intrusion, Rotation, and Extrusion, 49 (3) : PAGE 162 : Mar : 2015

40) Kenji Ojima, DDS, Chisato Dan, DDS, Riki Nishiyama, DDS, Sumimasa Ohtsuka, DDS, phd, Werner Schupp, DDS, phd : Case Report Accelerated Extraction Treatment with Invisalign 48 (8) : 487, 2014.

제 5 장

광·레이저를 이용한 급속교정치료

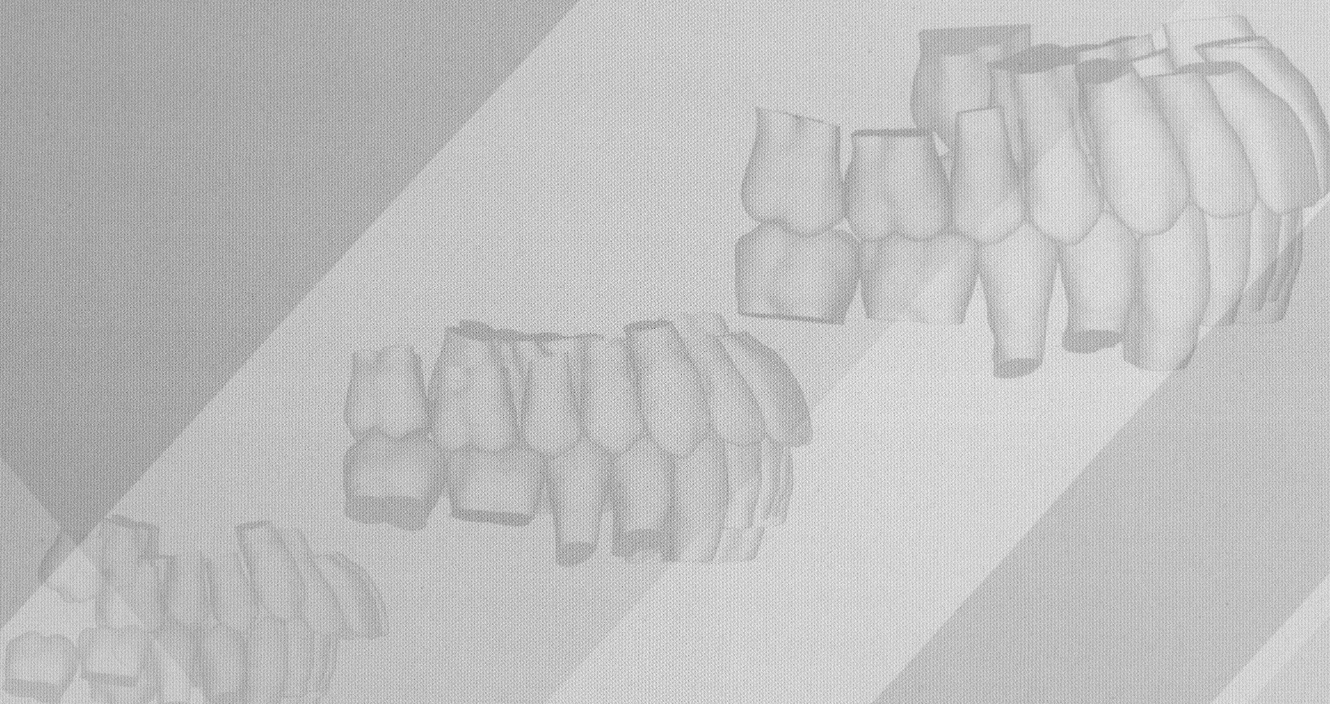

저출력 레이저 조사가 골형성에 미치는 영향

Noriyoshi Shimizu(清水典佳)
일본대학 치학부 치과교정학강좌 교수

I. 서론

교정치료는 부정교합 환자의 턱과 치아를 재구축해 구강이나 안면의 정상적인 기능, 형태와 심미성을 회복하는 치료이며, 오랜 치료기간과 재발 등 개선할 점이 많다. 때문에 교정치료의 단점을 개선하기 위해 많은 연구가 있어 왔다.

최근 생체에 대한 저출력 레이저의 광자극 작용이 주목을 받아 다양한 생물학적 효과가 보고되었는데[1-4] 효과에 대해서는 합치점을 얻지 못하고 있다. 저출력 레이저를 임상에 응용하기 위해서는 충분한 근거가 필요하고 발현기전을 해명함으로써 효과적인 임상에의 응용이 가능해진다고 생각한다. 여기에서는 저출력 레이저의 생체 광자극 작용에 주목하고, 레이저 조사와 골형성 작용에 관련해 진행한 일련의 in vivo, in vitro 연구의 실험 결과를 소개하도록 하겠다.

II. 재료와 방법

1. 레이저 조사가 rat 정중구개봉합 확대부의 골형성에 미치는 영향

상악 치열궁이 협소한 환자의 경우에는 확대 스크루를 사용한 상악 급속 확대장치로 단기간에 정중구개봉합부를 확대하고 치열궁의 폭을 증대시킨다. 이때 봉합부 골변연에서는 활발한 골형성 기전이 작용해 골이 수복되는데, 확대 후 장기간 보정하지 않으면 재발된다. 확대한 봉합부의 골 수복을 조기에 유도할 수 있다면 재발을 경감하고 치료기간을 단축할 수 있다.

그래서 상악 급속 확대치료의 모델 실험계로서 6주령 윈스터계 수컷 rat 상악 절치 사이에 두께 1.5mm의 금속 링을 삽입해 정중구개봉합부를 급속 확대하였다. 확대한 봉합부 골변연에서는 골형성이 활성화되는데, 이때 봉합부에 레이저를 조사하고 골형성량의 변화를 검토하였다.

봉합부를 확대하는 7일간 1일 1회, 6일간 매일 3분 또는 10분(18–60J) 구개점막면에서 봉합부에 레이저를 조사하였다(Panalas 1000, Ga-Al-As 반도체 레이저, 파장 830nm, 출력 100mW, 송하산업기기/그림 1). 또한 실험 첫날, 3, 6일 차에 테트라사이이클린과 칼세인으로 골생체 염색하

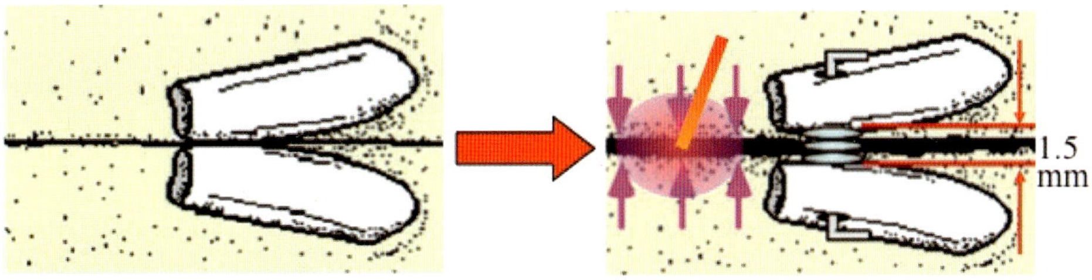

그림 1. 생쥐 정중구개봉합의 확대와 레이저 조사. 6주령 생쥐 상악 절치 사이에 두께 1.5mm의 링을 삽입해 봉합부를 확대한 후(↓화살표), 광파이버를 사용해 점막면에서 구개봉합부에 레이저를 조사하였다.

였다. 7일 차에 도살해 구개봉합부의 전두단 비탈회 연마 표본을 제작하고 골형태계측법으로 골형성량을 정량 평가하였다. 또한 초반 3일간 또는 후반 3일간, 확대 첫날만 레이저 조사한 경우도 검토하였다.

2. 레이저 조사가 이동치아 주위 골개조에 미치는 영향

교정치료의 단점으로 긴 치료기간을 꼽는다. 저출력 레이저의 생체 광자극 작용으로 이동치아 주변의 골개조가 활성화된다면 치아이동이 촉진되리라 생각한다. 그래서 실험적 치아이동 시 이동치아 주위에 레이저를 조사했을 때 치주조직의 변화를 조사하였다.

6주령 윈스터계 수컷 생쥐의 상악 좌측 제1대구치와 양측 절치를 코일스프링으로 연결해 10g 하중으로 구치를 근심이동시켰다. 이동 직후부터 매일 1회 Ga-Al-As 반도체 레이저(100mW)를 이동치아의 협측, 설측, 근심측에 3분씩, 총 9분(54J)을 12일간 조사하였다(그림 2). 이동개시 직후(0일), 1, 2, 4, 12일에 인상을 채득해 모형을 제작하고 제1구치의 이동량을 측정하였다. 또한 0일, 4일, 8일, 12일에 칼세인을 투여하고 13일에 도살하였다.

Villanueva 골염색 후 상악 좌측 제1구치부를 구치 교합평면에서 3.0mm 깊이로 수평단면의 연마 표본 및 탈회표본을 제작하고 이동치아 견인 측의 골형성량, 세포증식핵 항원(PCNA) 염색으로 치근막 내 PCNA 양성 세포 수, tartrate-resistant acid phosphatase(TRAP) 염색으로 압박 측의 파골세포 수를 계측하였다.

3. 레이저 조사와 배양골아세포의 Bone Nodule 형성

레이저가 골형성이나 거기에 관여하는 국소인자에 어떤 영향을 미치는지 골아세포의 배양실험계를 사용해 조사하였다.

임신 21일 차의 윈스터계 암컷 생쥐에게서 태아 두정골을 적출하고 콜라게나아제로 골아세포를 얻었다[5,6]. 일정 수의 골아세포를 35mm 배양접시에 배양하고, 분화단계가 다른 골아세포에 3.82J/cm^{2}의 Ga-Al-As 반도체 레이저를 1회 조사하였다. 레이저는 광파이버 끝에 있는 렌즈에서 빛을 균일하게 확산시켜 배양세포에 조사하였다. 3주 배양 후 bone nodule 형성량과 alkaline phosphatase(ALP) 활성 및 오스테오칼신의 발현을 검토하였다.

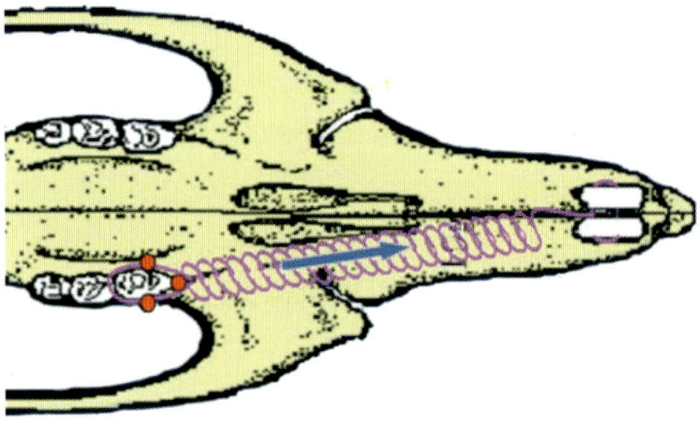

그림 2. 생쥐 상악 구치의 이동과 레이저 조사. 6주령 생쥐 상악 좌측 제1대구치와 양측 절치를 코일스프링으로 연결하고 10g 하중으로 구치를 근심이동시켰다. 광파이버를 사용해 점막면에서 매일 1회 이동치아의 협측, 설측, 근심측(붉은 점)에 레이저를 조사하였다.

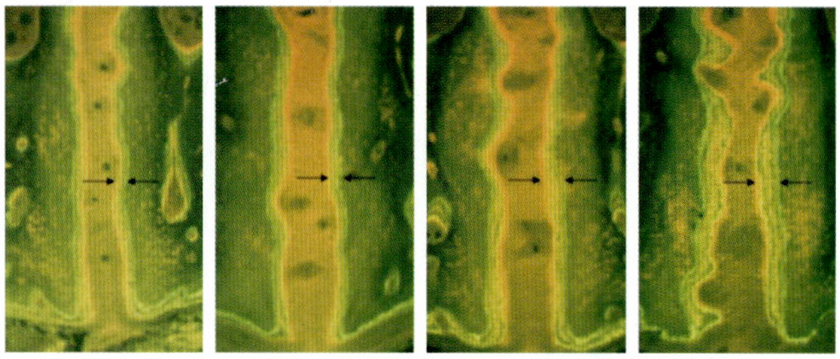

그림 3. 생쥐 정중 구개봉합부의 비탈회 연마 표본(문헌 7에서 인용). 생쥐 정중 구개봉합부의 형광 현미경사진이고 구개골 변연에 테트라사이클린과 칼세인으로 라벨된 선이 보인다. 확대만 한 expansion군에 비해 레이저를 3분 또는 10분 조사한 군(레이저군)의 봉합부는 골형성량이 증가하였다.
Intact: 확대도 레이저도 조사하지 않은 군.

4. 레이저 조사와 Bone Nodule 형성 촉진의 발현기전

Bone nodule 형성 촉진작용에는 골형성계의 성장인자가 관여한다고 생각하여 골형성에 관여하는 성장인자인 insulin-like growth factor(IGF)-I나 bone morphogenetic protein(BMP)s의 발현과 관련인자의 발현에 대해 골아세포를 사용해 검토하였다.

1) IGF-I

전술하였듯이 윈스터계 암컷 생쥐의 태아에게서 채취한 일정 수의 골아세포를 배양접시에 배양하였다. 배양액에 recombinant(r) IGF-I를 10~100nM 첨가한 계, 레이저 조사(3.82J/cm^2) 한 계, IGF-I 항체(Ab)를 첨가한 계, IGF-I-Ab를 첨가하고 레이저 조사한 계를 대상으로 bone nodule 형성 수를 검토하였다. 또한 레이저 조사 후 IGF-I 발현을 ELISA 및 면역조직화학으로 검토하였다.

2) BMPs

생쥐 두정골 유래 골아세포양세포인 일정 수의 MC 3T3E1 세포를 배양접시에 배양하고, 전술한 방법으로 레이저 조사(1.91J/cm^2)하여 BMP-2, 4, 6, 7 유전자 및 단백 발현을 검토하였다. BMP 신호전달하류의 골아세포분화 관련 전사인자 Runx2, Dlx5, Osterix, Msx2의 유전자 발현과 BMP 신호전달에 필요한 Smad1의 인산화를 검토하였다. BMPs 수용체 길항제인 noggin(100ng/mL)을 첨가한 계에서 레이저 조사하고 이들 인자의 변화와 bone nodule의 Ca^{2+} 양을 정량하였다.

3) 레이저 조사 후 Bone Nodule 형성능과 IGF-I, BMPs 발현의 관련성

레이저 조사 후 bone nodule 형성 촉진작용이 IGF-I, BMPs와 어떤 관련이 있는지 검토하기 위해 IGF-I 수용체 억제제인 cyclolignan picropodophyllin(PPP, 100ng/mL) 또는 BMPs 수용체 길항제인 noggin(100ng/mL), 양자를 첨가한 계에서 레이저 조사(1.91J/cm^2)하고 Runx2 발현이나 IGF-I 신호전달에 필요한 ERK의 인산화와 bone nodule의 Ca^{2+} 양을 정량하였다.

III. 결과 및 고찰

1. 레이저 조사가 생쥐 정중구개봉합 확대부의 골형성에 미치는 영향

6주령 생쥐를 사용한 봉합부 확대실험에서 그림 3에 소개하듯이 처치하지 않은 Intact군에 비해 급속 확대(expansion)한 군에서는 봉합부의 라벨링 라인 간격이 확대되고 골형성량이 증가하는데, 확대 후에 레이저 조사(laser 3, 10분)하면 봉합부 골형성량이 현저히 증가하였다(그림 3).

이것들을 정량적으로 평가하면 레이저 조사에서 골형성량이 최대 1.4배 증가해 레이저 조사량에 의존하였다(그림 4a). 레이저의 골형성 촉진작용은 확대 전기(day 0~2)의 3회 조사에서 효과가 있었는데 후기(day 4~6)의 3회 조사는 효과가 없었고, 확대 첫날 1회 조사에서도 효과가 없었다(그림 4b).

이 실험을 통해 외래에서 자극을 받아 세포가 활성화되어 활발하게 증식, 분화하는 시기에 반복해서 레이저를 조사하면 골형성 촉진효과가 생기는 것을 알게 되었다[7].

2. 레이저 조사가 이동치아 주위 골개조에 미치는 영향

상악 제1구치의 근심이동 실험에서 12일간 레이저 조사군이 비조사군에 비해 치아이동량이 유의하게(1.3배) 많았다(그림 5).

또한 이동치아 근심근 견인 측의 골형성량은 조사군이 유의하게(1.75배) 크고(그림 6), 견인 측

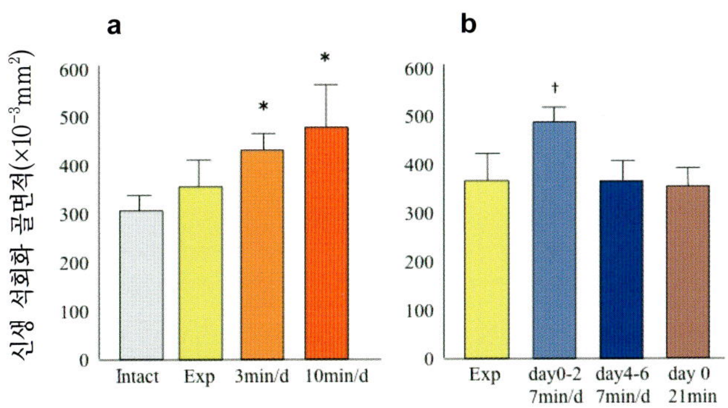

그림 4. 레이저 조사가 신생 석회화골형성에 미치는 영향(문헌 7에서 인용). 라벨된 선간 면적, 즉 신생 석회화 골면적을 계측하면 1일 3, 10분간 레이저 조사군이 확대군에 비해 유의하게 크고, 레이저 조사량에 비례하였다(**a**). 또한 레이저 조사 시기가 신생 석회화 골면적에 미치는 영향을 검토했더니 봉합부 확대 초반 3일의 조사가 유효했고, 후반 3일의 조사와 확대 첫날 1회의 조사는 무효했다(**b**).

*: 확대군(Exp)에 비해 확대+레이저 조사군(3, 10min/d)이 유의하게 크다($p<0.01$).

†: Exp에 비해 확대 초반 레이저군(day 0~2)이 유의하게 크다($p<0.01$).

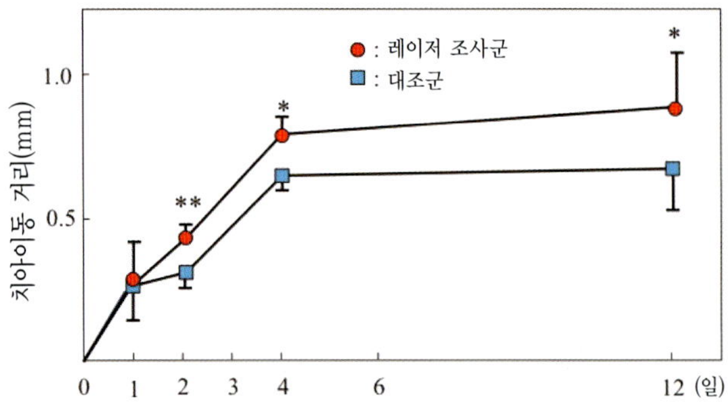

그림 5. 레이저 조사가 치아이동에 미치는 영향(문헌 8에서 인용). 생쥐 상악 제1구치의 이동거리는 12일간 레이저 조사군이 대조군보다 1.3배 증가하였다.
: 비대조군보다 유의하게 크다($p<0.05$; **$p<0.01$).

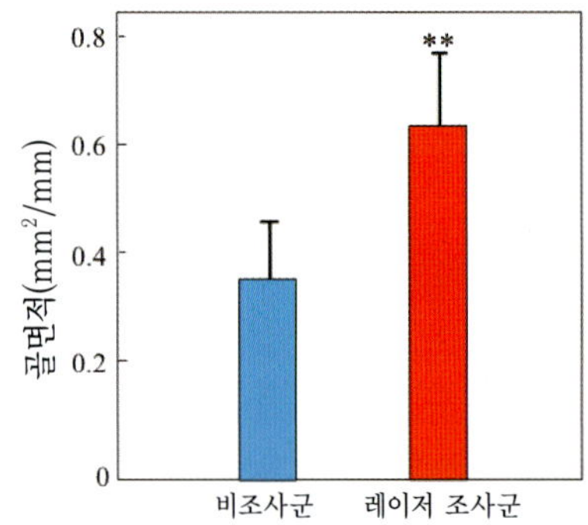

그림 6. 레이저 조사가 이동치아 견인 측의 골형성에 미치는 영향(문헌 8에서 인용). 라벨 선간 골면적을 비교했더니 레이저 조사군이 대조군보다 1.75배 컸다.
**: 비조사군보다 유의하게 크다($p<0.01$).

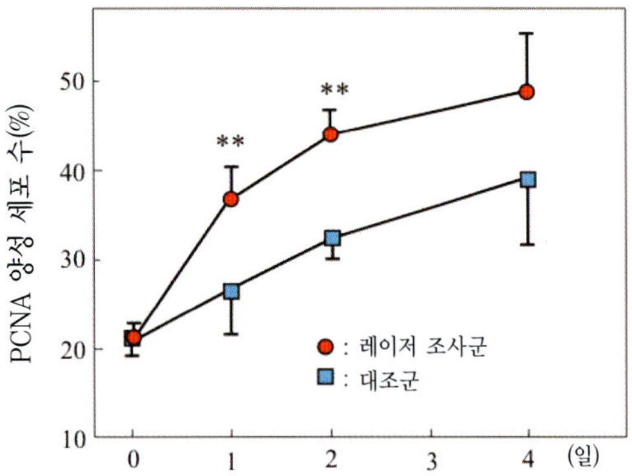

그림 7. 레이저 조사가 치근막내 세포증식핵 항원(PCNA) 양성 세포 수에 미치는 영향(문헌 8에서 인용). 견인 측 치근막내 단위면적당 PCNA 양성 세포 수는 1일과 2일에 레이저 조사군이 유의하게(1.3배) 컸다.
**: 비조사군보다 유의하게 크다($p<0.01$).

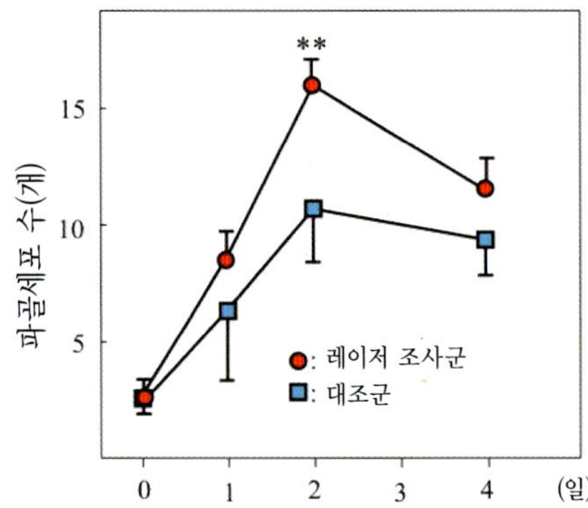

그림 8. 레이저 조사가 TRAP 양성 파골세포 수에 미치는 영향(문헌 8에서 인용). 압박 측 치조골 표면의 파골세포 수는 2일에 레이저군이 유의하게(1.4배) 많았다.
**: 비조사군보다 유의하게 크다($p<0.01$).

치근막 내의 PCNA 양성 세포 수도 1일과 2일에 유의하게(1.3배) 많았다(그림 7). 압박 측 파골세포 수는 2일에 유의하게(1.4배) 많았다(그림 8).

위의 결과에서 실험적 치아이동 시 레이저 조사는 견인 측의 치근막세포나 골아세포의 증식에 의한 골형성 촉진작용과 압박 측의 파골세포 형성 촉진에 의한 골흡수 촉진작용으로 이동치아 주위 골개조의 대사활성을 높이고 치아이동을 촉진한다고 생각할 수 있다[8]. 그러나 이런 발현기전에 대해서는 충분히 해명되지 않은 점이 있어 보다 깊이 있는 검토가 필요하다.

레이저의 치아이동 촉진효과에 대해서는 많은 검토가 있었는데 무효라고 결론을 내린 보고도 있다. 교정치료 중에 레이저를 조사한 연구를 정리한 최근의 체계적 문헌[9]에 따르면, 각 연구마다 조사 조건이 달라 최적의 조건을 검토할 필요가 있지만, 저출력 레이저는 치아이동을 촉진한다고 분명하게 정리하였다.

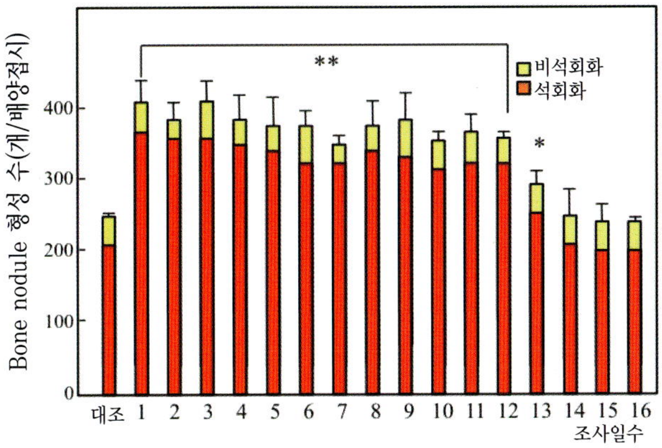

그림 9. 레이저 조사 시기가 bone nodule 형성 수에 미치는 영향(문헌 10에서 인용). 생쥐 태아 두정골에서 채취한 골아세포에 배양일수를 변경해 1회 레이저 조사하자, 배양 1일부터 13일까지 조사에서 bone nodule 수가 최대 1.7배 증가했는데, 14일 이후 조사에서는 급속도로 감소해 효과가 없었다.
: 비조사 대조군(cont.)보다 유의하게 많다($p<0.01$; **$p<0.001$).

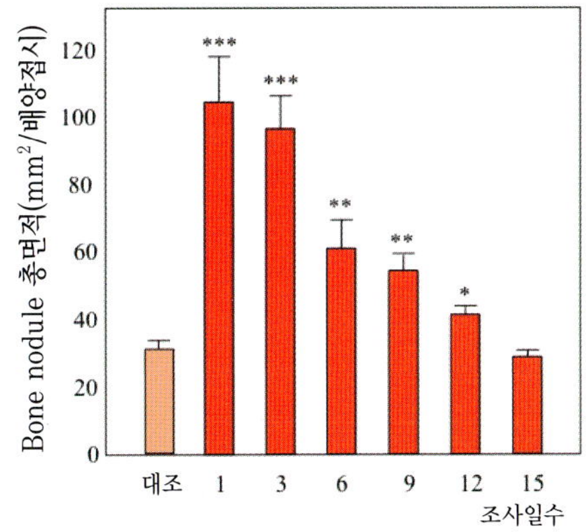

그림 10. 레이저 조사 시기가 bone nodule 면적에 미치는 영향(문헌 10에서 인용). 생쥐 태아 두정골에서 채취한 골아세포에 배양일수를 변경해 1일 레이저 조사하자, 배양 1일부터 12일까지 조사에서 bone nodule 총면적이 최대 3.4배 증가했는데, 그 후 조사는 효과가 없었다.
: 비조사 대조군(cont.)보다 유의하게 크다($p<0.05$; **$p<0.01$; ***$p<0.001$).

3. 레이저 조사에 의한 배양골아세포의 Bone Nodule 형성

배양골아세포를 사용한 in vitro 연구에서 배양 1일부터 13일까지 레이저를 조사하자, bone nodule 형성이 촉진되어 bone nodule 수가 최대 1.7배(그림 9), 총면적이 최대 3.4배 증가했는데(그림 10), 13일까지 효과가 서서히 감소하다가 그 후부터 촉진작용을 볼 수 없었다.

또한 골아세포의 분화 마커라고 하는 ALP 활성도에 대해서도, 배양 1일 조사에서는 배양 후기의 ALP 활성이 크게 촉진했는데 배양 15일 조사에서는 오히려 억제되었다. 똑같이 골아세포의 분화 마커로서 골에 많이 존재하는 비콜라겐성 단백인 오스테오칼신 유전자의 발현도 레이저 조사 후 크게 증가하였다[10].

이상의 결과에서 레이저 조사는 미분화한 osteoprogenitor cell, preosteoblast의 증식이나 분화촉진을 매개로 골형성을 촉진하는 것을 알 수 있었고, 분화한 osteoblast에는 효과가 없으며 전술한 in vivo 연구와 유사한 결과를 얻었다.

4. 레이저 조사와 Bone Nodule 형성 촉진 발현기전

① 레이저 조사의 bone nodule 형성 촉진작용과 IGF–I의 관련성을 검토하였다.

그림 11에 소개하듯이 rIGF–I를 첨가해 골아세포를 배양하자 농도의존적으로 bone nodule 형성을 촉진했는데 IGF–I–Ab를 첨가해 배양하자 bone nodule 형성을 억제하였다. 레이저 조사에서는 100nM의 IGF–I 첨가군과 똑같이 bone nodule 형성 촉진작용이 있었지만, IGF–I–Ab를 첨가한 계에서 레이저를 조사하자 그 효과가 Ab에 대해 농도의존적으로 감소하였다.

배양액 중 IGF–I 단백의 발현을 확인했더니 레이저 조사 후 3, 6일에 비조사군보다 유의하게 증가하였다(그림 12). 또한 배양세포 IGF–I의 발현을 IGF–I–Ab를 사용해 면역조직 화학염색을 했더니 bone nodule 중앙에 IGF–I가 강하게 발현하였다.

따라서 생쥐 태아 두정골에서 채취한 골아세포에 레이저를 조사하면 IGF-I 발현의 항진을 매개로 bone nodule 형성이 촉진된다고 정리할 수 있다[11].

② 일정 수의 MC3T3-E1 세포를 배양접시에 배양하고, 전술하였듯이 0.96, 1.91, 3.82J/cm^2 레이저를 조사했더니 1.91J/cm^2 조사가 BMP-2의 유전자 발현을 가장 항진하였다.

이 때문에 1.91J/cm^{2}의 레이저 조사 후 BMP-2, 4, 6, 7의 유전자 발현을 검토했더니 6~12시간에서 유의하게 증가하고, 단백질의 발현은 12~48시간에서 유의하게 증가하였다(그림 13). 대조군에 비해 조사군에서 유전자 발현이 가장 항진한 것은 BMP-2이고, 그다음은 BMP-6, -4, -7이었다.

그래서 BMP의 신호 유전하류에 위치하는 골아세포의 성숙에 관여하는 전사인자 Runx2, Osterix, Dlx5, Msx2의 유전자 발현을 검토했더니, 조사하고 12시간이 지나 모든 인자가 유의하게 증가하였다. 한편 BMP 신호는 하류의 Smad1의 인산화를 매개로 전달된다고 알려져 있어 BMP 수용체 길항제인 noggin을 첨가한 계에 레이저 조사했더니, 레이저 조사 후 Smad1의 인산화가 크게 항진되었고 Runx2의 유전자 및 단백의 발현은 유의하게 감소하였다. 같은 실험에서 14일 배양한 후 배양접시 내 Ca^{2+}의 양을 정량했더니 레이저 조사 후 대조군에 비해 약 2배 증가한 Ca^{2+} 양이 noggin을 첨가하자 유의하게 감소하였다(그림 14).

따라서 MC3T3-E1 세포에 레이저를 조사하면 BMPs의 발현 항진, Smad1의 인산화 항진, 전사인자 Runx2, Osterix, Dlx5, Msx2 발현 항진을 매개로 bone nodule의 형성을 촉진한다고 생각하였다[12].

③ 일정 수의 MC3T3-E1 세포를 배양접시에 배양하고 1.91J/cm^2 레이저를 조사했더니 48시간 후에 Runx2의 유전자 발현이 크게 증가했는데, IGF-I 수용체 억제제인 PPP를 첨가한 계에 레이저를 조사하자 Runx2의 발현이 일부 감소하였다(그림 15).

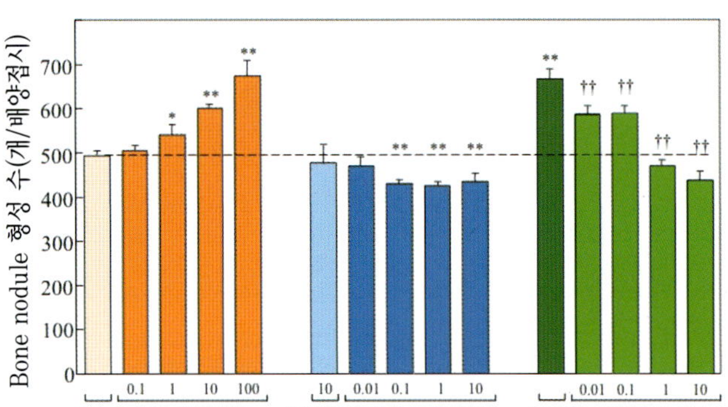

그림 11. IGF-I, IGF-I 항체(Ab)와 레이저 조사가 bone nodule 형성 수에 미치는 영향(문헌 11에서 인용). 생쥐 태아 두정골에서 채취한 골아세포에 recombinant(r) IGF-I를 첨가해 3주 배양하자 IGF-I 농도의존적으로 bone nodule 수가 증가했는데, IGF-I-Ab를 첨가하자 유의하게 감소하였다. 레이저 조사는 100nM의 rIGF-I 첨가처럼 bone nodule 형성 촉진작용이 있지만, IGF-I-Ab를 첨가하자 효과가 크게 감소하였다.

*: 비조사군(control)보다 유의차가 있다(*p<0.01; **p<0.001).

††: 레이저군보다 유의하게 적다(p<0.01).

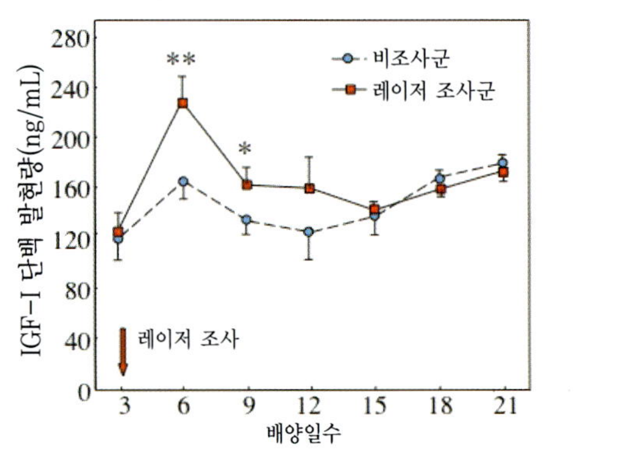

그림 12. 레이저 조사와 IGF-I 단백의 발현(문헌 11에서 인용). 레이저 조사 후 3일 주기로 IGF-I 단백 발현을 ELISA법으로 측정하자 조사 후 3, 6일에 유의하게 발현이 증가하였다.

*: 비조사군(control)보다 유의하게 크다(*p<0.05; **p<0.01)

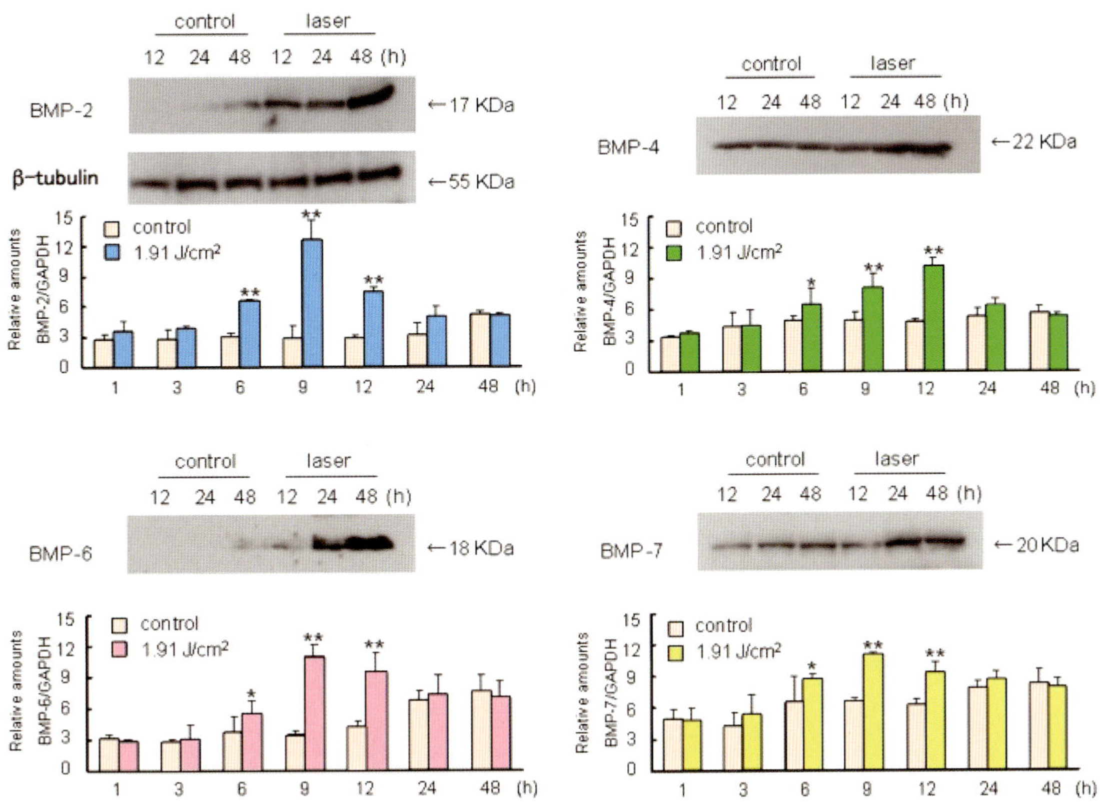

그림 13. 레이저 조사와 BMPs 유전자 및 단백의 발현(문헌 12에서 인용). 생쥐 골아세포양세포 MC3T3-E1 세포에 레이저를 조사하고 BMP-2, 4, 6, 7의 발현을 검토했더니 6~12시간 후 모든 유전자의 발현이 증가하고, 12~48시간 후에는 단백의 발현도 증가하였다.

: control보다 유의하게 크다($p<0.05$; **$p<0.01$).

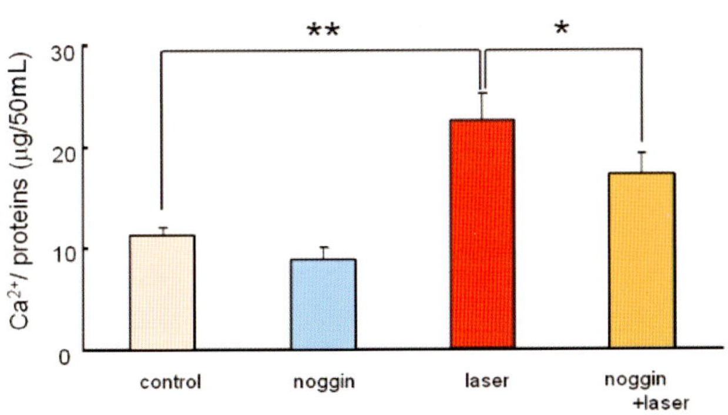

그림 14. 레이저 조사와 석회화 nodule의 Ca^{2+} 양(문헌 12에서 인용). MC3T3-E1 세포에 레이저를 조사하고 48시간 후에 배양액을 채취하였다. 채취한 배양액과 신선한 배양액을 1:1로 섞어 MC3T3-E1 세포를 14일간 배양하고, 접시 내 Ca^{2+} 침착량을 측정하였다. 대조군(control)보다 레이저 조사군에서 Ca^{2+} 양이 유의하게 증가했는데, BMP 수용체 길항제인 noggin을 첨가하자 효과가 유의하게 감소하였다.

: 레이저군보다 유의하게 적다($p<0.05$; **$p<0.01$).

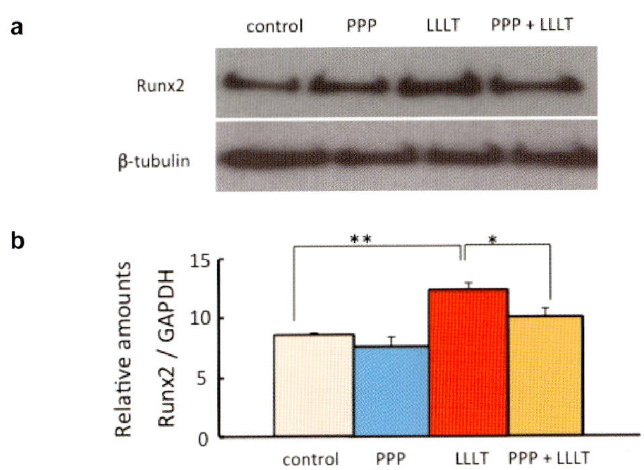

그림 15. 레이저 조사에 의한 Runx2의 발현과 IGF-I 수용체 억제제(PPP)의 영향(문헌 13에서 인용). MC3T3-E1 세포에 레이저를 조사하고 48시간 후에 Runx2 발현을 검토했더니, 레이저 조사(LLLT)로 증가한 Runx2 단백(a) 및 유전자(b)의 발현은 PPP를 첨가하자 일부 감소하였다.

: 레이저군(LLLT)보다 유의하게 적다($p<0.05$; **$p<0.01$).

또한 IGF-I 신호는 하류의 ERK 인산화를 매개로 전달된다고 알려져 있는데 레이저 조사 후 항진한 ERK의 인산화는 PPP를 첨가하자 크게 감소하였다(그림 16). 그래서 PPP 또는 noggin, 2가지 물질을 첨가한 계에 레이저를 조사하고 bone nodule의 Ca^{2+} 양을 정량했더니 레이저 조사로 증가한 Ca^{2+} 양이 PPP와 noggin을 첨가하자 증가량의 절반으로 감소하고, 둘을 첨가한 경우에는 control level까지 감소하였다(그림 17).

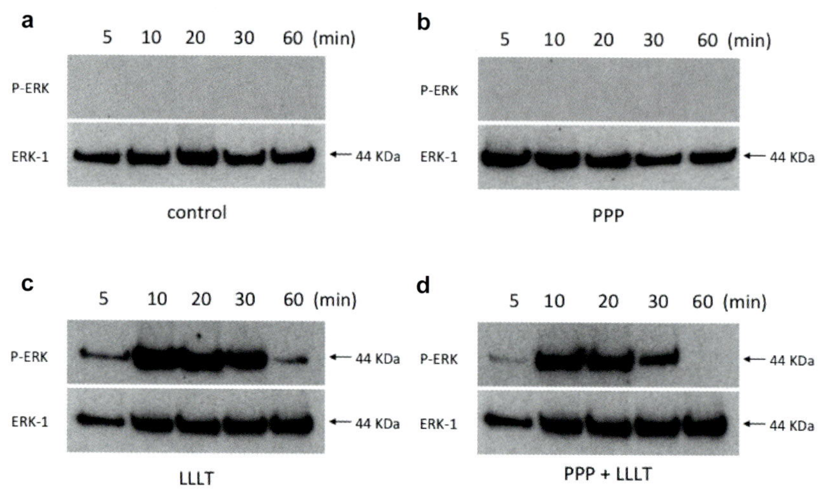

그림 16. 레이저 조사에 의한 ERK-1의 인산화와 PPP의 영향(문헌 13에서 인용). MC3T3-E1 세포에 레이저를 조사하고 ERK-1의 인산화를 검토했더니 대조군이나 PPP군에서 볼 수 없었던 ERK-1 인산화(a, b)가 레이저 조사군(LLLT)에서 촉진되고(c), PPP를 첨가하자 일부 억제되었다(d).

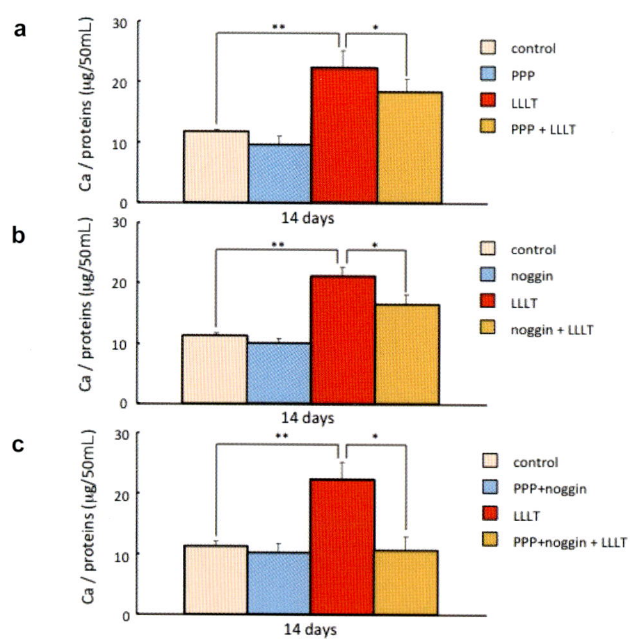

그림 17. 레이저 조사 후 형성 촉진된 석회화 nodule의 Ca^{2+} 양에 미치는 PPP와 noggin의 영향(문헌 13에서 인용). MC3T3-E1 세포에 레이저 조사하고 48시간 후 배양액을 사용해 14일간 배양하고 Ca^{2+} 양을 측정했더니 레이저 조사(LLLT) 후 증가한 Ca2+ 양이 PPP(**a**)나 noggin(**b**)을 첨가하자 절반으로 억제되고, 둘(**c**)을 첨가하자 대조군 레벨까지 억제되었다.

: 레이저군(LLLT)보다 유의차가 있다($p<0.05$; **$p<0.01$).

이상을 통해 MC3T3-E1세포에 레이저 조사 후 bone nodule의 형성 촉진작용은 레이저를 조사한 세포의 BMPs와 IGF-I의 생성항진을 매개로 하며, 이것들은 거의 동일하게 작용하고 bone module 형성을 촉진한다고 생각할 수 있다[13].

이렇게 레이저 조사에 의한 골형성 촉진작용과 발현기전이 서서히 해명되고 있지만, 임상에 응용하려면 조사 조건에 대한 더 많은 검토가 필요하고 앞으로 in vivo와 in vitro 검토도 진행할 생각이다.

참고문헌

1) Aimbire F, Albertine R, Magalhães RG, et al : Effect of LLLT Ga-Al-As (685nm) on LPS-induced inflammation of the airway and lung in the rat, Lasers Med Sci 20 : 11-20, Epub 2005.
2) Fujiyama K, Deguchi T, Murakami T, et al : Clinical effect of CO_2 laser in reducing pain in orthodontics, Angle Orthod 78 : 299-303, 2008.
3) Ribeiro DA, Matsumoto MA : Low-level laser therapy improves bone repair in rats treated with anti-inflammatory drugs, J Oral Rehabil 35 : 925-933, 2008.
4) Kim SJ, Moon SU, Kang SG, et al : Effects of low-level laser therapy after corticision on tooth movement and paradental remodeling, Lasers Surg Med 41 : 524-533, 2009.
5) Bellows CG, Aubin JE, Heersche JNM, et al : Mineralized bone nodules formed in vitro from enzymatically released rat calvaria cell populations, Calcif Tissue Int 38 : 143-154, 1986.
6) Bellows CG, Aubin JE : Determination of numbers of osteoprogenitors present in isolated fetal rat calvaria cells in vitro, Dev Biol 133 : 8-13, 1989.
7) Saito S, Shimizu N : Stimulatory effects of low-power laser irradiation on bone regeneration in mid-palatal suture during expansion in rat, Am J Orthod Dentofac Orthop 111 : 525-532, 1997.
8) Kawasaki K, Shimizu N : Effect of low-energy laser irradiation on bone remodeling during experimental tooth movement in rats, Lasers Surg Med 26 : 282-291, 2000.
9) Sousa MV, Pinzan A, Consolaro A, et al : Systematic literature review, Influence of low-level laser on orthodontic movement and pain control in humans, Photomed Laser Surg 32 : 592-599, 2014.
10) Ozawa Y, Shimizu N, Kariya G, et al : Low-energy laser irradiation stimulates bone nodule formation at early stages of cell culture in rat calvarial cells, Bone 22 : 347-354, 1998.
11) Shimizu N, Mayahara K, Kiyosaki T, et al : Low-intensity laser irradiation stimulates bone nodule formation via insulin-like growth factor-I expression in rat calvarial cells, Lasers Surg Med 39 : 551-559, 2007.
12) Fujimoto K, Kiyosaki T, Mitsui N, et al : Low-intensity laser irradiation stimulates mineralization via increased BMPs in MC3T3-E1 cells, Lasers Surg Med 42 : 519-526, 2010.
13) Kiyosaki T, Mitsui N, Suzuki N, et al : Low-level laser therapy stimulates mineralization via increased Runx2 expression and ERK phosphorylation in osteoblasts, Photomed Laser Surg 28 : s167-s172, 2010.

제 6 장

디지털을 이용한 급속교정치료

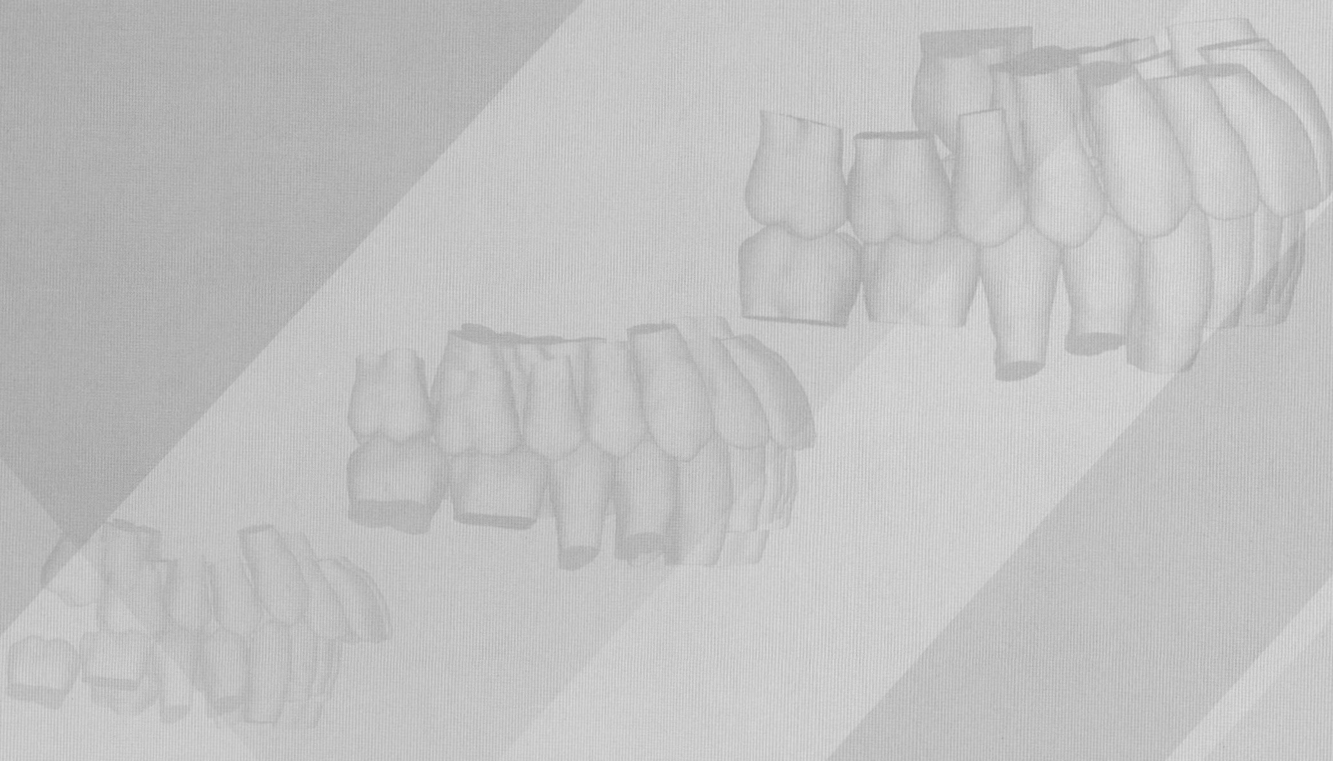

바이오디지털을 이용한 급속교정 디자인

Rohit C.L. Sachdeva
Biodigital IOI co-founder(TX, USA)

Article first published in the European Journal of Clinical Orthodontics(C) SIDO 2015.
Source: Sachdeva R. Novus ordo seclorum: a manifesto for practicing quality care-partⅡ. EJCO 2015; 3: 2-14.

지혜에 이르는 길?—명료하고 단순하게 표현할 수 있다.
실수하고
실수하고
또 실수하지만
그 실수를 줄이고
줄이고
또 줄이는 것이다
-Piet Hein, '지혜에 이르는 길'

I. 서론

Biodigital 교정의 개념과 실천이 가져오는 양질의 치료를 여는 열쇠는 환자를 중심에 두고 환자의 안전성을 고려하면서 치료를 효과적으로 진행하는 것이다. 치료 중에 발생하는 수많은 실수는 치료의 질을 떨어뜨리고 결과적으로 치료기간에도 영향을 미친다. 따라서 실수의 근원을 이해하는 것이 중요한데, 실수하지 않도록 차단벽을 설치해 치료를 효율적으로 진행하는 방법을 모색해야 할 것이다.

① Miscommunication
② Misdiagnosis
③ Misplanning
④ Misprescription
⑤ Mismanagement
⑥ Misadministration
⑦ Misaction

치료의 질과 기간에 영향을 미치는 치료전략은 'mis'를 인식하고 예방할 수 있도록 디자인한다는 것이다.

Biodigital 교정이 추구하는 것은 환자를 제일로 생각하고 장애를 만들지 않는 것이다. 환자에게 공감하고 '단하나(only one)'의 가치를 존중하며 안전(신뢰성/error free)하게 치료할 수 있는 환경을 구축하고 개선해가는 자세가 필요하다[1,2]. 진료실에서 이런 마음가짐으로 접근한다면 치료의 질을 점진적으로 개선할 수 있을 것이다.

이번에는 실제 치료에서 지켜야 할 원칙, 수단, 필자가 고안한 실수 교정법 등을 소개한다. 교정치료를 단기간에 종료하고 환자의 안전성도 높일 수 있다.

II. 실수 교정의 원칙과 실제

"문제가 발생한 당시의 사고 수준에서는 문제를 해결할 수 없다." (해결책은 처음 생각이 아닌 다른 곳에 있다.)

–알베르트 아인슈타인(Albert Einstein)

필자는 환자 치료에 대한 7M의 실수 교정에 관해 전략적으로 개선하는 방법을 전개해 왔다. 먼저 생체역학의 원칙을 따르고 CBCT나 광학스캔으로 3D 영상을 구축하는 기술(그림 1)과 Suresmile® 같은 CAD/CAM을 이용한[3](그림 2) 종합관리시스템을 사용한다(그림 3).

물론 Suresmile®이나 다른 제품의 사용을 권하는 것은 아니다. 치료에 타협하지 않고 질과 신속성을 만족하는, 기존의 방법과 디지털 기술을 조합한 방법을 소개할 뿐이다. 접근법은 아래와 같다.

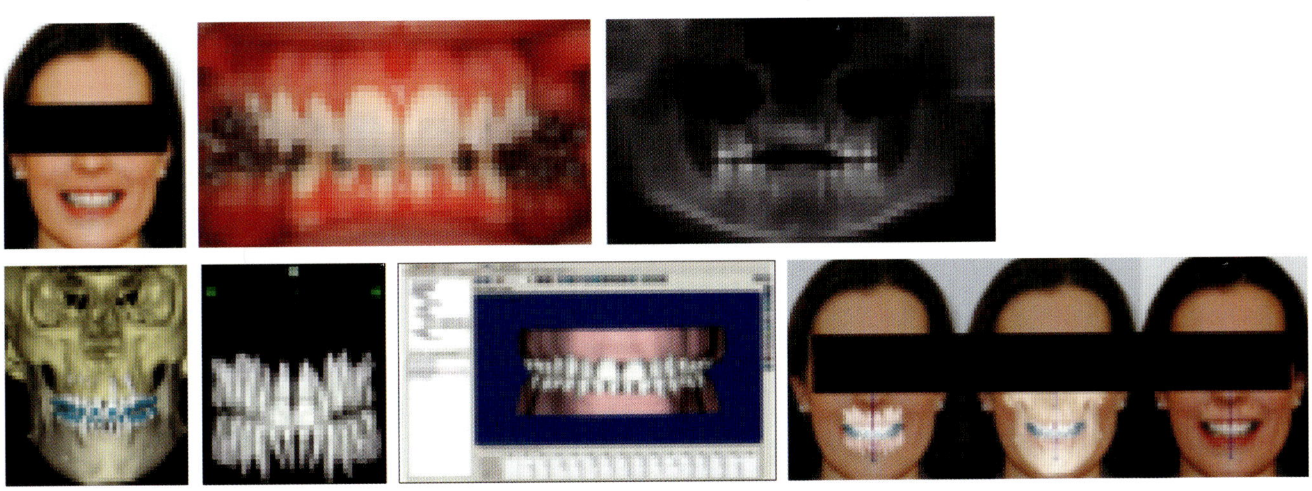

그림 1. 치료 디자인과 치료계획에 사용하는 다양한 영상. CBCT로 골, 치관, 치근의 정보를 수집한다. 구강 내 스캔에서는 치관과 치은의 제한된 정보만 얻을 뿐이다. Suresmile®은 CBCT, 구강 내 스캔, 2D 정면 안모사진과 조합한 영상을 제공한다.

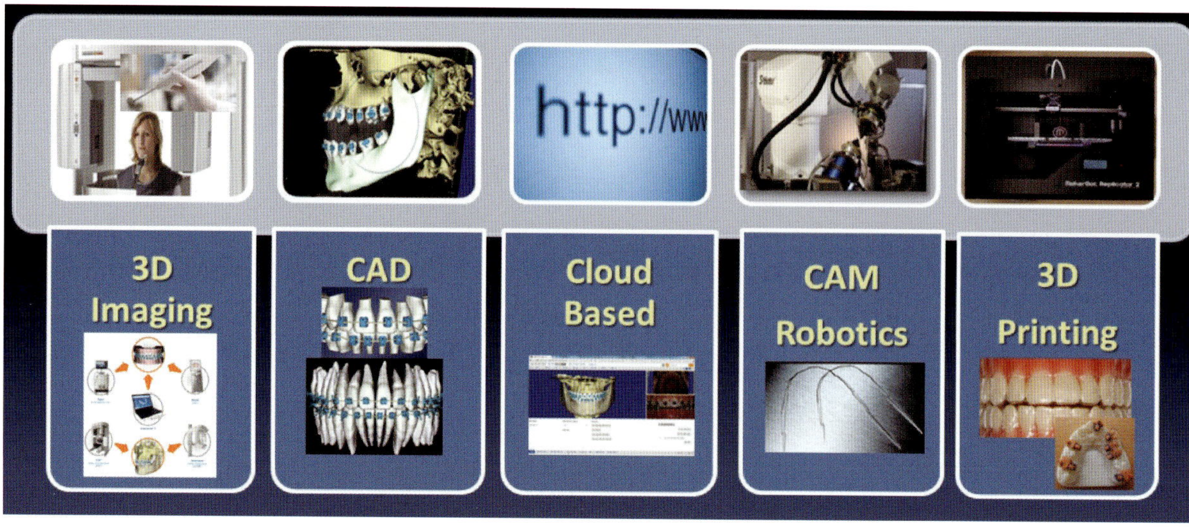

그림 2. 클라우드베이스의 종합적인 환자 관리 시스템 Suresmile®. Suresmile®에서는 현재 3D 프린터 출력 서비스를 제공하지 않는다. 그러나 stl 파일을 외부 3D 출력 서비스에 전송할 수 있다.

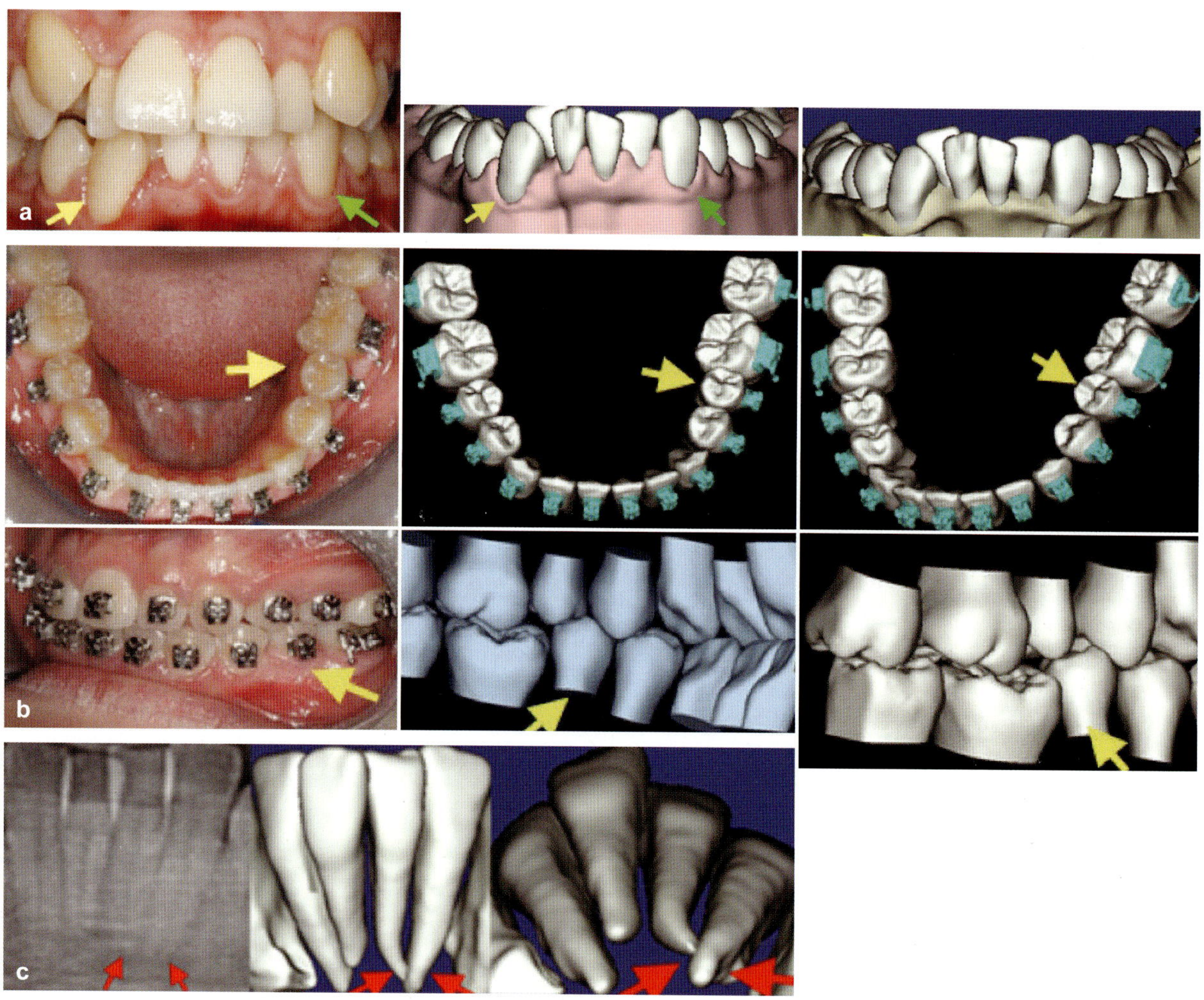

그림 3. 3D 진단영상의 유효성. **a,** CBCT 영상에서는 견치 치근의 개창(fenestration)을 확인할 수 있다. 그러나 실제 구강 내 사진이나 스캔 영상에서는 치은퇴축을 볼 수 없다. **b,** 3D 영상은 다양한 각도와 깊이를 관찰할 수 있다. 가려진 부분을 확실하게 보여준다. 이 증례는 하악 좌측 제2소구치가 정출한 단순한 증례이다. 구강 내 사진과 교합면의 스캔 영상으로는 이 상태를 확인할 수 없다. 설측 구강 내 스캔 영상을 관찰하면 확실해진다. **c,** X선 영상만으로는 하악 좌측 중절치의 치근만곡을 확인할 수 없다. 그러나 CBCT 영상은 선명하게 표시해준다.

1. Misdiagnosis에 대한 실수 교정법

교정에서 진단의 주목적은 악안면 복합체의 다양한 해부학적 구성요소와 그 공간적 위치관계를 이해하는 것이다. 진단 시 실수는 시각이나 측정값의 판단 오류에 기인하는 경우가 많다. 시뮬레이션에 사용하는 3D 영상이나 3D virtual model은 이런 실수를 최소화할 수 있다. 이때 사용하는 기기는 아래와 같다.

1) 정확성이 높은 3D 진단영상

보통 진단에는 파노라마 방사선사진이나 안모 및 구강 내 사진 같은 2D 영상을 사용한다. 그러나 이차원 영상은 심도를 표현할 수 없고 투영 영상에 오류가 발생하는 경향이 있다[4]. 이것이 오진으로 이어진다.

오진은 치료계획의 실패로 이어지고 나아가 치료기간에도 부정적인 영향을 미친다. 3D 영상은 이런 문제를 해결한다. 2D에 의한 임상적 실수와 3D 영상의 유효성을 그림 3에 소개한다.

2) 자동분석

진단의 정확성을 기하기 위해서는 치열을 정확하고 상세하게 계측할 수 있어야 한다. 그러나 우리가 현재 사용하는 계측기기의 한계와 시각적 바이어스로 인해 잘못된 판단을 내릴 때가 많다. 사용기기의 해상도와 명확한 측정기준에도 한계가 있다.

신뢰할 수 없는(술자 간, 술자 스스로) 측정치는 오진을 유도한다. 자동측정수단은 이런 실수를 극복하고 보다 신뢰할 수 있는 진단을 가능하게 한다[5](그림 4).

3) Simdiagnosis(시뮬레이션+진단)를 사용한 쌍방향 진단

환자의 나이, 성별, 사회적 윤리를 고려해 부정교합의 난이도를 판단한다.

또한 목표에 대한 치아이동량도 난이도를 판단하는 중요한 기준이다(그림 5). 기존의 측정기기로는 충분히 평가할 수 없다. 예를 들면 총생의 난이도는 치열형태, 치아 위치, 정중, 해부학적 치조골 한계 등의 영향을 받는다. 여러 조건을 가미해 치아이동량을 결정하려고 하면 일상 임상의 용량을 초과한다. 그러나 가상 환자의 모형을 사용해 다양한 조건을 가미한 수많은 시뮬레이션을 거친다면 문제를 해결할 수 있다(그림 6). 필자는 이것을 'Simdiagnosis'라고 부른다. 가상의 모형을 사용한다면 환자에게 위해를 가하지 않고 시뮬레이션할 수 있다.

치아이동 시뮬레이션을 시연해 적절한 장치와 force system을 추론할 수 있어 시뮬레이션에 의한 'round trip(가벼운 여행)'을 이용한다면 치료의 안정화도 도모할 수 있다.

2. Misplanning에 대한 실수 교정법

Misplanning은 진단에 오류가 있었거나 치료 중 측정이 잘못되었을 때 발생한다. 필자는 이런 제약을 타개하기 위해 2가지 방법을 이용한다.

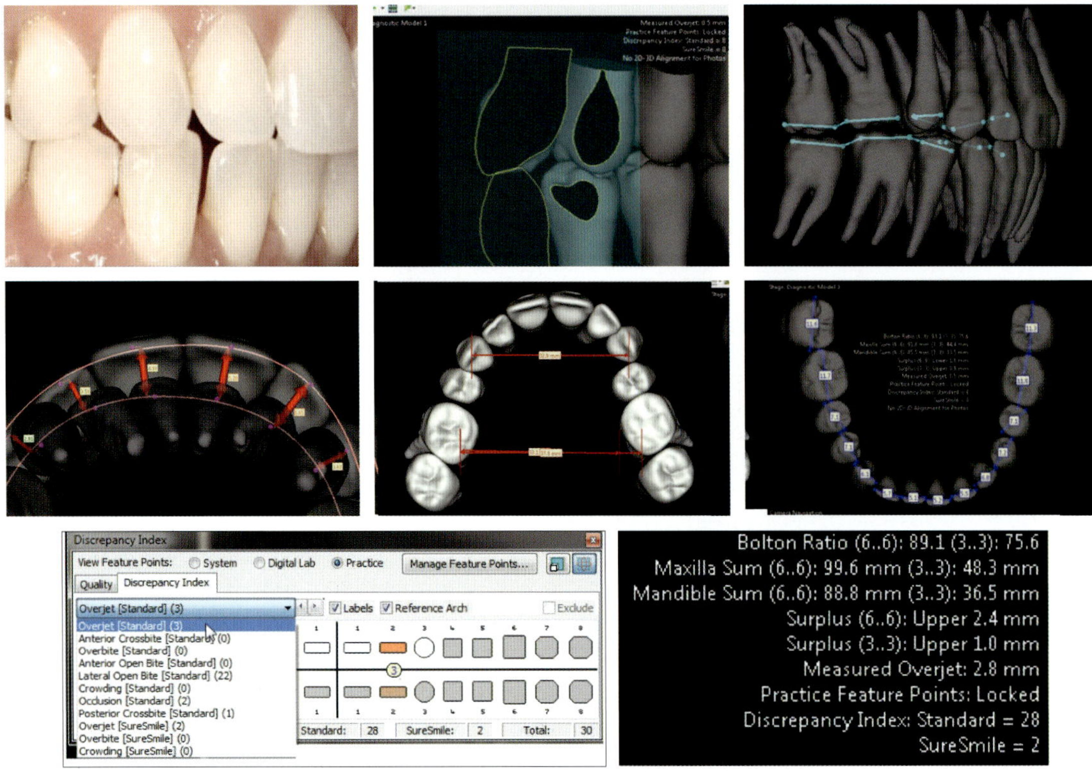

그림 4. Suresmile® 자동분석기능. 다양한 치아의 특징, 예를 들면 변연융선 등을 자동검출할 수 있다. 술자가 특징을 변경할 수도 있다. ABO의 부조화 index나 Bolton 분석도 가능하다.

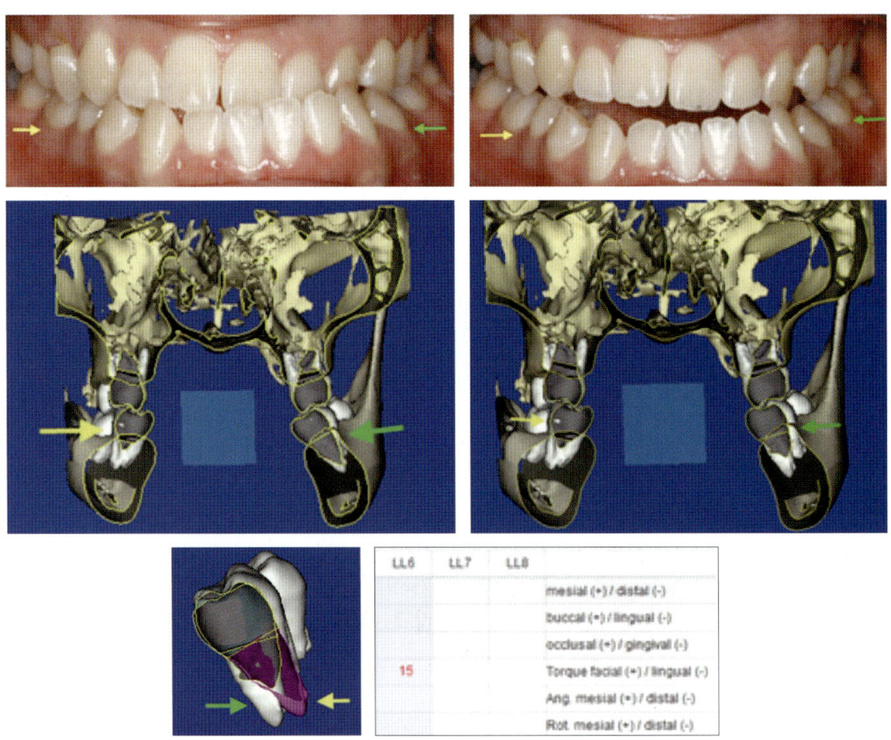

그림 5. Simdiagnosis(simulation+diagnosis). 중증 하악 좌측편위를 동반한 증례. 하악 좌측 구치군에 중증 치조성 보상이 발생하였다. 그러나 기존의 구강 내 사진만으로는 판단이 곤란하다. CBCT 영상으로 보상 정도를 우측과 비교하면 보다 정확하게 판단할 수 있다. 치아 수정량을 시뮬레이션을 하면 측정이 가능하다. 이 경우 하악 좌측 제1대구치의 치관을 기울이지 않고 치근에 경사를 주려면 15°의 control tipping이 필요한데 상당한 시간이 걸린다. 그러나 이것이 가능하기 위해서는 force system에 대한 이해가 필요하다. 이렇게 Simdiagnosis로 환자에게 필요한 처치를 분석할 수 있다.

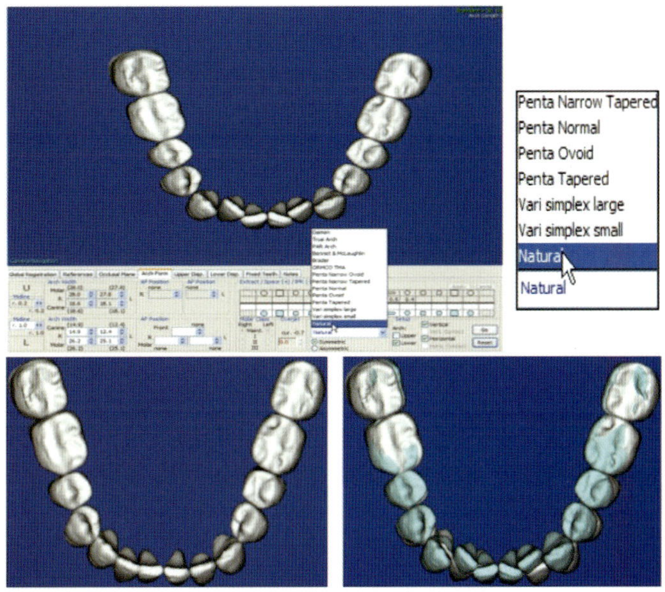

	8┐	7┐	6┐	5┐	4┐	3┐	2┐	1┐	┌1	┌2	┌3	┌4	┌5	┌6	┌7	┌8
Mesial (+) Distal (-) [mm]		0.2	-0.3	0.2	0.5	-0.1	-0.1	-0.6	-0.8	-1.3	-0.9	-0.7	-0.8	-0.6		
Buccal (+) Lingual (-) [mm]		0.8	-0.4	-0.1	-0.3	-1.3	1.1	-0.3	0.1	1.9	0.9	1.0	0.4	0.4	0.7	
Occlusal (+) Gingival (-) [mm]		1.0	0.6	-1.0	-1.6	-3.6	-3.4	-2.1	-2.3	-3.2	-3.4	-2.1	-1.3	-0.2	0.4	
Torque Facial (+) Lingual (-) [deg]			-1		2				-1			-1	3	-1		
Angulation Mesial (+) Distal (-) [deg]		-3	12	6	-7		-1	10	7	-2		10	15	8	-6	
Rotation Mesial (+) Distal (-) [deg]		5	5	-4	23	9	21	-11	-14	18	-7	12	-12	3	3	
Mesial Gap (+) IPR (-) [mm]					-0.8	-0.8	-0.8			-0.2	-0.2	-0.2				

a

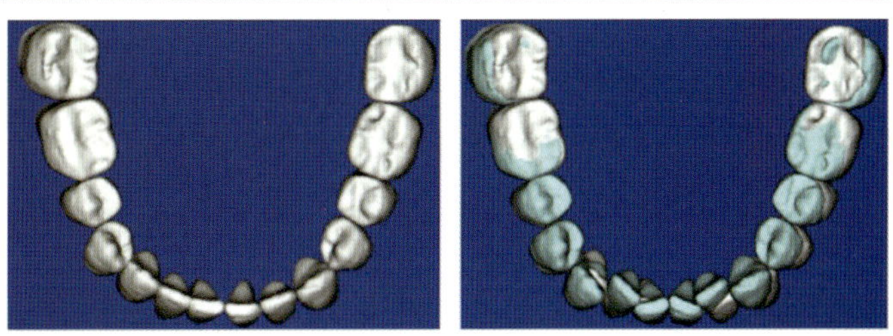

	8┐	7┐	6┐	5┐	4┐	3┐	2┐	1┐	┌1	┌2	┌3	┌4	┌5	┌6	┌7
Mesial (+) Distal (-) [mm]		-0.3	-0.4		0.2	-0.3	-0.2	-0.6	-0.8	-1.3	-1.1	-0.9	-0.9	-0.7	-0.3
Buccal (+) Lingual (-) [mm]		-1.1	-0.4	0.2		-1.4	0.7	-0.3	0.2	1.5	0.7	1.2	0.8	0.4	-1.6
Occlusal (+) Gingival (-) [mm]		1.1	0.6	-1.0	-1.6	-3.6	-3.3	-2.1	-2.3	-3.1	-3.3	-2.1	-1.3	-0.2	0.5
Torque Facial (+) Lingual (-) [deg]		-2	-1		2				-1			-1	3		
Angulation Mesial (+) Distal (-) [deg]		5	14	6	-8		-1	10	8	-1		9	15	9	-1
Rotation Mesial (+) Distal (-) [deg]		-14		-5	26	15	19	-16	-17	15	-1	13	-12	-2	-16
Mesial Gap (+) IPR (-) [mm]					-0.8	-0.8	-0.8			-0.2	-0.2	-0.2			

b

그림 6. Simdiagnosis. 시뮬레이션을 하면 총생을 해소할 때 다양한 제한을 이해할 수 있다. 그림 **a**는 natural archform, 그림 **b**는 demo archform을 사용했을 때 치열궁의 형태이다. 횡단면 측정에서는 두 archform이 거의 동일하다. 그러나 demo archform에서는 치아이동량이 많고, 특히 구치부에서 현저했다. 이 차이는 심미성을 좌우하는데, 치료의 효율화나 치아의 안정성과는 무관하다.

1) Simplanning(시뮬레이션+치료계획)을 통해 미래를 예측하는 치료

치료를 시작하기 전에 다양한 치료계획을 시뮬레이션을 하고 '최선의 private plan'을 세운다. 치료 도중에 계획을 수정하는 낭비를 피하고 환자의 안전에 초점을 맞춰 계획을 세울 수 있다. 이렇게 하면 시간을 절약해 치료기간 단축이 가능하다(그림 7).

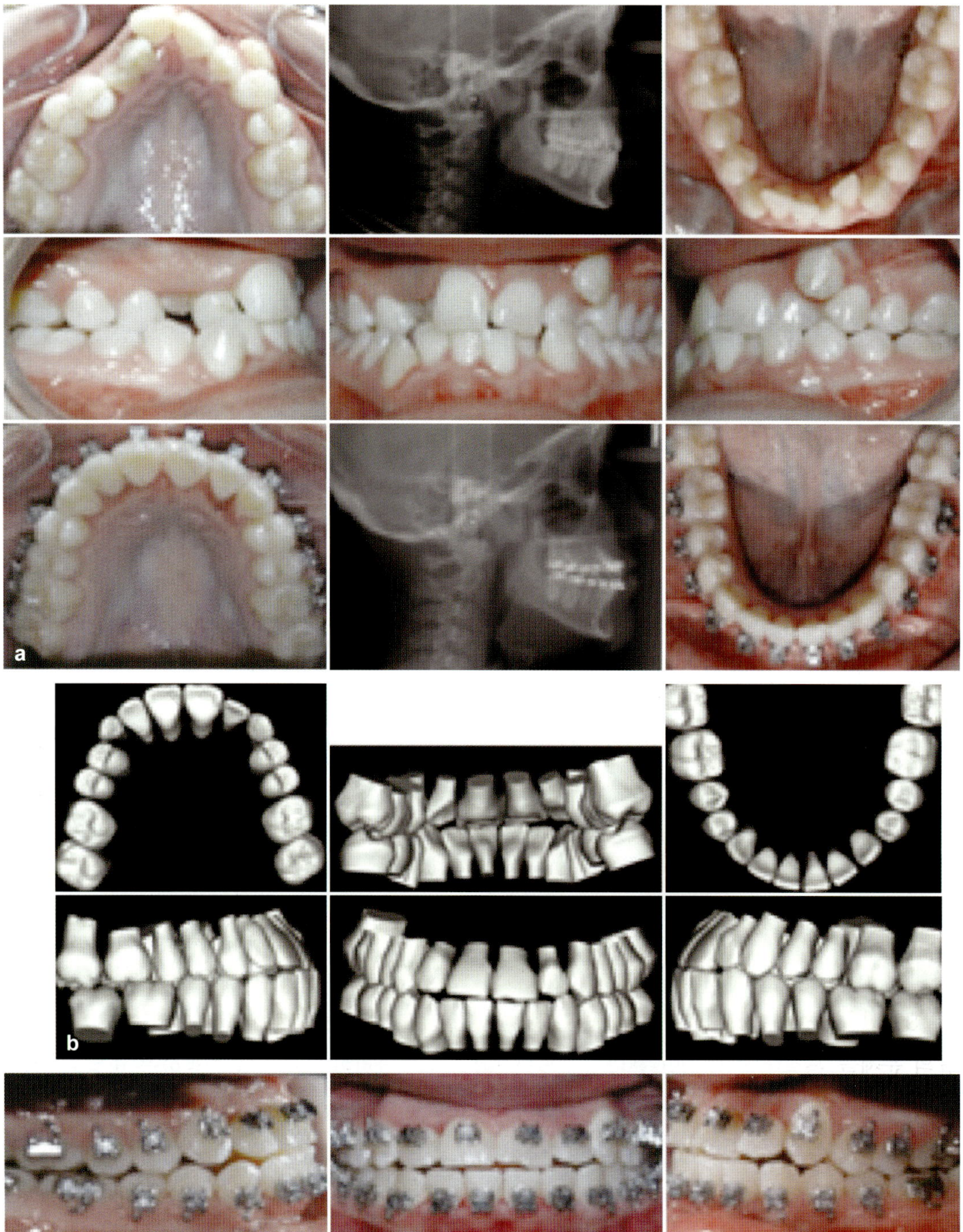

그림 7. Simplanning(simulation+planning). a, Simplanning이 주효했던 증례. b, 비발치 시뮬레이션에서 개방교합을 동반하는 상·하악 전돌을 예상하였다. c, 비발치 시뮬레이션과 임상결과가 일치하는 데 주목한다. *(계속)*

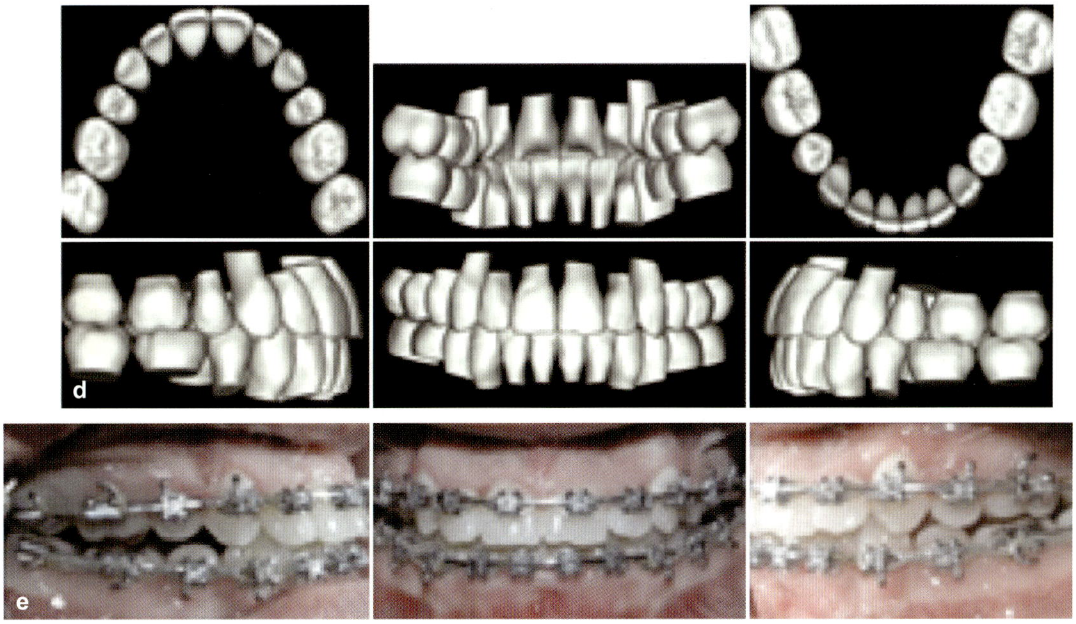

그림 7. *(계속)* **d**, 이 증례에는 발치 치료가 적합했다고 생각한다. **e**, 치료 도중에 제1소구치 발치로 변경하였다. 상·하악 전돌을 해소했지만 발치 공간의 폐쇄에 따른 구치군의 경사를 적절하게 조절하지 못하였다. 특히 하악 우측이 현저하다. 아무 생각 없이 접근하는 태도는 금물이다. 치료기간만 연장할 뿐이다.

2) Simprognostics(예측 시뮬레이션)

치료계획은 치료예측이 가능한 능력에 의존한다. 따라서 술자에게는 치료과정 중에 '결함라인'이나 리스크를 예상하고 치료를 성공으로 이끄는 능력이 필요하다. 시뮬레이션은 치료를 예측하는 데 매우 효과적인 방법이다(그림 8~10). 정확한 예측이 치료기간을 단축할 수 있다.

3. Miscommunication에 대한 실수 교정법

치료를 진행할 때에 환자의 요구사항과 의사의 치료방침이 일치하지 않는 경우가 종종 있다. 이런 불일치는 치료 팀이나 전문의 간에도 발생한다. 치료목표와 측정 결과에 모순이 생기고 위험요소가 발생해 타협하면 치료기간이 길어져 치료의 질을 떨어뜨린다.

이렇게 불안정한 문제가 발생하는 원인은 구두 또는 간단한 문장으로 요약하는 소통법에 있다고 생각한다. 시뮬레이션을 사용한 시각적인 소통은 구두나 문장으로 정리한 정보를 지원하고 소통의 문제를 해결하는 수단이 된다[6]. 부모는 물론 모든 사람과 원활하게 소통하는 방법을 간단히 소개한다.

1) Simcomm(simulation+communication)을 사용한 참가형 소통

환자와 치료 팀 사이에 존재하는 불통의 벽을 무너뜨리기 위해 'blue space(누구나 사용할 수 있는 정보교환수단)'를 사용한다. 실시간 시뮬레이션으로 환자에게 치료 디자인을 제시하고 설명한다.

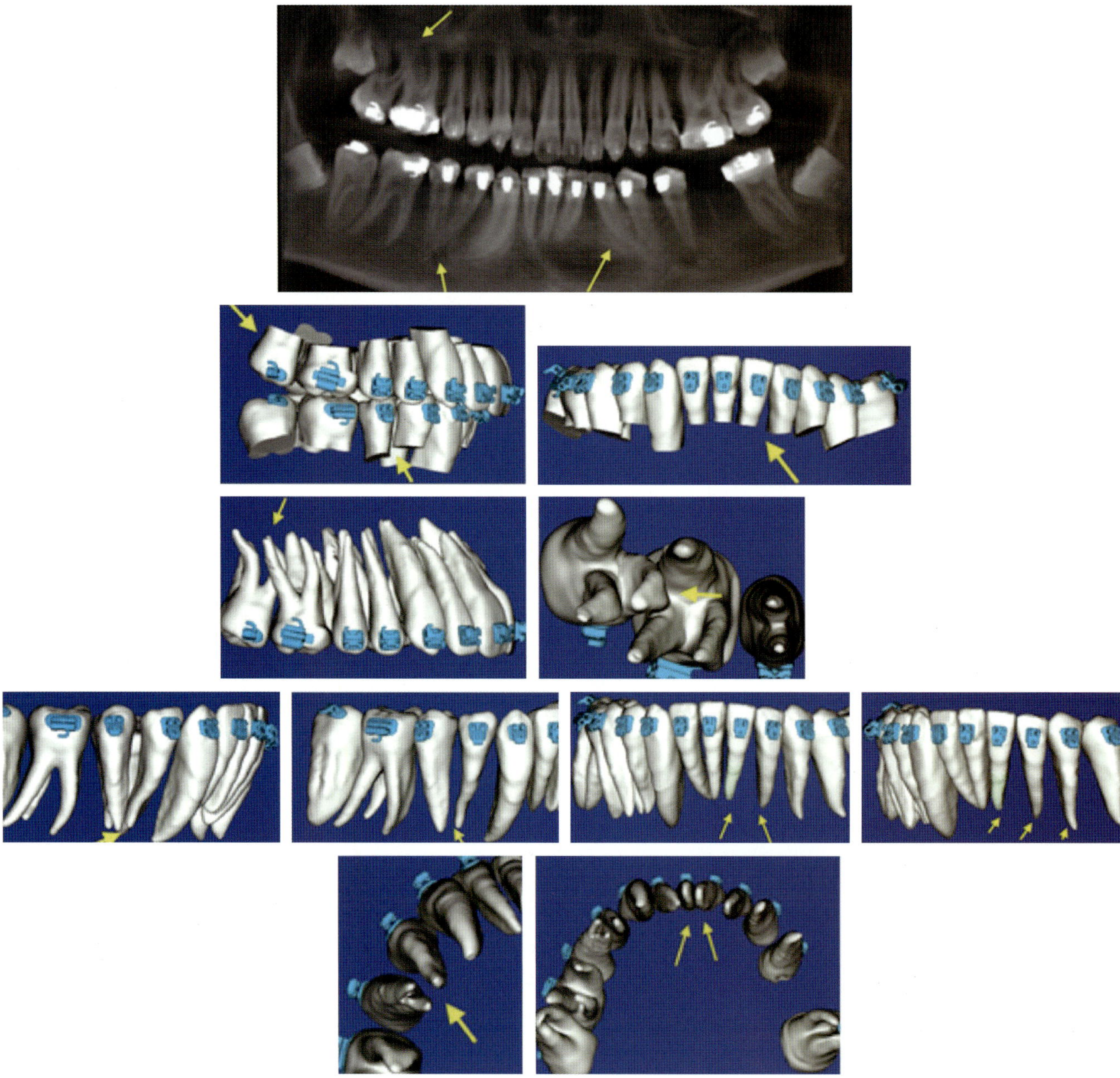

그림 8. 진단의 정확성이 높다. 2D 구강 내 스캔이나 파노라마 영상만으로는 치근의 위치를 정확히 파악하기가 어렵다. 상악 우측 제2대구치의 근심근이 제1대구치의 원심근과 구개근 사이에 끼여 있는 상황을 3D 가상모형에서 확인할 수 있다. 또한 파노라마 영상에서 하악 우측 제1소구치와 제2소구치의 치근이 접촉하는 것처럼 보인다. 그러나 CBCT 영상을 응용한 가상모형에서는 다양한 각도에서 관찰할 수 있어 떨어져 있는 치근을 확인할 수 있다.

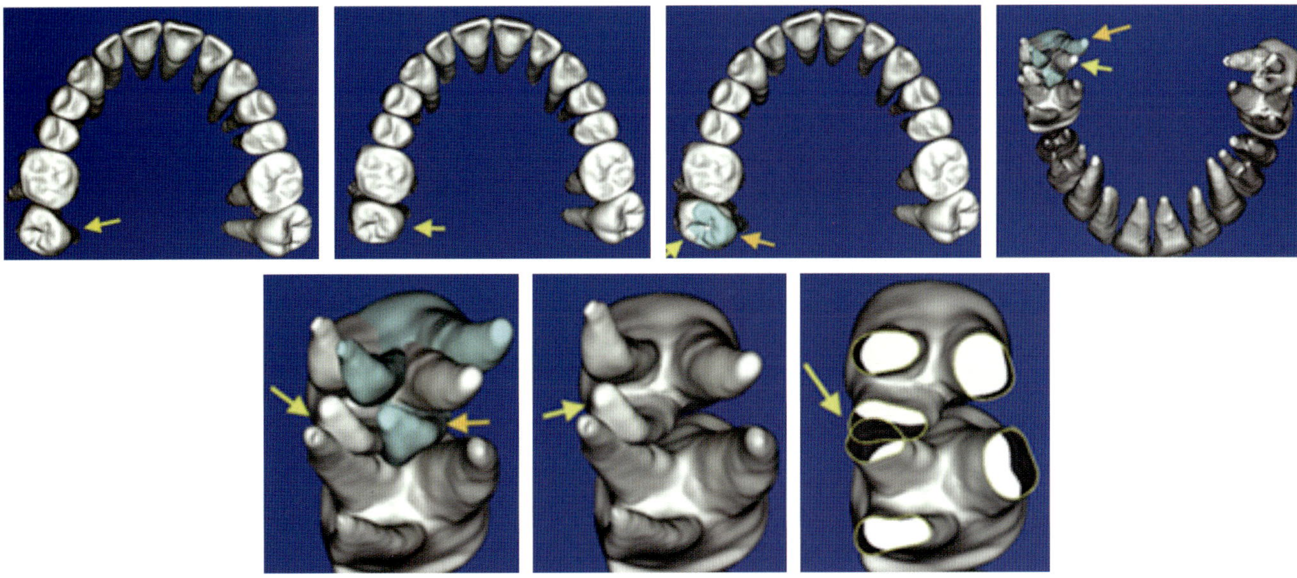

그림 9. Simplanning과 Simprognostics(simulation+prognostics). 치관 레벨에서는 상악 제2대구치의 회전을 개선하는 데 문제가 없는 것처럼 보인다. 그러나 치근 레벨에서 보면 치근이 서로 충돌할 가능성이 있다. 이 증례처럼 안전하게 치료를 진행하려면 진단, 계획, 예측이라는 일련의 작업이 필요하다.

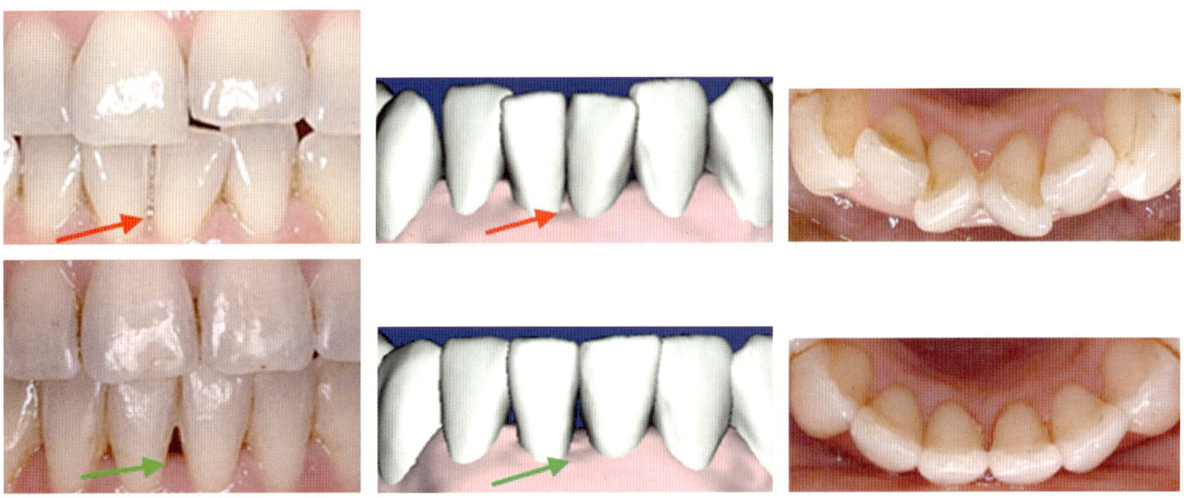

그림 10. Simprognostics. 하악 전치 배열에 수반하는 black triangle의 존재를 예측할 수 있다. 환자와 상담한 후 IPR(inter proximal reduction)로 치아를 삭제하기보다 black triangle을 보존하는 방법을 선택하였다. 환자는 최종결과에 만족하였다. Black triangle이 생겼지만 치료계획단계부터 예상했던 내용이다.

단순히 정지화면을 보여주는 'show and tell'에서 정보를 공유하는 'show and share'의 소통으로 전환할 수 있다.

술자의 생각을 강조하고 환자에게 필요성을 전달해 'buy-in(흥미유발)'한다. 예를 들면 고무줄의 필요성을 실시간으로 보여주며 이해시킨다. 가상의 시각적 치료계획은 팀, 환자, 부모에게 접근 가능하고 모든 사람이 치료목표를 공유할 수 있다(그림 11).

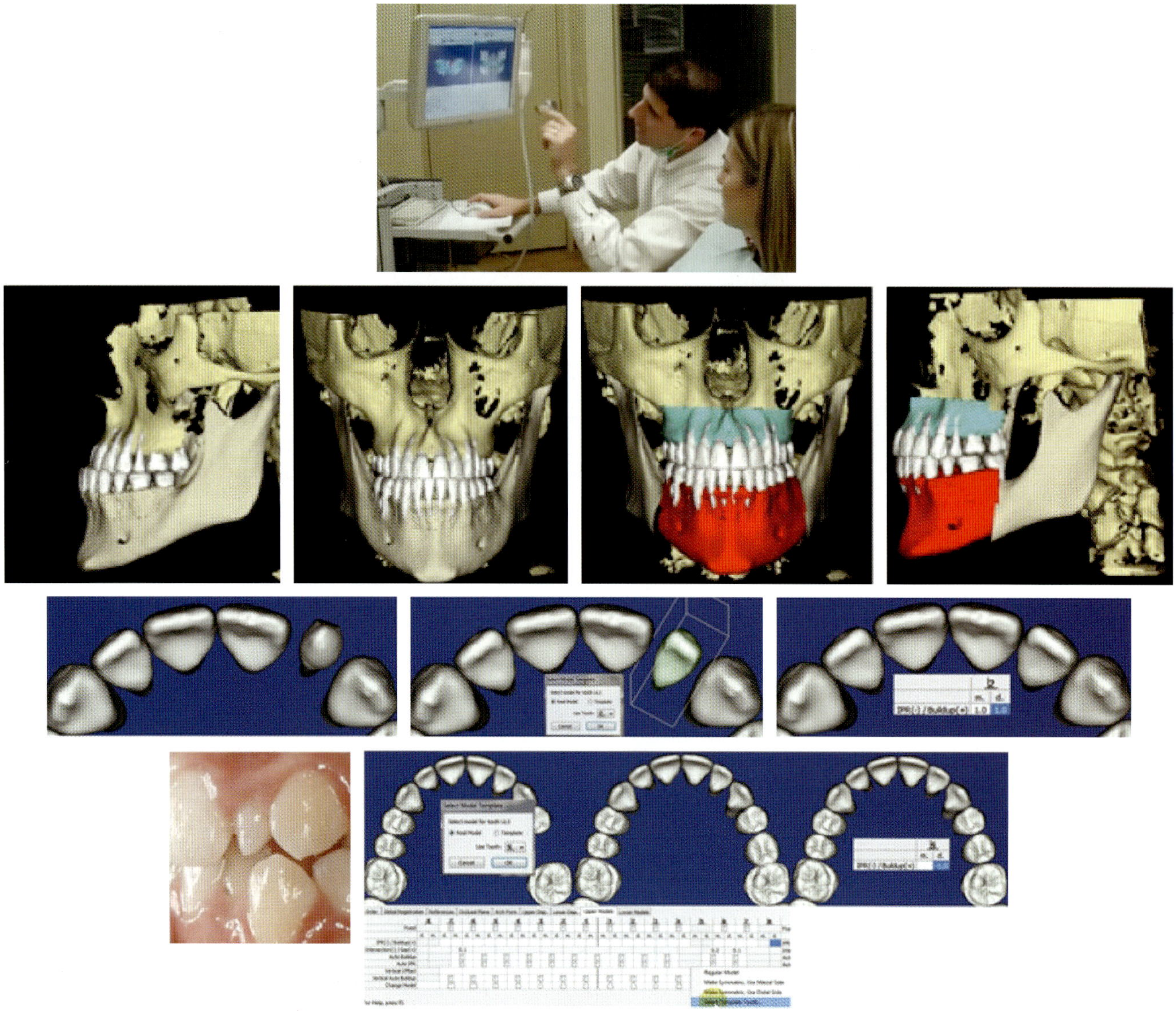

그림 11. Simcomm(simulation+communication). 'Blue space(누구나 이용할 수 있는 정보교환기능)'를 사용하면 환자의 희망사항을 적절하게 수용할 수 있다. 또한 수술교정이나 수복처치에 참여하는 전문의 간 의사소통에도 유익하다. 필자는 인터넷 Simcon을 웨비너[역주: 웹(web)과 세미나(seminar)의 합성어로 웹 사이트에서 행해지는 실시간 혹은 녹화의 양방향 멀티미디어 프레젠테이션]에 이용한다.

2) 환자의 의사결정과 정보 이해력

문화와 상황을 고려하고 필요한 정보와 자료에 접근할 수 있다면 환자와 긴밀한 소통이 가능해진다.

4. Mismanagement와 Misaction에 대한 실수 교정

치료를 관리하는 체크리스트, 경로, 가이드라인, 내비게이션 맵, 심트래킹(simulation+tracking)에 대해 소개하겠다.

치료 중에 치료목표를 잃으면 타성에 젖어 통제력을 잃거나(clinical inertia), 목표가 없는 치

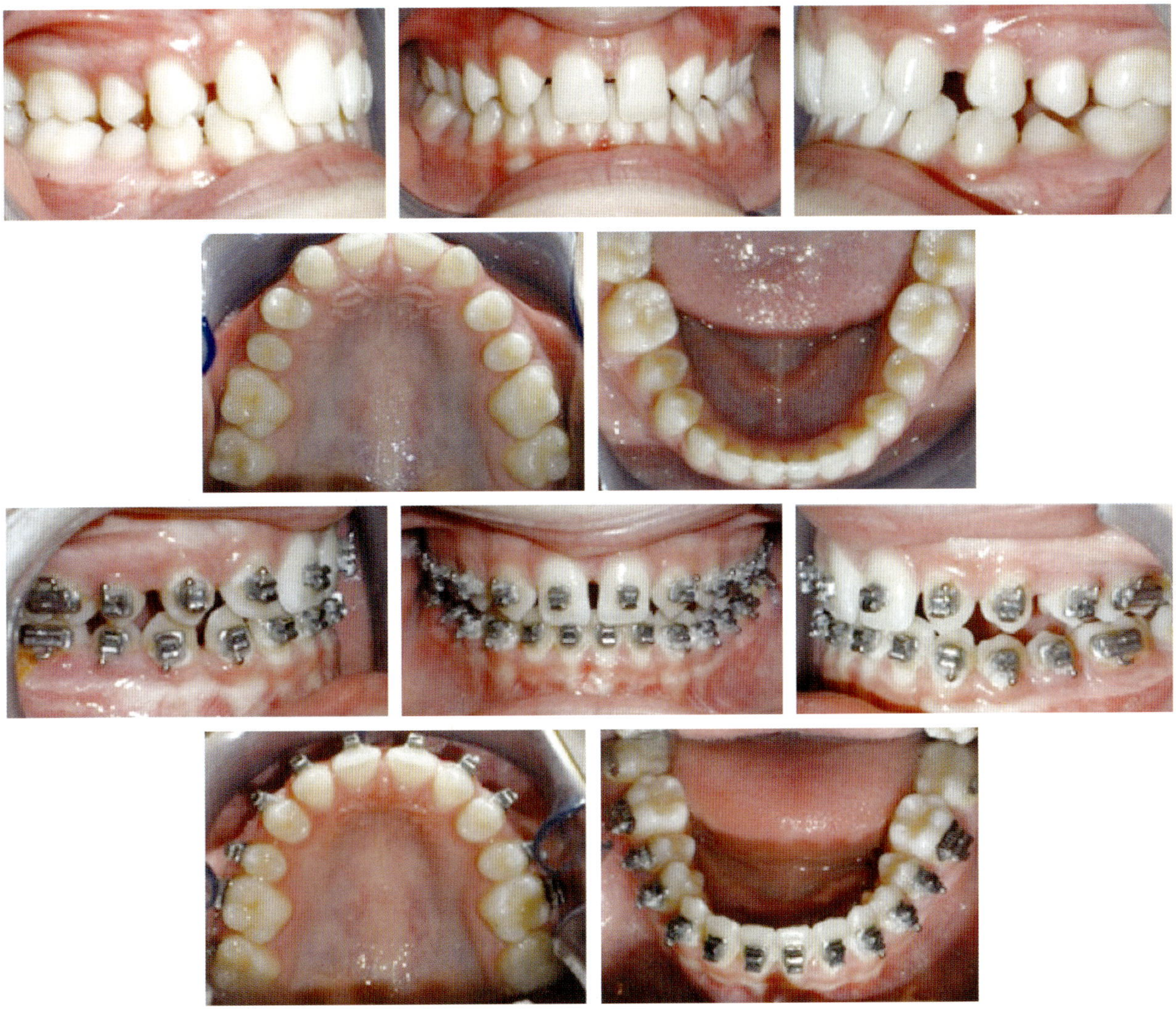

그림 12. Thematic vagabonding(방향을 잃은 치료를 계속한다). 16개월 치료했지만 이 기간에 거의 치료를 진행하지 못하였다.

료를 계속하거나 방향을 잃은 채 다양한 치료(thematic vagabonding)를 시도하는 경우가 종종 있다[7](그림 12).

이런 상황은 분주하고 안전에 둔감한 진료에서 쉽게 볼 수 있다[8,9](표 1). 결과적으로 치료기간이 길어지고 실패할 확률도 높아진다.

이와 같은 진료를 예방하기 위해서도 체크리스트와 임상적 가이드라인이 중요하다(그림 13). 또한 체크리스트는 자신의 착각(omission: 태만)과 대리인의 실수(commission: 임명)를 최소화하는 역할도 한다[10](그림 14). 임상적 타성에 젖은 치료를 피하고 싶다면 환자 치료의 내비게이션 맵(PCNMs)의 작성을 권장한다.

환자의 치료과정에 맞춰 마치 도표처럼 시뮬레이션을 단계적으로 제시하고, PCNMs으로 치료 팀이나 환자와 치료과정을 추적할 수 있다(그림 15). 필자는 이것을 'simtrack(simulation+tracking)'이라 부른다.

표 1. 교정치료의 안전성을 떨어뜨리는 요인(참고문헌 9: Croskerry P. & Wears R. L.에서 인용)

Practice Violations
High levels of diagnostic uncertainty
High decision density
High cognitive load
Narrow time windows
Multiple transitions of care
Multiple interruptions/distractions
Low signal to noise ratio
Surge phenomena
Circadian dysynchronicity
Fatigue
Novel

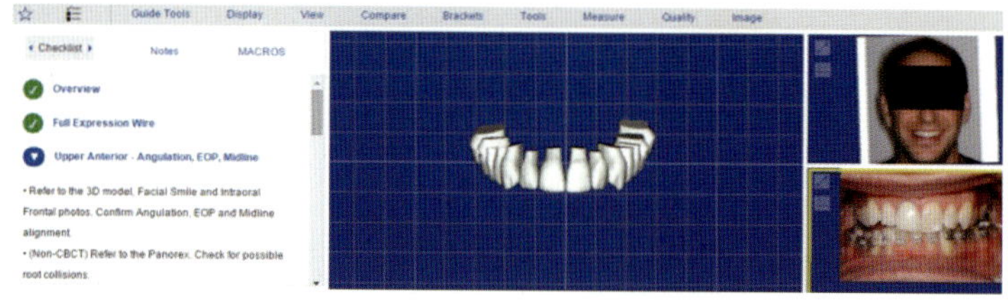

Class I non-Extraction "Fast-Track"© Protocol A CPG, 6 Months Treatment (Sachdeva)	
APPT 1 (Week 0)	• Initial consultation. • Diagnostic records. • Take supplementary impressions for auxiliary appliances such as quad helix if needed. • Bond teeth. • Diagnopeutic scan (OraScan /or CBCT scan taken post bonding). • Place posterior molar turbos check for height and balance. • Perform IPR prn. • Insert Initial archwire. - .016" preformed SE NiTi A_f 35°C or .017" x .025" SE NiTi A_f 35°C if minimal crowding or torque control and deep bite correction needed. - Place auxiliary appliances e.g. Tipback springs, ART springs etc.
APPT 2 (Week 4) SureSmile Therapeutic Phase	• Perform IPR prn. • Place auxiliary devices such as quad-helix if needed. • Adjust posterior molar turbo height, as needed. • Insert SureSmile Precision Archwire (SSPA) (full expression or partial expression). Note: For .018"/.022" bracket either .016" x .022" or .017" x .025" SE NiTi A_f 35°C are crossection of choice. • Check archwire placement against bracket archwire image.
APPT 3 (Week 12)	• Review progress against the Virtual Therapeutic Simulation (VTS) • Review expression of SSPA against bracket archwire image. • Perform selective IPR prn. • Check turbo for height/balance. • Replace current archwire with: - 100 % staged SureSmile precision archwire. - For .018" bracket step up to pre-ordered SureSmile .017" x .025" if needed. - For .022" bracket step up to pre-ordered SureSmile .019" x .025" arch.
APPT 4 (Week 18)	• Review Progress against VTS. • On demand debonding if schedule allows.
APPT 5 (Week 24)	• Debond. • Take Final records for outcome evaluation.

그림 13. 타성, 조절의 상실을 피한다. 체크리스트나 임상 지침을 사용하면 clinical inertia(타성에 젖어 조절을 상실한 치료)를 피할 수 있다.

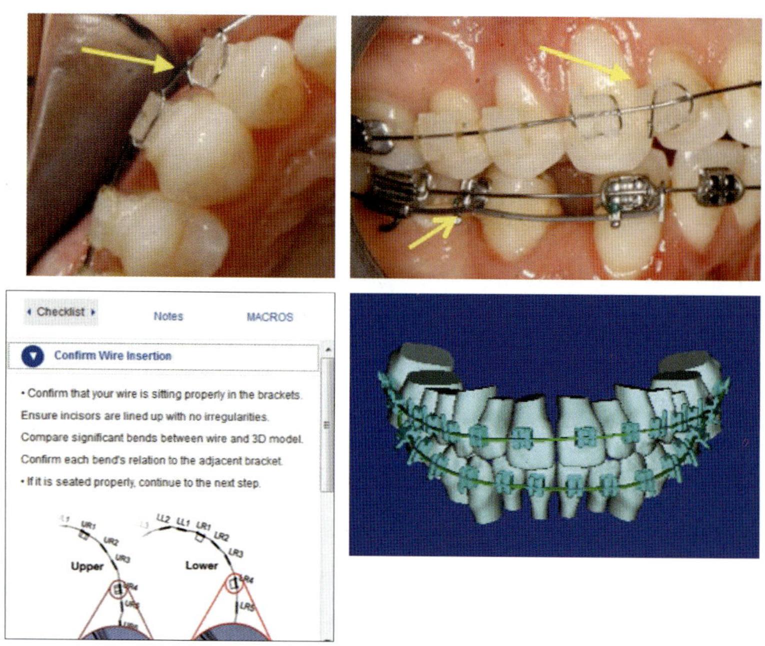

그림 14. 실수를 미연에 방지한다. 브라켓에 와이어를 확실하게 결찰하는 것을 망각한 행위는 태만의 오류(omission error)이고, 와이어를 확실하게 결찰하도록 지시하지 않은 것은 임무 오류(commission error)이다. 이런 오류를 미연에 방지하기 위해 체크리스트를 사용한다.

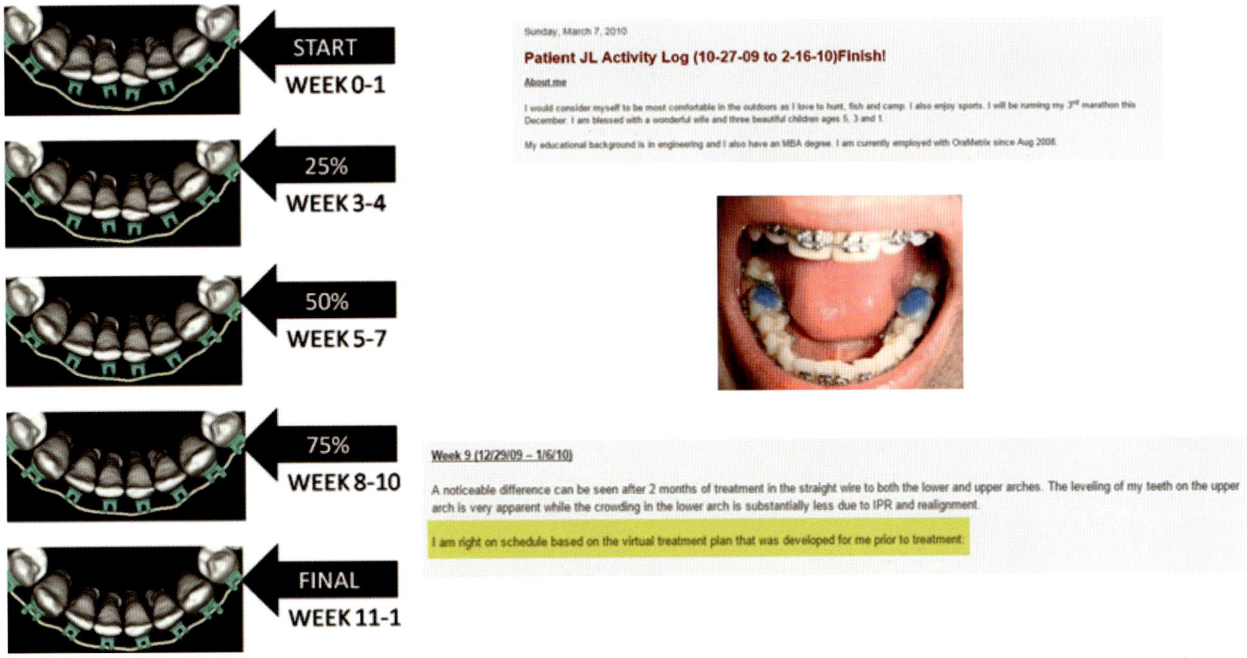

그림 15. Simtracking(simulation+tracking). 치료의 내비게이션 맵을 소개한다. 환자가 치료 중인 구강 내 사진을 찍어 모니터하면 내비게이션 맵과 정합성을 찾을 수 있다. 한편 치료하는 측도 이 지도에 접근하면 치료의 진행을 모니터할 수 있다. 벽을 허문 'flat bed(수평화)' 관계를 통해 치료에 관여하는 모든 이의 실수를 최소화할 수 있다.

또한 simtrack을 환자의 내원 관리에 사용할 수도 있다. PCNMs를 사용해 환자가 모니터하고 자신의 치료과정을 이 지도로 평가한다. 그리고 치료계획의 일정을 따라 자신의 내원 일을 결정한다.

이렇게 simtrack을 활용하면 불필요한 내원이 줄어 술자의 일정에도 여유가 생기고 진료실의 '분주함'도 개선할 수 있다. 바꿔 말하면 술자가 만드는 실수를 최소화할 수 있다.

환자도 PCNMs를 사용하면 치료에 대한 동기화가 촉진되어 부적절한 치아이동이 있었을 때 즉시 내원해 실수를 바로잡을 수 있다. 이러한 진료실이라면 실패를 줄일 수 있고 환자의 적극성을 끌어내 환자 참가형 치료가 가능해질 것이다. 환자의 협조야말로 치료를 성공으로 이끄는 열쇠다.

5. 치료의 Mismanagement, Misprescription, Misadministration

일반적으로 기존의 교정치료는 환자의 상황을 보고 나서 생각하는 치료이기 때문에 실수가 발생할 확률이 높았다. 여기에는 다양한 요인을 생각할 수 있다.

첫째, 진단, 치료계획, 치료법의 선택을 적절하게 연계하지 못하였다.

둘째, 장치에 표준값이 입력되어(브라켓) 환자의 다양성에 부응할 수 없었다[11]. 공장 제품 중에 부정확한 제품도 있다.

셋째, 술자는 역학의 원리를 무시하는 경향이 있어 '사용하기 편하고', '간단한' 장치를 선호한다.

따라서 치아가 잘 이동하지 않는다. 외관만 보고 다음을 판단해 버렸기 때문이다. 또한 술자의 기량이 브라켓 본딩[12]과 3D 와이어밴드를 좌우한다. 본딩하거나 밴딩할 때 해부학적 내용을 고려하지 않았다. 인간의 지각 인식이나 교정기구의 정확성[13]은 복잡하게 얽혀 있다.

위의 요인들이 작용해 치료에 부조화가 발생하고 결과적으로 계획에 차질이 생긴다. 원하지 않는 치아가 이동하기도 한다.

필자는 이런 실수를 방지하기 위해 4가지 방식으로 접근한다.

1) Diagnopeutics(진단+치료)와 Simpeutic(simulation+치료)으로 치료목표 개별화

진단에 대한 의견은 치료에 반영되어야 한다(diagnopeutic). 개별화한 3D setup에 조립하는 것을 'simpeutics'(그림 16)라고 부른다.

3D setup은 환자의 요구, 심미, 해부학적 제한(치근, 골 형태, 성장 가능성), 생리학적 제한과

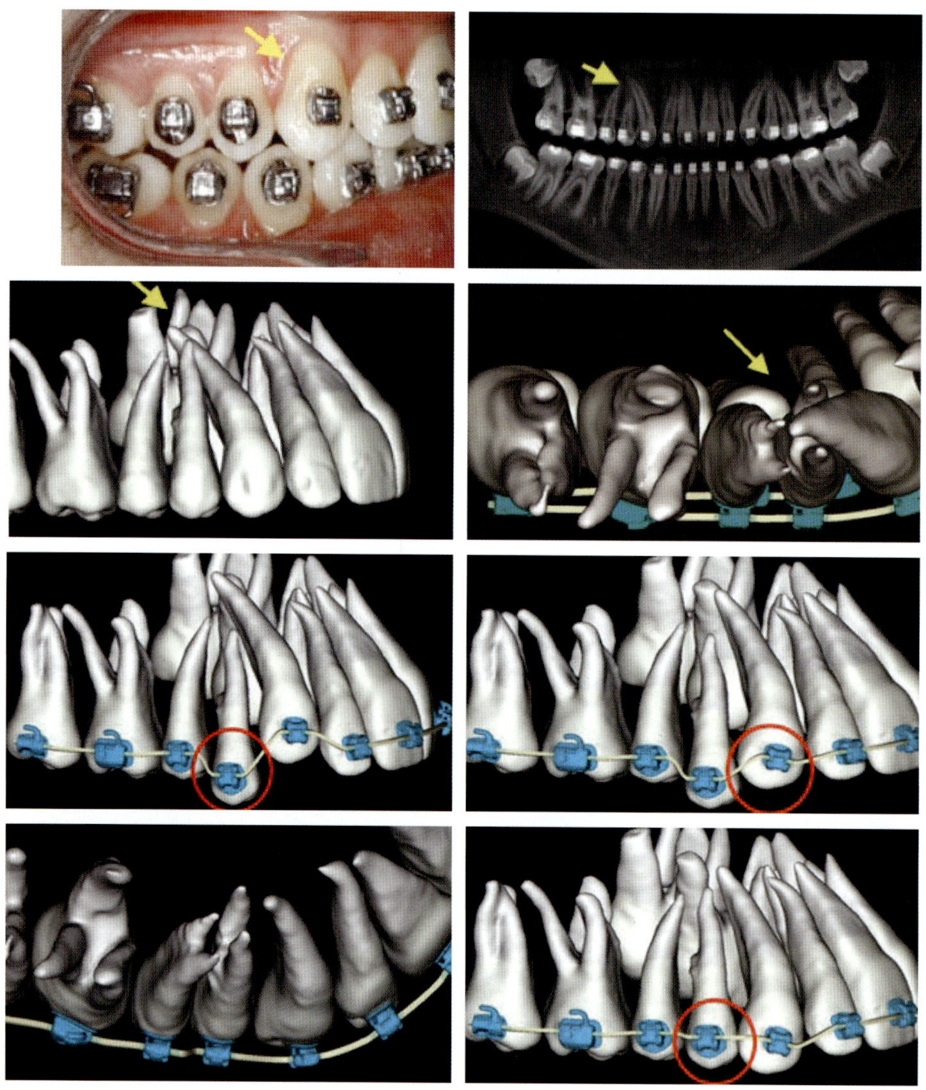

그림 16. Diagnoputic(진단+치료)의 원칙과 Simpeutic(simulation+치료)을 이용한 증례. 기존의 치료방법을 이용한다면 상악 우측 견치와 제1소구치의 치근이 충돌할 가능성이 있다. Diagnoputic에서는 치근이 부딪히지 않도록 상악 제1소구치를 정출시켜 견치의 치근 위치를 개선하는 전략을 세운다. Simpeutic에서는 개선에 사용하는 와이어를 치료계획대로 디자인한다. 처음에는 다른 치아를 이동시키지 않고 제1소구치만 정출한다. 다른 치아는 수동적인 상태로 두고 견치의 치근만 개선하는 와이어를 디자인한다. 마지막으로 다른 치아는 수동적인 상태이고 제1소구치만 원래 위치로 되돌리는 와이어를 디자인한다.

그것을 실현할 수 있는 장치를 고려해 디자인한다.

필자는 Suresmile® 소프트웨어의 자동 interactive tool을 사용해 디자인한다. 개별화한 indirect bonding tray(IDB)와 아치와이어다. Interactive tool은 치아의 의도치 않은 이동을 줄이고 치료계획을 토대로 개별화 장치를 디자인한다(그림 17, 18).

2) 로봇과 3D 프린터를 사용한 정밀도 높은 장치

최근 로봇공학을 활용해 밴딩한 3D 아치와이어, 정밀도 높은 3D 프린터로 작성한 indirect bonding jig나 트레이를 사용한다.

제조사에서 제공하는 아치와이어나 IDB 트레이는 정확성이 높고[3] 신뢰할 만하다. 앞에 언급하듯이 최신 기술은 인간 능력의 한계를 보완한다(그림 19).

그러나 아치와이어나 IDB 본딩을 항상 사용할 필요는 없다. 필요한 환자, 적절하다고 판단한 환자에게만 사용한다.

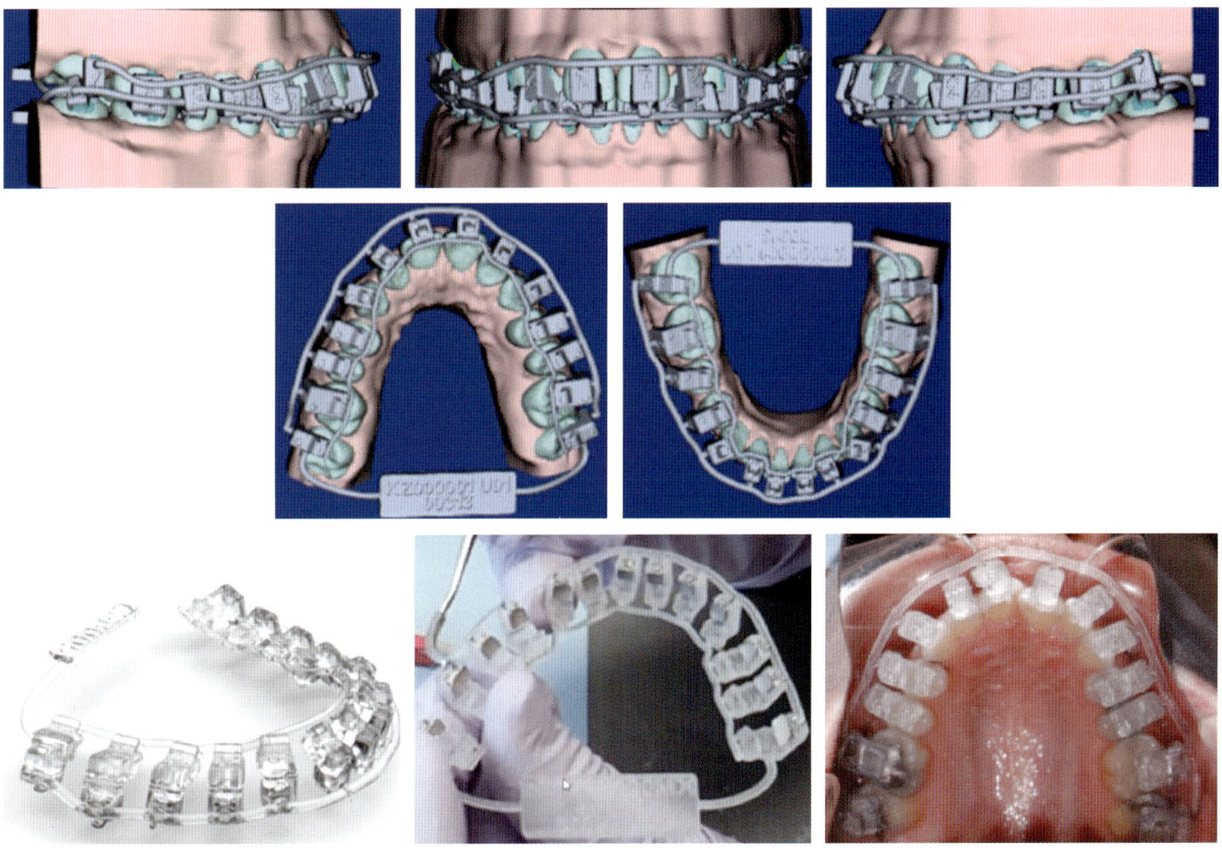

그림 17. IDB jig, tray 디자인에 사용하는 interactive tool. 전자 브라켓 라이브러리에서 술자의 취향대로 브라켓을 선택할 수 있다. 또한 stl 파일화한 지그나 트레이의 디자인을 3D 프린터로 출력할 수 있다.

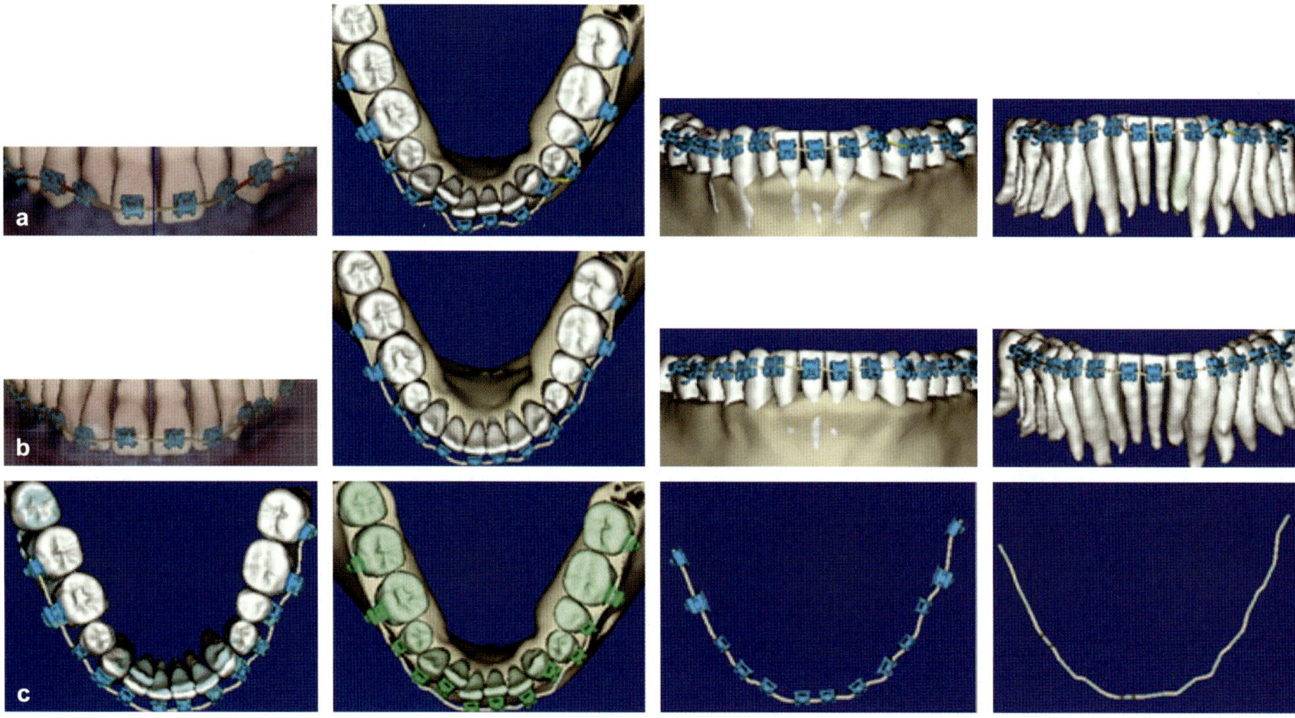

그림 18. 개별화한 치료목표에 맞추어 제작한 아치와이어. **a,** 가상 목표 셋업으로 디자인한 정밀도 높은 와이어. **b,** 가상 목표 셋업할 때는 심미성(미소선), 치근의 평행성, 치조골의 한계, 브라켓 처방, 와이어 두께와 재질을 고려한다. **c,** 사진과 치료목표 모형의 와이어 디자인을 평가한다.

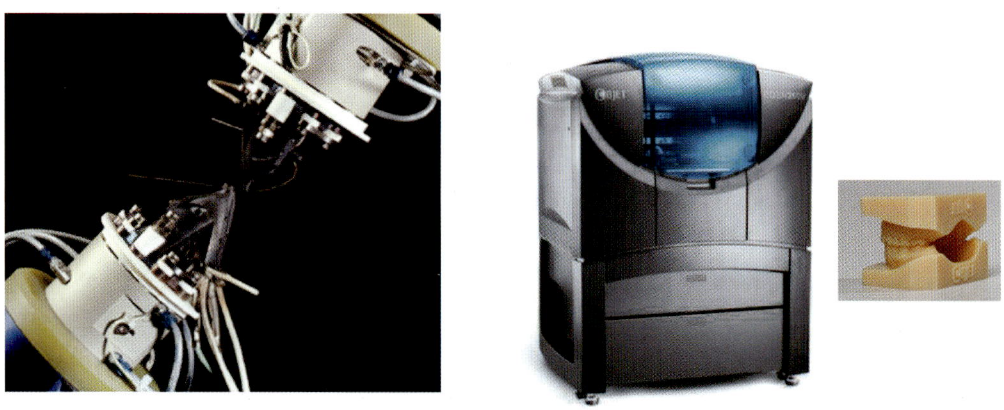

그림 19. 와이어를 제작하는 로봇을 응용한 교정치료. 가상 목표 셋업의 최종 브라켓 위치에 맞도록 로봇에 입력한다. 현재 텍사스의 리처드슨과 독일 베른에 로봇이 있다. Suresmile®은 현재 stl 파일을 제공해 전문업자나 자신의 진료실에서 IDB jig와 tray를 제작할 수 있다.

3) 자유물체도(free-body diagrams)를 사용한 예측 교정치료와 Simtheranostics(simulation+치료)

오류를 예측해 미리 수정하는 가장 좋은 방법은 자유물체도를 사용하는 것이다. 자유물체도는 치아의 작용·반작용을 예측할 수 있고 바람직하지 않은 치아이동을 피하는 전략도 세울 수 있다(그림 20).

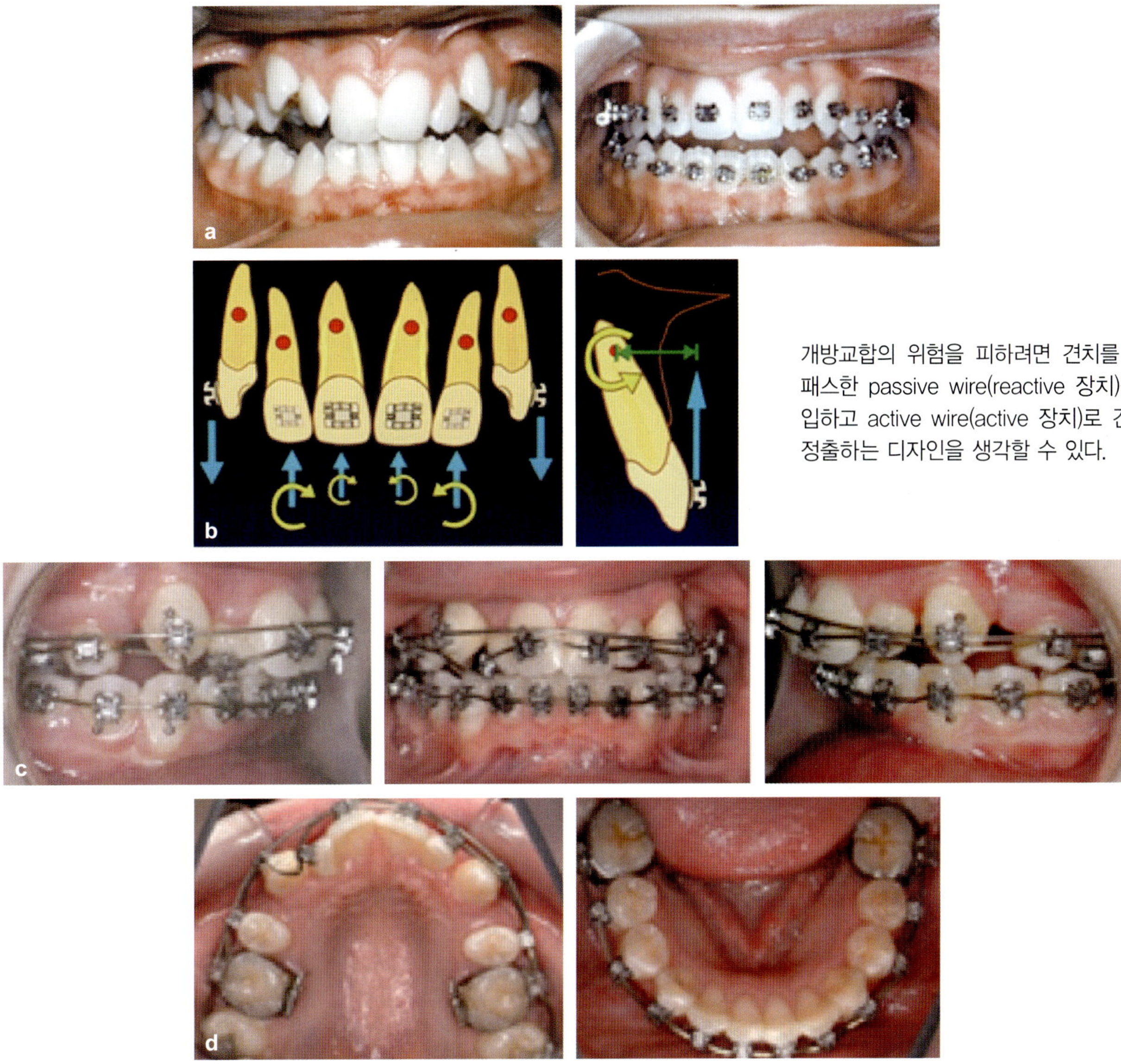

개방교합의 위험을 피하려면 견치를 바이패스한 passive wire(reactive 장치)를 삽입하고 active wire(active 장치)로 견치를 정출하는 디자인을 생각할 수 있다.

그림 20. 자유물체도(free–body diagram을 사용한 예측 정보). **a,** 견치의 순측전위가 있는 환자에게 continu–ous wire를 삽입하였다. 그 결과 개방교합이 발생하였다. **b,** 자유물체도(free–body diagram)를 사용해 예측할 수 있었다. **c,** Diagnopeutics로 디자인한다.

또한 교정용 아치와이어에 밴드를 추가하거나 삭제하면 치아에 어떤 영향을 미칠지 미리 시뮬레이션을 할 수 있다. Spee 만곡이 그 예이다. 브라켓 슬롯의 처방을 시각적으로 관찰하면 원하지 않는 방향으로 치아가 이동할 가능성을 예측할 수 있다. 이것을 simtheranostics라고 부른다(그림 21).

4) 모순이 없는 힘 시스템의 장치 디자인

장치의 디자인은, 이미 그 구조에 의한 힘 시스템이 밝혀져 있는 cantilever 등을 사용하는 경우가 많다. 이렇게 하면 힘 시스템을 미리 조절할 수 있고 신뢰도 높은 계획적인 치아이동이 가능하기 때문이다[14](그림 22).

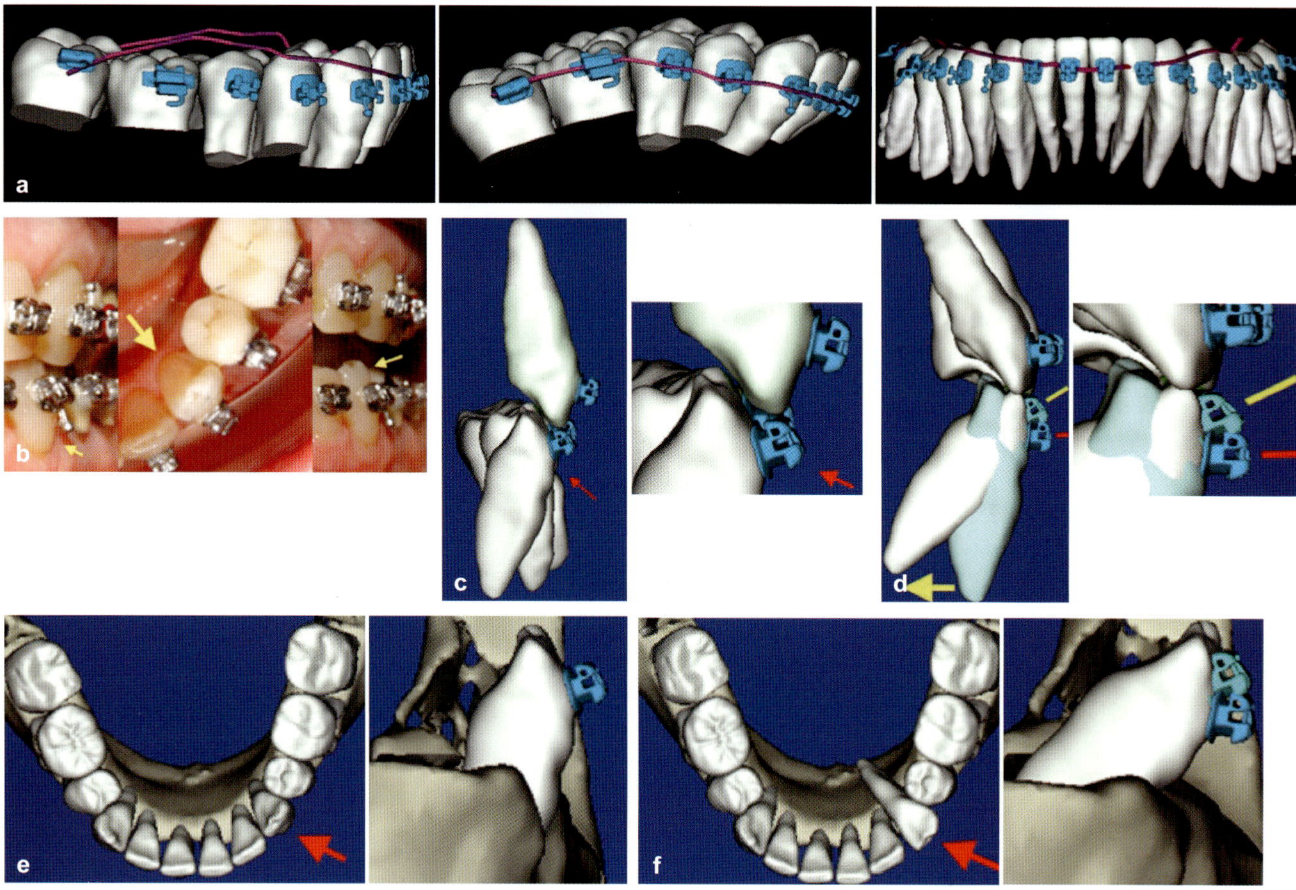

그림 21. Simtheranostics(simulation+치료). **a,** 시뮬레이션을 사용하면 하악 치열에 Spee 만곡을 부여했을 때 어떤 영향을 미칠지 예상할 수 있다. **b,** Simtheranostics는 브라켓 처방을 예측하는 데도 사용한다. 하악 좌측 견치의 토크는 임상적으로 양호하다. **c,** 그러나 견치의 슬롯 경사를 보면 토크가 아직 충분히 발휘되지 않았다. **d,** 견치가 토크를 충분히 발휘했다고 가정했을 때 시뮬레이션. 과잉 lingual torque에 주목한다. **e,** 견치의 치조골을 가미한 위치. **f,** 만약 이 증례에 풀사이즈의 와이어를 사용했다면 견치 설측에 골열개 및 천공이 발생할 가능성이 있다.

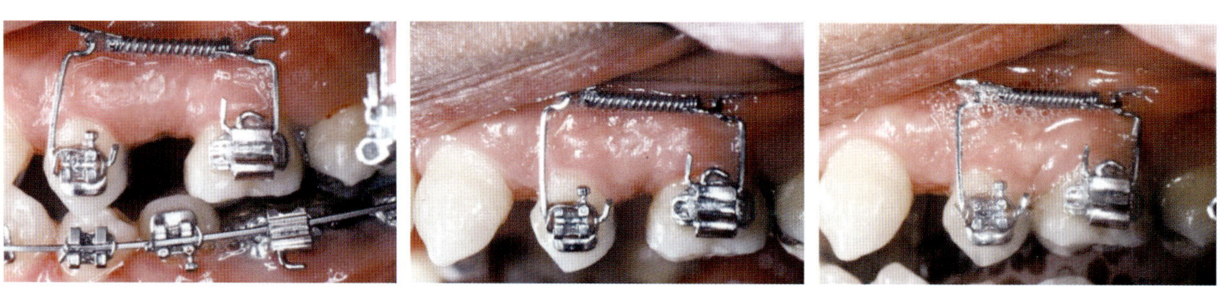

그림 22. 힘 시스템으로 결정된 단순한 역학. 이 힘 시스템에서는 견치와 대구치의 저항중심에 일치해 힘이 작용한다. 따라서 제1소구치가 후방견인에 동반해 경사가 발생하지 않았다.

6. 치근이 원인이 되어 발병한 오류의 교정

치근이 원인(RCA: Root Cause Analysis)이 되어 발병한 실수가 보고되었다[15]. RCA는 치근에 기인하는 문제를 검색하고 해결, 예방하는 데 효과적이다. 치근의 원인을 찾아 문제를 해결하면 증상을 개선할 수 있고 원하지 않는 이동의 재발도 피할 수 있다.

III. 환자 중심의 신뢰성(안전성) 높은 치료 디자인

실수 교정과 성공 진료에는 신뢰성(안전성) 높은 조직 구성과 환자 중심의 진료실이 필요하다.

거시적 안목에서는 수준 높은 치료를 실현할 수 있도록 차축을 중심으로 주변에 7개의 바퀴살을 적절하게 배치해야 한다(그림 23).

이 바퀴살을 7P라고 부른다. 즉 people(인간: 통합·조정이 가능한 적절한 기량과 실천력이 있는 치료 팀), plan(계획: 치료계획이나 그것을 달성하는 방법을 이해하는 환자와 치료 팀), products(제품: 적절한 기술과 재료의 선택), processes(과정)와 procedures(방법: 적절한 방법이나 장면에서 사건을 처리할 수 있음), place(장소: 숨김이 없는 투명성과 항상 보고할 수 있도록 디자인된 장소), performance(실효성: 효율을 측정할 수 있는 게이지, 즉 환자의 치료를 계속 개선하고 그것을 평가할 수 있는 시스템)이다.

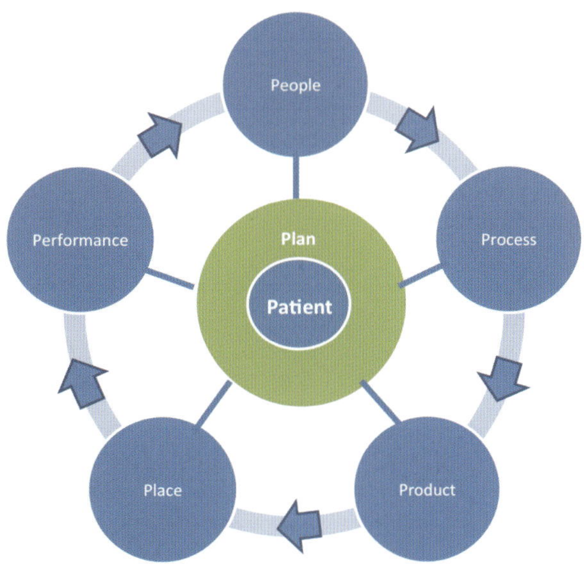

그림 23. 치료의 차축. 7개 항목이 적절하게 기능하면 안전성 높은 치료를 실현할 수 있다.

IV. 고찰 및 결론

"Omnia mutantur, nos et mutamur in illis."
"만물은 변화한다, 우리도 또한 그 속에서 변화한다."

필자가 개발한, 에러를 방지하고 최소화하는 7M의 임상적 접근을 소개하였다. 이 접근법에는 3D 영상(CBCT)과 수단을 포함하는 다양한 기술이 필요하다.

많은 기술은 Suresmile®의 환자 관리 시스템에 그 기반을 두고 있다.

안전성(신뢰성)이 있는 치료란 치아이동에 대한 정확한 이해를 기반으로 역학의 원칙을 지키고 환자에게 적절한 치료를 실천할 수 있도록 디자인하고 계획하는 것을 말한다.

치료 팀 전체가 환자의 치료를 이해하고, 사회·문화적으로도 오류가 발생하는 것에 눈을 감아서는 안 된다.

교정임상에서 신뢰성이 높은 치료는 반드시 필요하다. 이것을 실현하는 진료가 성립했을 때 치료기간의 단축과 시기적절한 치료의 기초를 구축할 수 있다.

술자는 실수를 보고하는 것에 두려움을 가져서는 안 된다. 이것이 환자를 안전하게 치료하는 토양이 된다. 더 나아가 실수를 반영하고 평생 공부한다면 치료는 보다 확실해질 것이다.

처음 시스템에서 일탈한 것을 표준화하는 과정을 Vaughn[16]은 다음과 같이 설명하였다.

"처음에는 받아들여지지 않던 일탈도 서서히 표준화되어 인정을 받는다. 방해받지 않고 일탈행동을 반복한다면 결국은 사회적 기준이 된다."

전문분야에는 습관적인 수법, 테크닉이 존재하지 않는다. 지금이야말로 우리의 치료법을 소개할 적기이다. 보고 나서 생각하는 치료법에서, 실수를 수용하고 보고하며 예방해 환자에게 안전한 치료를 제공할 수 있도록 새로운 기반을 마련해야 한다.

술자와 모든 팀원이 기존의 관리법에서 컴퓨터를 사용해 시뮬레이션을 하는 치료로, 기술과 관리를 연장시킬 필요가 있다.

이것은 지금까지 머릿속으로 생각해온 치료 모델을 현실 모델과 일치시키는 것이다. 가상 치료의 잘못된 디자인으로 현실 문제와 부조화가 발생하지 않도록 하는 것이 중요하다. 제조사에 위탁하는 가상 시뮬레이션을 잘못 설정하면 의도치 않은 치아이동으로 이어진다.

'버튼만 누르면 된다'는 식의 디지털 교정치료는 무의미하며 어리석은 행위다. 가상의 세계에서도 부적절한 관리는 다음 단계에 오류를 만들며 서로 복잡하게 얽힌다. 모든 기술과 과정에서 오류를 관리해야 한다.

임상의가 실수를 성공적으로 관리하려면 인간의 주의력, 판단력, 원인 추구력, 오감과 진심을 발휘해야 한다. 술자는 환자에 대한 책임을 포기해서는 안 된다. 환자의 이야기에 공감하고 현실세계에서 환자와 만나는 자세가 중요하다.

이 장에서 강조하는 것은 수준 높은 치료를 위해 필자가 개발해온 접근법이다.

환자 중심의 치료, 안전성을 중시하는 환경은 Biodigital Orthodontics의 공약이자 뼈를 깎는 긴 여정의 시작이다. 노자의 말처럼, "지금은 먼 여행을 시작하는 출발에 불과하다".

마지막으로 고대 로마의 정치가이자 철학자인 Cicero의 명언으로 끝을 맺는다.

"우리의 머리에 떠오르는 가장 의미 있는 의문은 무엇이 이익이며 누구에게 이익이 되는가이다."

이 장에서 대답을 찾았을 것이다. 그것은 술자가 아닌 환자다! 그리고 우리는 기술에 의존하지 않고 그리스의 Hippocrates 선서처럼 의사로서 책임을 다해야 한다.

참고문헌

1) Sachdeva RCL, Novus Ordo Seclorum : A manifesto for practicing Quality care part 1, EJCO 2 : 71-76, 2004.
2) Sachdeva RCL. Novus Ordo Seclorum : A manifesto for practicing Quality care part 2, EJCO 3 : 2-14, 2015.
3) Sachdeva RCL : Integrating digital and robotic technologies, diagnosis, treatment planning and therapeutics in Orthodontics, Current Principles and Techniques, 5th ed. L. Graber, R. Vanarsdall, K. Vig, Mosby, 2012.
4) Daniel G, Bouwens, Lucia Cevidanes, John B. Ludlow, Ceib Phillips : Comparison of mesiodistal root angulation with posttreatment panoramic radiographs and cone-beam computed tomography, Am J Orthod Dentofac Orthop Vol. 139, Issue 1, p126–132 January, 2011.
5) Thorsten Grünheid, Nishant Patel, Nanci L, De Felippe, Andrew Wey, Philippe R. Gaillard, Brent E. Larson : Accuracy, reproducibility, and time efficiency of dental measurements using different technologies, Am J Orthod Dentofac Orthop Vol.145 Issue 2 : 157-164 February, 2014.
6) Almog Dov, Marin Carlos Sanchez, Proskin Howard M, Cohen Mark J, Kyrkanides Stephanos, Malmstrom Hans : The effect of esthetic consultation methods on acceptance of diastema-closure treatment plan, JADA Vol 135 (7) : 875-879, Jul 2004.
7) Isabelle Aujoulat Patricia Jacquemin, Ernst Rietzsche, André Scheen Patrick, Tréfois Johan Wens, Elisabeth Darras, Michel P : Hermans Factors associated with clinical inertia, an integrative review, Advances in Medical Education and Practice 5 : 141-147, May 2014.
8) Pat Croskerry, Karen Cosby, Stephen M. Schenkel, Robert Wears, Editors : Patient Safety in Emergency Medicine, Williams & Wilkins, Philadelphia, PA, Lippincott 2008.
9) Croskerry P, Wears RL : Safety errors in emergency medicine, In, Markovchick VJ, Pons PT (eds.) : Emergency Medicine Secrets, 3rd Edn, Hanley and Belfus, Philadelphia, PA : 29-37 Safety violations in practice, 2002.
10) Atul Gawande : The Checklist Manifesto, How to Get Things Right, Profile Books, London, 2010.
11) Cash AC, Good SA, Curtis RV, McDonald F : An evaluation of slot size in orthodontic brackets are standards as expected? Angle Orthod 74(4) : 450-453, Aug 2004.
12) Balut N, Klapper L, Sandrik J, Bowman D : Variations in bracket placement in the preadjusted orthodontic appliance, Am J Orthod Dentofac Orthop 102(1) : 62-67, Jul 1992.
13) Jelmer W. Eerkens, Practice Makes : Within 5% of Perfect : Visual Perception, Motor Skills, and Memory in Artifact Variation, Current Anthropology Vol 41 No. 4 : 663-668, Aug/Oct 2000.
14) Sachdeva R, Bantleon H : Cantilever based orthodontics-biomechanical and clinical considerations, In, Sachdeva RCL, ed : Orthodontics for the Next Millennium, Glendora, CA Ormco Publishing, 1997.
15) Root Cause Analysis : Patient Safety, World Health Organization Doc:1.10.A http://www.who.int/patientsafety/education/curriculum/course5a_handout.pdf
16) Diane Vaughan : The Challenger Launch Decision, Risky Technology, Culture, and Deviance at NASA, The University of Chicago Press, London, 1996.

제 7 장

급속교정치료의 논증

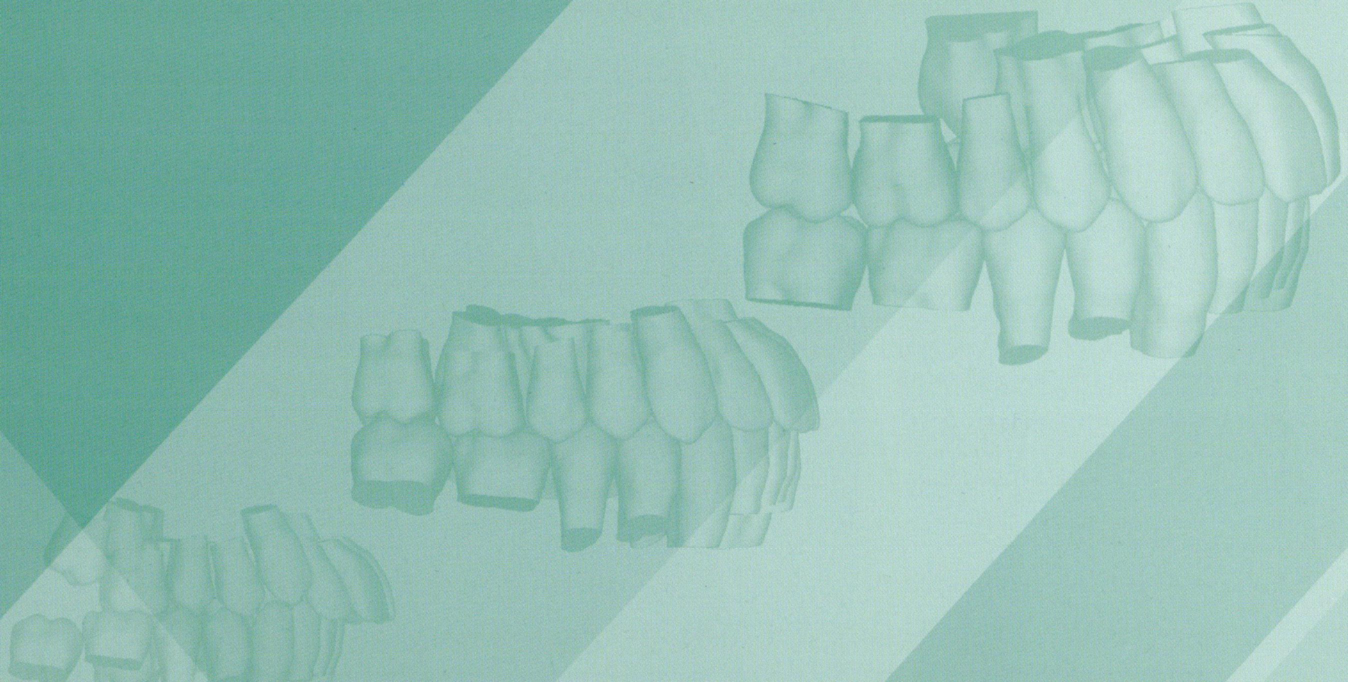

급속교정치료: 근거는 있는가

Rohit C. L. Sachdeva*/Takao Kubota(久保田隆朗)**
*Biodigital IOI co-founder(TX, USA) **뉴어즈교정치과(후쿠오카현 야메시)

오늘날 치아이동 속도를 높인다고 선전하는 교정 관련 제품과 기술이 쏟아져 나오고 있다. 그러나 환자와 술자의 바람대로 치료기간을 단축하는 급속교정장치와 기술에 관해서는 명확한 가이드라인이 없다.

마지막 장이기도 한 이번 장에서 말하고 싶은 내용은 크게 2가지다.

하나는 지금까지 보고된 과학적 근거가 있는 임상연구이고, 다른 하나는 교정적 치아이동을 효율적으로 가속한다고 하는 연구와 임상의 개요이다.

I. 최신 임상 근거

근거중심의학(evidence-based medicine: EBM)이란 치료효과, 부작용, 예후의 임상결과를 중심으로 전문지나 학회에서 공표된 결과와 논문을 폭넓게 검색해 객관적으로 사용하는 의료행위를 말한다.

바꿔 말하면 '임상의 전문지식과 치료 의의를 통합한 최고의 근거'라고 말할 수 있다[1]. 즉 EBM이란 환자에게 적절한 치료를 진행하기 위해 최고의 연구적 근거를 이용하는 접근이라 표현할 수도 있다.

이 접근은 의학계에서 발달했는데 치의학과 교정치료를 포함하는 모든 의료에 이 원칙을 적용할 수 있다.

미국치과의사협회(American dental association; ADA)에서는 EBD(evidence-based dentistry)를 다음과 같이 정의한다.

"EBD는 치과나 의학적 임상 결과에 기초하며 치과의의 임상적 지식과 치료의 필요성에 대해 과학적 근거를 가지고 접근하는 것이다[2]."

근거가 있는 임상적 접근은 정보를 토대로 치료를 개선할 수 있고, 아는 것과 실천 가능한 것의 격차를 좁힐 수 있다. 즉 가장 수준 높은 근거중심의 연구를 통해 임상의는 최선의 치료를 제공할 수 있게 된다.

표 1. 근거의 계층 분류

Study Design	Level of Evidence
Meta-analyses (MAs)	Strong evidence
Systematic reviews (SRs)	↑
Randomized controlled clinical trials (RCTs)	
Non-randomized controlled clinical trials (Non-RCTs)	
Cohort studies	
Case-control studies	
Crossover studies	
Cross-sectional studies	
Case studies	
Consensus opinion of experts	
Anecdotal reports or testimonies	Low evidence

이 장에서는 이 점의 개요를 간단히 소개하려고 한다. Papadopoulos는 치과나 교정학에 관련해 근거중심의 광범위한 연구를 소개하므로 참고하기를 바란다[3].

교정치료에서 제공하는 연구 디자인의 결과에는 실수와 선입견을 포함하기도 한다. 따라서 연구결과에 대한 타당성도 다양하다[3].

다양한 연구 디자인에 대한 질적 평가를 위해서는 계층 분류가 필요하다. 계층 분류에서는 연구 디자인과 바이어스의 관련을 고려해 등급을 매긴다[4]. 또한 이 등급화는 치료결과에 대한 근거와 신뢰성을 판단하는 수단으로 사용할 수 있다.

최선의 근거는 랜덤화비교시험(randomized controlled clinical trials: RCTs), 비랜덤화비교시험(Non-RCTs), 코호트 연구, 증례 조절연구, 크로스오버연구, 횡단적 연구, 증례보고, 과학적 근거가 다소 빈약한 연구나 임상에서 전문가의 공통인식 등을 통해 얻을 수 있다[2].

다양한 연구에서 질과 근거의 무게에 대한 계층 분류를 표 1에 소개한다.

II. Systematic Reviews(SRs)와 Meta-analyses(MAs)

Systematic reviews(SRs)와 Meta-analyses(MAs)는 수준 높은 연구(RCT 등)의 다양한 연구결과를 통합하고 근거가 가장 높은 조사를 진행한다.

Systematic reviews는 임상적 문제에 대한 대답을 얻을 수 있도록 디자인되었다. 또한 오리지널 연구를 사전에 선별하고, 그 가치를 평가하는 종합적이며 상세한 지표를 설정해야 한다[5]. Systematic reviews는 meta-analyses를 포함하기도 하고 포함하지 않기도 한다[6].

한편 meta-analyses는 데이터를 정리해 분석하므로 systematic reviews의 일부이다[6]. 즉 다양한 독립된 연구결과를 결합하여 '통합'한다[7]. 이것은 데이터와 유사한 리스트를 작성하고 가능하다면 이것들을 함께 통합한다[8].

Meta-analyses는 systematic reviews에 대해 각각의 연구를 결합한 것으로, 샘플 사이즈를 크게 할 수 있는 장점이 있다. 이것으로 분석 자체의 신뢰성이 향상되고 치료결과를 상세하게 평가할 수 있다. Meta-analyses를 적절하게 사용하면 다양한 항목을 평가할 수 있고, 치료결과를 보다 세밀하게 예측하여 각기 다른 연구도 설명할 수 있다[9].

이렇게 meta-analyses는 수준 높은 근거가 있는 치료를 가능하게 한다[11]. 그러나 meta-analyses를 부적절하게 사용하면 틀린 결과를 도출하고, 임상의를 잘못된 방향으로 이끌 수 있으므로 주의가 필요하다.

Meta-analyses에서 오류가 발생하기 쉬운 부분은 아래와 같다.

연구대상을 때로는 지나치게 단순하게 만들거나[12], 연구 분류의 오류, 효과의 오류, 소수의 수준 높은 연구에만 사용하거나, 예비 연구가 적은 샘플이나 질이 떨어지는 연구에만 사용하거나, 데이터가 균일하지 않을 때 등이다[13].

따라서 meta-analyses를 할 때는 모든 과정에 걸쳐 세세하게 약속을 정하고 주의해야 한다.

Meta-analyses는 다음의 내용을 포함한다.

① 효과의 정의

② 데이터를 내포한 문헌 검색

③ 발간물의 바이어스 인식과 측정

④ 문헌선별의 기준 분석

⑤ 데이터 추출법

⑥ 초기 데이터 양과 불균일성의 분석이다[10].

III. 급속교정치료의 문헌고찰과 메타분석에 의한 평가

급속교정치료에 사용하는 다양한 술식과 장치에 대한 근거중심의 메타분석과 문헌고찰의 연구결과를 소개한다.

리뷰를 2개의 카테고리로 분류하였다. 먼저 초기 배열에 사용하는 아치와이어나 self-ligating brackets 등 역학장치를 사용하는 급속교정이다. 다음은 바이브레이션, 레이저 광선, corticotomy 등 외과적 접근을 이용한 보조장치나 테크닉이다.

1. 역학장치

1) 다양한 이니셜 아치와이어를 사용하는 급속교정치료

Jian[14]은 고정식 장치에 사용하는 이니셜 와이어의 효과에 대해 배열 속도, 치근흡수나 통증 정도를 평가하였다. 먼저 세 그룹으로 분류해 비교하였다.

① Multistrand stainless steel wire와 초탄성 니켈티탄(NiTi) 와이어의 비교이다. 메타분석에서는 평가할 수 없었다. 배열의 속도와 통증에 대해 차이를 기술할 수 있는 연구적 근거가 부족했기 때문이다.

② 기존의 NiTi 와이어와 초탄성 NiTi 와이어의 비교에서처럼 배열 속도와 통증에 대해 기술할

수 있는 연구적 근거가 부족하였다.

③ 초탄성 NiTi 와이어(singlestrand)와 기타 NiTi(Coaxial, CuNiTi, thermoelastic) wire의 비교에서는, Coaxial 초탄성 와이어는 12주 이상 치아이동 속도를 촉진했지만 근거가 빈약하고 신뢰성도 낮았다. 또한 치근흡수나 통증에 대해서는 어떤 정보도 얻을 수 없었다. Thermoelastic wire와 CuNiTi wire도 치아이동의 차이를 증명하는 연구적 근거가 부족했다고 보고하였다.

2) Self-ligating Brackets(SLB)을 사용하는 급속교정치료

Fleming과 Johal[15]은 6개의 RCTs(랜덤화 비교실험)과 11개의 CCTs(control clinical test)를 사용하여 배열의 효율화, 통증 정도, 브라켓의 이탈, 공극폐쇄, 치주조직의 상태 및 치근흡수에 대해 다양한 브라켓을 대상으로 평가하였다. 그 결과, 다음과 같은 결론을 내렸다.

① Self-ligating brackets과 기존 브라켓의 차이를 논하는 근거가 충분하지 않았다.

② SLB 환자의 통증에 대해 유의성을 평가할 만한 것이 없었다.

③ SLB가 교정치료를 효율적으로 진행할 수 있는지에 대한 충분한 근거가 없었다.

Shin-Hsuen Chen[16]은 치료의 효과, 안전성에 대해 SLB와 기존 브라켓의 문헌고찰을 진행하였다. 그 결과 16건의 문헌을 찾을 수 있었다. 2건은 바이어스가 낮은 랜덤화 비교실험이었고, 10건은 중등도의 바이어스 코호트 연구, 4건은 바이어스가 높은 횡단적 연구였다.

그러나 유의차가 확인된 것은 하악 전치의 경사였다고 보고하였다(SLB가 1.5배 적다). 치료기간이나 술후 교합상태에는 차이가 없었다. 또한 SLB와 기존 브라켓의 장기안정성에 관해서는 비교연구가 없었다.

결론적으로 SLB는 일반 브라켓보다 치료기간에서 유의성이 높다는 의견들이 있지만 근거가 부족하다. 기존의 브라켓에 비해 SLB는 진료시간을 단축하고 전치의 경사가 다소 완만해진다. 이것이 유일하게 지지할 수 있는 근거이다. 현재 SLB의 급속교정치료 효과를 지지하는 근거는 없다.

2. 보조장치 및 방법

1) 급속교정치료의 비침습적 테크닉

El-Angbawi[17]는 치아이동 속도를 높여 치료기간을 단축한다고 한다. 비침습성의 저출력 레이저, 진동, 전자기, 전기나 약물을 사용한 접근도 평가하였다.

매일 20분간 111Hz, 0.06N의 진동을 주면 하악 전치의 irregularity index(LII)가 대조군에 비해 10주 평균(MD) 0.6mm(95% 신뢰구간=CI: confidence interval-0.94~2.34) 감소했다고 보고하였다.

통증이나 불쾌감에 대해서는 장치 장착 후 6~8시간에서 7일까지 약간 증가했지만 대조군과 차이가 적었다. 유의차 검정을 하지 않았지만 임상적으로 차이가 없는 범위이다.

OrthoAccel사의 장치를 사용해 매일 20분간 30Hz, 0.25N의 진동을 제공한 증례는 대조군에 비해 견치의 원심이동이 빨라졌다(MD 0.37mm/month; 95% CI 0.07~0.81; P=0.05)고 기술하였다.

진동을 응용하면 치아이동이 50% 빨라져도 이 차이는 임상에서 그다지 중요하지 않다고 하였다. 이것들은 근거가 낮은 연구이고 비외과적 침습에 따른 급속교정을 증명할 수 없다는 결론을 내렸다.

2) 외과적 수법을 이용한 급속교정치료

Fleming[18]은 corticotomy가 발치 공간의 폐쇄를 촉진하고 견치의 맹출이상을 수정하거나 외과적 처치를 반복하면 치아이동을 촉진시킬 수 있는지 검증하였다.

치아이동은 기존의 교정치료에 비해 1개월 후(MD 0.61mm; 95% CI 0.49~0.72 P value<0.001), 3개월 후(MD 2.03mm; 95% CI 1.52~2.54 P value<0.001)와 같이 빨라진다고 기술하였다. 그러나 근거의 질이 낮고 그에 대한 위해작용도 출현한다고 결론지었다.

IV. Surgery First Approach에 의한 급속교정치료의 연구

마지막으로 최근 주목을 받는 술전 교정을 생략하고 외과수술을 진행하는 SFA(surgery first approach)의 문헌적 고찰을 소개한다.

SFA를 사용한 코호트 연구, 많은 증례보고를 사용한 Huang[19]의 체계적 문헌고찰에서는 대부분의 증례가 12개월 만에 치료되었다고 보고하였다. Uribe[20]도 평균 10.5개월(2곳의 시설에서 진행한 SFA의 후향적 조사)이었다고 보고하였다.

이 보고에서는 SFA를 사용했을 때 치료기간이 기존의 치료(18~36개월)[21-24]보다 확실히 단축되었다고 시사하였다. 또한 SFA는 내원 횟수가 기존의 방법보다 다소 많았다. 왜냐하면 SFA의 내원간격이 2~3주이고 보통은 4~6주이기 때문이다. Alfaro[25]의 코호트 연구결과는 최고 22회 내원이었다고 한다. 다른 보고에서도 기존의 내원 횟수보다 다소 많았다고 보고하였다.

Uribe는 SFA에서 측방 디멘션의 조절이 치료기간과 내원 횟수에 영향을 미치는 인자라고 보고하였다. 즉 상악이 협소한 증례는 치료기간이 더 길어지며, Ⅱ급 치료는 SFA로 가속된다고 하였다.

그러나 현재까지 기존의 수술교정과 SFA를 사용한 치료의 효과에 대해서는 랜덤화 비교실험을 시행하지 않았다. 따라서 위의 연구결과는 보다 신중하게 다루어져야 한다.

V. 결론

지금까지 급속교정치료의 문헌에 대해 메타분석이나 체계적 문헌고찰을 진행한 결과, NiTi wire와 self-ligation brackets의 사용은 높은 근거를 얻지 못하였다.

또한 진동, 광선이나 corticotomy를 사용한 외과적 보조수단도 근거가 거의 없다. Surgery

first approach(SFA)도 근거에 기초하는 구체적인 데이터가 없다. 앞으로 다시설 이중맹검 연구에서 무작위추출에 의한 검색이 교정적 치아이동에 관한 새로운 과학기술과 테크닉을 평가하는데 필요할 것이다.

교정학의 수준을 한층 끌어올리기 위해서는 과학적 원칙이나 근거에 준하는 임상이 필요하다고 한다. 그런 임상이야말로 제조사나 오피니언 리더의 의견을 맹목적으로 쫓지 않고 전문적인 치료가 가능한 방법이다. 우리는 의사이고 환자에게 신뢰를 얻어야 한다. 그러기 위해서는 과학적으로 문제가 있는지 정밀 조사하고, 환자에게 부응할 수 있는 지식과 기술을 습득하기 위해 노력해야 하며, 그것이 치료에 임하는 우리의 의무일 것이다.

참고문헌

1) Sackett DL, Richardson WS, Rosenberg W, Haynes RB : Evidencebased medicine, How to practice and teach EBM, 2nd ed New York, Churchill Livingstone 2000.
2) ADA policy statement on evidence-based dentistry. Available at : "www.ada.org/prof/resources/positions/statements/evidencebased. asp"
3) Papadopoulos MA : Meta-analyses and orthodontic evidence-based clinical practice in the 21 century, Open Dent J 4 : 92-123, 2010.
4) Evans D : Hierarchy of evidence, a framework for ranking evidence evaluating healthcare interventions, J Clin Nurs 12 : 77-84, 2003.
5) NHS Centre for Reviews and Dissemination, Undertaking systematic reviews of research on effectiveness, CRD Guidelines for those carrying out or commissioning reviews, York, University of York, 1996.
6) Engberg S : Systematic reviews and meta-analysis, Studies of studies, J Wound Ostomy Continence Nurs 35 : 258-265, 2008.
7) Egger M, Davey Smith G : Meta-analysis, potentials and promise, Br Med J 315 : 1371-1374, 1997.
8) Huque MF : Experiences with meta-analysis in NDA submissions, Proc Biopharm Sec Am Stat Associat 1 2 : 28-33, 1988.
9) Dickersin K, Berlin JA : Meta-analysis, state-of-the-science, Epidemiol Rev 14 : 159-176, 1992.
10) Papadopoulos MA : Meta-analysis in evidence-based orthodontics, Orthod Craniofac Res 6 : 112-126, 2003.
11) Glass G : Primary, secondary and meta-analysis of research, Educ Res 5 : 3-8, 1976.
12) Jones DR : Meta-analysis of observational epidemiological studies, a review, J R Soc Med 85 : 165-168, 1992.
13) Green B, Hall J : Quantitative methods for literature review, Ann Rev Psychol 35 : 37-53, 1984.
14) Jian F, Lai W, Furness S, McIntyre GT, Millett DT, Hickman J, Wang Y : Initial arch wires for tooth alignment during orthodontic treatment with fixed appliances, Cochrane Database of Systematic Reviews 2013, Issue 4 Art No : CD007859, DOI, 10, 1002/14651858, CD007859, pub 3
15) Fleming PS, Johal A : Self-ligating brackets in orthodontics, A systematic review, Angle Orthod 80 (3) : 575-584, doi, 10.2319/081009-454.1, May, 2010.
16) Chen SSl, Greenlee GM, Kim JE, Smith CL, Huang GJ : Systematic review of self-ligating brackets, Am J Orthod Dentofac Orthop. 2010 Jun;137 (6) : 726.e1-726.e18, discussion 726-727, doi, 10, 1016/j.ajodo, 2009. 11.009.
17) El-Angbawi A, McIntyre GT, Fleming PS, Bearn DR : Non-surgical adjunctive interventions for accelerating tooth movement in patients undergoing fixed orthodontic treatment. Cochrane Database of Systematic Reviews 2015, Issue 11. Art. No. : CD010887. DOI, 10, 1002/14651858, CD010887, pub2
18) Fleming PS, Fedorowicz Z, Johal A, El-Angbawi A, Pandis N : Surgical adjunctive procedures for accelerating orthodontic treatment. Cochrane Database of Systematic Reviews 2015, Issue 6. Art. No. : CD 010 572, DOI, 10, 1002/14651858, CD010572, pub2
19) Huang CS, Hsu SS, Chen YR : Systematic review of the surgery-first approach in orthognathic surgery, Biomed J, 37 (4) : 184-190, 2014.
20) Flavio Uribe, Sara Adabi, Nandakumar Janakiraman, Veerasathpurush Allareddy, Derek Steinbacher, David Shafer, Carlos Villegas : Treatment duration and factors associated with the surgery-first approach, a two-center study, Prog Orthod 16 : 29. DOI 10.1186/s 405 10-015-0101-1, 2015.

21) Proffit WR, Miguel JA : The duration and sequencing of surgical-orthodontic treatment, Int J Adult Orthodon Orthognath Surg 10 (1) : 35-42, 1995.

22) Slavnic S, Marcusson A : Duration of orthodontic treatment in conjunction with orthognathic surgery, Swed Dent J 34 (3) : 159-166, 2010.

23) Diaz PM, Garcia RG, Gias LN, Aguirre-Jaime A, Perez JS, de la Plata MM, et al : Time used for orthodontic surgical treatment of dentofacial deformities in white patients, J Oral Maxillofac Surg 68 (1) : 88-92, 2010.

24) O'Brien K, Wright J, Conboy F, Appelbe P, Bearn D, Caldwell S, et al : Prospective, multi-center study of the effectiveness of orthodontic/orthognathic surgery care in the United Kingdom, Am J Orthod Dentofac Orthop 135 (6) : 709-714, 2009.

25) Hernandez-Alfaro F, Guijarro-Martinez R, Peiro-Guijarro MA : Surgery first in orthognathic surgery, what have we learned? A comprehensive workflow based on 45 consecutive cases, J Oral Maxillofac Surg 72 (2) : 376-390, 2014.

급속교정치료

Q&A

Q1 장관골과 치조골의 골개조 현상은 같다고 생각해도 좋을까?

Q2 치조골에도 해면골과 피질골이 있는데, 골개조 현상은 같다고 생각해도 좋을까?

Q3 치아이동에 대한 치근막의 역할은 무엇인가?

Q4 힘에 대한 물리적 감각수용기가 존재하는가?

Q5 하중이 작용하지 않는 치아에서 골의 턴오버는?

Q6 골의 턴오버를 지연시키는 것은?

Q7 치조골의 골개조 현상이 발생하는 기간은?

Q8 어느 정도의 힘(최적의 교정력)에서 골개조 현상이 발생하는가?

Q9 간헐적 힘과 지속적 힘 중 골개조 현상이 더 활발한 것은?

Q10 힘에 반응하는 세포는? 골아세포, 치근막세포, 골세포, 파골세포, 섬유아세포?

Q11 세포의 활성화가 일어났을 때 마커는?

Q12 힘, 전기적(전자장) 자극, 레이저, (초)음파를 포함하는 진동은 모든 세포에 동일하게 작용하는가?

Q13 급속교정치료를 진행한 후에 안전성은(보정도 포함)?

Q14 급속교정치료가 목표하는 치료기간은?

Q15 급속교정치료를 진행할 때 가장 신경 쓸 점은?

Q16 급속교정치료를 진행했을 때 치근흡수가 증가하는가?

Q17 치아이동이 치수에 미치는 영향은?

Q18 Corticotomy를 진행한 후 치은퇴축은 없는가?

Q & A 감수: Takao Kubota(久保田隆朗), Yuko Takagaki(高垣裕子), Rohit C.L. Sachdeva

Q&A 급속교정치료

Q1 장관골과 치조골의 골개조 현상은 같다고 생각해도 좋을까?

A 아니다. 두개골은 부동에 의한 골다공증이 발병하지 않고 조성도 사지체 간의 골과 달라 유전병의 이상도 특이적이다. 성숙한 생쥐의 골에서 박리한 세포에서도 두개골과 하지골은 발생에 관련된 호메오박스 유전자군이나 전사인자 등이 다르다. 신경제세포에서 발생하여 외배엽성 간엽에서 유래하는 세포의 마커 유전자는 발생과정 중에 치배에서 출현하고 성숙 후 치근막세포에서도 검출된다. 당연히 예측대로 골결손을 수복하거나 박리한 골아세포에서 역학자극에 준하는 골개조 현상도 장관골은 두개골처럼 외배엽성 간엽에서 발생하는 치조골과 다르다.

현재 상악골과 하악골에서 분리한 세포 정보는 적지만, 인간의 상·하악 간질세포는 동일한 사람의 다른 부위의 골수세포에 비해 증식이 좋고 노화도 늦으며 골아세포의 마커를 강하게 발현한다는 보고가 있다. 이것들은 세포의 기능이나 분화단계가 다름을 시사하는 것일지도 모른다.

골아세포의 골형성능력에 차이가 있는지에 대해서는, 생쥐의 경골과 하악골의 골아세포(bone marrow strond cells; BMSCs)에서 비교한 Aghaloo의 연구에 따르면, 하악골의 세포는 골아세포에 의해 분화되고 골형성능력도 경골 유래의 세포보다 높았다고 보고하였다(Aghaloo 등, J Det Res 89(11): 1293-1298, 2010.).

Q2 치조골에도 해면골과 피질골이 있는데, 골개조 현상은 같다고 생각해도 좋을까?

A 골아세포·파골세포·골세포 등 관련이 있는 세포가 기본적으로 같더라도 해면골과 피질골에서는 개조에 관여하는 유닛(해면골에서는 골소주 단위로 비교적 넓은 골표면에서 파골세포가 개조를 개시하지만 피질골에서는 골 단위 오스테온 끝에서만 골흡수가 진행됨)이 다르고 계측하는 파라미터도 다르다.

Mori는 개의 요골피질에서는 생리적으로 과중한 부하가 미세손상(micro crack)을 유도하고 골 단위가 형성된다고 보고하였다. 미세손상의 과정을 targeted(표적화) remodeling이라 부르고, 내분비에 이상이 생겨 골에서 Ca이 방출될 때에 발생하는 과정이 부위특이성을 보이지 않는 것과 대비된다. 치조골에서도 비슷한 차이를 추측할 수 있는데, 치조골의 대사는 부하에 크게 의존하므로 피질골대사에 미치는 교합의 영향은 크다고 생각한다.

Q3 치아이동에 대한 치근막의 역할은 무엇인가?

A 치근막은 치근을 에워싸는 두께 약 200μ의 섬유성 결합조직이고, 치조골과 시멘트질 사이에 존재한다. 치아를 악골 내에 고정시키며 자신은 석회화하지 않고 교합력이나 외력으로 대표되는 기계적 응력(mechanical stress)이 악골에 직접 작용하지 않도록 완충하는 역

할을 한다. 그리고 콜라겐섬유로 대표되는 섬유성분과 세포성분 외에 혈관과 신경이 존재하고, 각종 외적자극을 감수하는(통각, 압각) 감각장치의 역할, 치주조직의 항상성을 유지하는 역할도 한다. 치근막의 섬유성분을 일반적으로 치근막섬유라 부르고, 시멘트질과 치조골을 연결한다. 성분은 Ⅰ형 콜라겐이 약 90%, Ⅲ형 콜라겐이 약 10%를 차지하고, 소량이기는 하지만 Ⅴ형 콜라겐도 존재한다. 또한 양끝은 샤피섬유가 다발을 이루고 시멘트질, 치조골에 묻혀 치아에 가해지는 다양한 방향의 기계적 응력(mechanical stress)에 대응하도록 기능 배열되어 있다. 그리고 치근막의 세포성분에는 섬유아세포, 골아세포, 시멘트아세포, 파골세포, 미분화간엽세포, Malassez 상피잔사 유래 상피세포가 있고, 치근막 전체로서 다양한 간엽계세포와 상피계세포가 혼합된 헤테로(hetero)의 세포집단을 이룬다.
그중에서 가장 풍부한 세포가 섬유아세포이고 콜라겐을 합성·분화(RANKL을 매개로 파골세포 분화를 유도하고 그 자제가 MMP나 리소솜효소의 카텝신을 생산함)하고 치근막섬유의 리모델링에 중요한 역할을 한다. 이 섬유아세포는 다른 피부나 치은의 섬유아세포보다 콜라겐의 합성·분해능이 탁월하고 높은 ALP 활성도 보인다. 이것은 치근막이 기계적 응력에 끊임없이 노출해 있고, 골아세포 및 시멘트아세포로의 분화 가능성에 기인한다고 생각한다. 또한 치근막은 역학자극을 감지한 치아가 이동을 개시할 때 가장 중요한 기능을 한다. 제2장-1(Yuko Takagaki 외)의 인용문헌[76]에서 자세히 설명되어 있는데, 치근막에 존재하는 미분화간엽계 간세포는 골아세포나 시멘트아세포로 분화할 수 있으므로 치아가 이동할 때 그것들도 공급원이 되어 치조골의 개조를 가능케 한다고 한다. 적절한 교정력이 작용하면 압박을 받은 치근막에서는 혈류의 저하·대사의 변화가 일어나고 치근막이 압축된 형태로 가동범위 내에서 이동한다. 몇 시간 후에는 세포분화를 개시해 며칠 내에 파골세포·골아세포에 의한 리모델링이 일어나 치아가 이동한다.
한편 힘이 더 강한 경우는 치근막이 압축되어 혈관이 막히고 세포사가 일어난다. 염증성 사이토카인을 발단으로 수일 사이에 인접역에서 수복과정의 세포분화를 시작하고 1~2주 후부터 골흡수·리모델링이 크게 항진해 이동상에 들어간다. 압축 방향에 대해 후방에서는 신전자극을 받은 치근막세포가 증식하고 공간에는 말초혈관이 신생되어 골아세포에 의한 골형성(모델링)이나 시멘트아세포에 의한 시멘트질의 형성을 유도한다. Takahashi에 따르면, 골세포 조직 레벨의 대사 회전에서 활성화→흡수→역전→형성→휴지 순으로 연쇄적으로 일어나는 과정을 골리모델링(골개조)이라 부른다. 이 과정은 피질골에서는 제2차 골단위, 해면골에서는 골소주 단위로 관찰된다. 미세균열을 골 단위가 수복하는 과정을 표준화 리모델링이라 부르고, 호르몬 등 골 이외의 원인으로 진행되는 과정을 비표준화 리모델링이라 부른다.
한편 기본 형상은 변하지 않고 성장함에 따라 육안 레벨에서 골이 커지는 것이 mac-

ro-modeling이다. 세포 레벨의 모델링은 micro-modeling이라 부르고 역학적으로 제어를 받아 소규모의 이동이 진행된다. Mini-modeling은 활성화→형성→휴지로 직접 층판골형성이 일어나는 경우이고, 형태학적으로 신생된 층판골과 그 기반 층판골과의 경계인 시멘트선은 평활하며 리모델링에서 관찰되는 골흡수와(窩) 흔적을 볼 수 없다.

또한 골세포의 역할에 관해서는 Yamamoto의 저술을 참고하기 바란다.

Q4 힘에 대한 물리적 감각수용기가 존재하는가?

A 역학적 자극이나 점탄성 등의 기질과 환경의 물리적 특성을 감지하고 세포 내에 정보를 전달하는 분자로는, 세포막에 고정되어 기질 단백질과 결합하는 인테그린 그리고 개폐를 통해 각종 이온을 유입(출)시키는 통로 등이 물리적 감각수용기라고 볼 수 있다. 실제는 그것들과 세포막의 지지를 얻은 단백질로 이루어진 복합체가 본체일 것이다. 또한 역학적 자극에 응답해 발현하는 단백질 레벨에서는 한때 유전자의 조절영역에 SSRE(stress response element)라는 개념이 제안된 적도 있는데, 지금은 인정하지 않고 발현의 조절은 일반적인 정보전달경로의 조합에 기인한다고 생각한다.

Q5 하중이 작용하지 않는 치아에서 골의 턴오버는?

A 하중골의 경우로 제한하면, 비부하 상태에서는 골흡수가 골형성을 능가한다. 골형성 활성의 저하가 주요 요인인 경우도 적지 않다.

Q6 골의 턴오버를 지연시키는 것은?

A 비스포스포네이트 등의 골흡수억제제가 RANKL 하류의 정보전달을 저지해 골형성을 억제하는 것이 전형적인 예이다. 역학적 자극이 감소한 경우도 지체된다.

Q7 치조골의 골개조 현상이 발생하는 기간은?

A 임상 경험을 말하면, 적어도 1일 6시간 이상의 힘이 작용하지 않으면 치아가 이동하지 않았다. 고양이에 실시한 상악 견치의 이동실험에서는 적어도 3시간 힘을 작용시키지 않으면 치근막에서 cAMP가 상승하지 않았다고 보고하였다. NO를 측정한 실험에서도 1~6시간 작용시키지 않으면 NO level이 상승하지 않았다는 보고도 있다.

Q8 어느 정도의 힘(최적의 교정력)에서 골개조 현상이 발생하는가?

A 교정력은 혈류나 조직의 전자생물학적 변화를 유도하고 최종적으로 치근막의 두께를 일정하게 유지하도록 작용한다. 또한 하중 초기에는 급격한 생화학적 세포의 변화를 동반하며

골을 변형시킨다. 이때 최적의 교정력을 불쾌감이나 조직에 장애를 주지 않고 치아를 이동시키는 힘이라고 가정한다.

1932년 Schwarz는 모세혈관압과 동등한 힘이고 교합력 등에 의해 치주조직이 압축되지 않는 힘이라고 정의하였다. Schwarz에 따르면 최적의 교정력 이하에서는 치아가 반응하지 않고 이동하지 않는다. 그러나 그 이상이 되면 초자양변성을 일으켜 골의 직접성 흡수를 방해한다고 한다. 그래서 Oppenheim과 Reitan은 light force를 권장하였다. 1952년 Storey와 Smith도 같은 의견을 발표하였다. 이 연구에서는 견치의 원심이동에는 150~200g의 힘이 최적이고 치아가 가장 잘 이동한다고 하였다. 그 이하에서는 치아가 이동하지 않고, 그 이상에서는 치아이동이 지체되어 결국에는 이동하지 않게 된다.

오늘날 최적의 교정력은 외인성 자극을 받은 세포가 반응을 하고 치주조직의 개조를 촉진하는 힘이라고 정의된다. 따라서 치아이동을 최대화하고 치은에 대한 위해를 최소화하는 힘이라 정의할 수 있다. 이 개념은 힘의 크기나 작용시간(지속적·단속적)에 관계없이 환자에게 불쾌감을 주지 않고 위해를 최소화하면서 치아이동을 최대화하는 힘일 것이다. 이 개념에 따르면 최적의 교정력은 환자와 치종마다 달라진다. 앞으로 개별 증례에 적합한 최적의 교합력을 측정하는 장치가 필요할지도 모른다.

또한 정형외과 영역에서 부하와 골개조 현상의 관계를 밝힌 연구로 Frost H.M.의 Utah Paradigm이 유명하다.

Q9 간헐적 힘과 지속적 힘 중 골개조 현상이 더 활발한 것은?

A 임상에서는 지속적인 치아이동을 위해 고정식 장치를 사용한다. 그러나 지속적인 힘도 일정 기간에 급속히 시작되었다 간헐적 힘이 된다. 토크나 설측전위된 측절치를 결찰선으로 순측이동하는 것이 그 예이다. 따라서 지속적 힘과 간헐적 힘을 구분하기는 불가능하다. 이러한 힘은 처음에는 지속적이다가 간헐적으로 변화한다. 즉 초반에는 치근막에서 초자양변성이 발생하고 즉시 제거되어 치아가 이동하고 힘이 감쇠한다. 결국 와이어로 passive한 상태를 유지함으로써 새로운 유골조직이 완성된다. 따라서 이 휴지기는 바람직한 세포증식과 조직변화를 유도하는 시기다. 휴지 상태는 장치가 활성화될 때까지 계속된다.

전형적인 간헐적 힘은 단기간에만 작용하는 힘이라고 생각한다. 이 힘은 주로 가철식 장치가 발휘하는 힘이고 스프링이 발휘하는 힘이 그 예이다. 간헐적 힘은 치근막을 압박하고 짧은 기간에 초자양변성을 일으킨다. 그 후에는 오랫동안 힘을 제거한다. 그동안 치아는 원래 상태로 돌아가고 정상기능을 발휘할 수 있게 된다. 그 후 치아의 주변환경이 개선되어 치아가 기능하면 섬유는 정상을 유지한다.

Reitan은 간헐적 힘을 semi-hyalinization이라 정의하였다. 모든 섬유는 압축이 아니라 소량의 세포가 괴사할 뿐이다. 결국 파골세포는 골표면과 초자양변성 조직의 주변에 출현하지만 분산되어 감소하고 치아의 원활한 이동을 방해하는지도 모른다.

Q10 힘에 반응하는 세포는? 골아세포, 치근막세포, 골세포, 파골세포, 섬유아세포?

A 모든 세포, 특히 파골세포 이외의 골형성계 세포에 대해서는 다양한 응답의 보고가 있는데, 보고자나 실험적 자극에 따라 차이가 있어 합치점을 얻지 못하고 있다. 일반론적으로 반응을 보이지 않는 세포는 없지만 배양한 세포의 응답이 고유의 기능과 반드시 일치하는 것은 아니다. 단독세포종의 배양 환경에서 얻은 자극의 영향이 in vivo의 어떤 기능에 대응하는지 고찰할 때에 세심한 주의를 요한다.

Q11 세포의 활성화가 일어났을 때 마커는?

A 자극 직후 세포응답은, cfos 등 immediate-early라고 불리는 일군의 유전자 발현을 비교적 공통되게 보고하고 있지만, 그 하류에서 활성화되는 전달경로나 단백질은 당연히 각 세포의 기능에 따라 달라진다.

Q12 힘, 전기적(전자장) 자극, 레이저, (초)음파를 포함하는 진동은 모든 세포에 동일하게 작용하는가?

A 응력을 감지하는 입구가 되는 이온채널이나 인테그린이 다양하게 다른 모든 세포에 특정 자극이 동일하게 작용한다고 생각하기 어렵다. 다른 자극이 특정 세포에 동일하게 작용하는 것은 충분히 가능하며 실제로 있다. 골절이 치유되지 않는 상태가 계속되는 위관절에 사용하는 침습적 직류전류와 최근에 소개된 충격파자극법(펄스가 아니라 단발의 음파자극)은 선택적으로 조직을 천공하는 피질골절단술(corticotomy)과 통하는 술식이라 말할 수 있는데, 그것과 별개로 파동의 펄스가(덩어리로) 반복되는 자극에 공통되는 응답이 있다고 생각한다.

저마다 설정조건이 다르고 측정·관찰하는 파라미터도 다르기 때문에 단순한 비교가 불가능하다. 펄스 초음파를 예로 들면, 80~100mW/cm^2(SATA)처럼 파워 밀도가 높은 설정도 LIPUS(저출력 초음파 펄스)라 부르기도 하고, 특히 그런 조사조건에 따른 영향은 파동의 물리적 자극뿐 아니라 온도상승도 당연히 포함된다고 생각한다. 온열효과에 따른 혈류량의 증가 등 긍정적인 효과도 있어 얻어지는 결과는 복합적인 것이다. 앞으로 자극의 물리적 특성, 진폭·진동수 등을 정리해 효과를 비교하는 실험을 기대한다.

Q&A 급속교정치료

Q13 급속교정치료를 진행한 후에 안전성은(보정도 포함)?

A 술후 안정에 관해서는 기존의 교정치료와 다르지 않다. 실험에 따르면 치근막섬유의 배열은 힘을 제거하고 7일 후에는 대조군과 거의 차이가 없었다고 한다. 실험에서는 조직이 급속도로 개조되었다고 생각한다. 그러나 현실에서는 기능운동이 일어나 교합력과 기능압이 치아에 작용하고 이동한 거리에 따라 조직의 장애 정도도 달라진다. 따라서 다양한 요인을 가미해 안전성을 평가해야 한다.

Q14 급속교정치료가 목표하는 치료기간은?

A 치료기간은 증례의 난이도, 치료 테크닉, 환자의 내원 횟수와 환자의 협조도에 의존한다고 생각한다. 따라서 일률적으로 단정하여 결정할 수 없다. 일반적으로 제1소구치 발치 증례는 평균 2년±3개월이다. 다양한 급속교정은 이 치료기간을 30% 단축할 수 있다고 보고되었다. 이 보고에 따르면 약 8개월 앞당기는 계산이 나온다. 그러나 여기에는 랜덤화한 임상연구가 필요한데, 현재 각 술자의 과거 증례와 비교하는 예가 많고, 술자의 바이어스가 개입했을 가능성도 있다. 또한 급속교정이 치료 초기의 레벨링, 배열을 가속하는지, 전체 치료를 통해 항상 가속하는지(바이브레이션은 전 치료과정에서 사용함) 등 향후 검토가 필요하다.

Q15 급속교정치료를 진행할 때 가장 신경 쓸 점은?

A 각 장에서는 급속교정치료의 장·단점을 소개하므로 그것을 참고해 주기를 바란다. 그러나 방법이 어떻든 간에 아직까지 근거중심의 의료를 확립하지 못하고 있다. 따라서 임상응용에 앞서 환자의 동의는 물론이고 신중한 접근이 필요하다.

Q16 급속교정치료를 진행했을 때 치근흡수가 증가하는가?

A 지금까지 급속교정치료 후에 치근흡수가 항진했다는 보고를 받은 적은 없다. 치아 압하나 토크가 치근흡수의 위험인자라고는 생각한다. 치종별로는 특히 전치군에서 치근흡수가 빈발한다는 보고가 있다.

또한 매복견치나 스테로이드제, 알코올 등을 복용하는 경우도 치근흡수가 빈발한다고 하는데 인과관계는 알 수 없다. 파노라마나 X선 필름에서 치근흡수가 관찰된다면 일단 적극적인 치아이동을 중지하고 경과를 주시하라고 주의한다. 그러나 치근흡수가 완전히 회복되었다는 보고가 없다.

Q17 치아이동이 치수에 미치는 영향은?

A 현재 치아이동이 치수에 미치는 영향에 대해서는 의견이 분분하다. 치아가 이동해 치수에 장애가 생겼다고 보고한 논문도 있다. 그러나 치수에 어떤 영향도 없었다는 보고도 있다. 최근 치아이동에 따른 치수의 혈류변화를 연구한 논문에서 혈류량이나 혈관 형성을 촉진하는 물질이 증가했다고 보고하였다. Rat를 사용한 실험에서 치아이동 후 치수세포의 세포사가 확인되었다고 하였다. 앞으로 치수사와 연관성이 주목받을 것이다

Q18 피질골절단술을 진행한 후 치은퇴축은 없는가?

A 논문과 임상 검증은 불가능하다. 그러나 필자의 경험을 말하면 피질골절단술(corticotomy)을 병용한 증례에서 치은퇴축은 없었다. 많은 논문에서 피질골절단술은 연조직에 악영향을 미치지 않는다고 말하고 있다.